HEYNE <

Foto: © privat

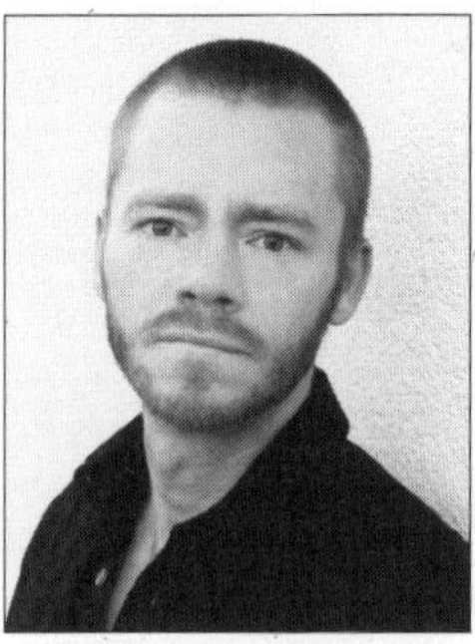

MARIO GÜNTHER-BRUNS beschäftigte sich in seiner Doktorarbeit mit Männerbildern, Muckis und *Men's Health,* es folgten Stationen in Redaktionen diverser Fernseh-Talkshows und Lifestyle- und Frauenzeitschriften. Heute mischt er mit seinen Apps regelmäßig die iTunes-Charts auf.

Mario Günther-Bruns

SEXGOTT

1000 Tabubrüche

WILHELM HEYNE VERLAG
MÜNCHEN

MIX
Papier aus verantwortungsvollen Quellen
FSC® C014496

Verlagsgruppe Random House FSC® N001967
Das für dieses Buch verwendete
FSC®-zertifizierte Papier *Holmen Book Cream*
liefert Holmen Paper, Hallstavik, Schweden.

Originalausgabe 07/2013

Umschlaggestaltung: Hauptmann & Kompanie Werbeagentur, Zürich
Satz: Buch-Werkstatt GmbH, Bad Aibling
Druck und Bindung: GGP Media GmbH, Pößneck
Printed in Germany 2013
ISBN 978-3-453-60223-6

www.heyne.de

Ein paar Worte vorab

Warum in aller Welt noch ein Buch über Sex? Weil es anders ist.

Das hat die gleichnamige App, die ihm vorausgegangen ist, gezeigt. Völlig überraschend schoss sie in kurzer Zeit bis auf Platz 1 der gesamten App-Charts. Und das nicht ohne Folgen. Die Texte polarisierten. »Die Infos haben mein Sexleben verändert«, jubelten die einen übertrieben, »Pfui Teufel, wo ist die Zensur, wenn man sie braucht?«, die anderen. Und natürlich stiegen auch die großen Meinungsmacher unserer Nation in die Diskussion mit ein. »Mit dieser App werden Sie zum SEXGOTT«, schrieb die *Bild*. »Warum braucht Deutschland einen neuen Sexratgeber?«, fragten die anderen.

Ganz ehrlich: keine Ahnung. Vielleicht weil Sex auch heute noch, in Zeiten von immer und überall verfügbarer Internetpornografie, ein Tabu ist, uns die Flut an Bildern und Informationen aber gleichzeitig überfordert. Ständig lesen wir neue Meldungen, Statistiken und Untersuchungen. Das Problem ist nur: Was sollen wir damit anfangen? Alle Tipps umsetzen und damit unser Sexleben optimieren? Völliger Blödsinn, kein Ratgeber der Welt macht uns zum perfekten Liebhaber. Und wieso sollen wir unseren Sex überhaupt perfektionieren? Geht es wirklich darum, immer besser zu werden, immer neue Stellungen, neue Spielarten auszuprobieren, immer neue Grenzen zu überschreiten? Oder sollte es nicht einfach nur um unsere Lust gehen? Oder unsere Unlust?

Die einen tun es jeden Tag, die anderen fast nie. Okay ist beides. Ebenso wie Analverkehr, SM-Spielchen und ungewohnte Fetische. Keiner sollte sich das Recht herausnehmen zu urteilen, was für den Einzelnen richtig ist.

Doch klatschen und tratschen? Sich über wirklich abgedrehte Techniken amüsieren? Andere Vorlieben einfach nur ekelhaft finden? Über dies und das reden? Prima! Denn mal ehrlich, die Darüber-spricht-man-nicht-Zeiten sollten eigentlich längst vorbei sein. Zumal Sex den besten Gesprächsstoff überhaupt liefert. »Krass«, »Igitt!«, »Echt?«, »Das geht gar nicht!«… Zu den Themen in diesem Buch hat sicher jeder eine Meinung. Und wenn jeder eine Meinung hat, kommen Gespräche und Diskussionen auf, die vielleicht helfen, die heutige Sexualität besser verstehen zu können.

Und wenn nicht? Auch gut. Dann unterhält der SEXGOTT möglichweise einfach nur verdammt gut. Das hier ist bloß ein Buch. Ein Sexbuch. Aber gut, dass wir drüber gesprochen haben …

Love Me, Teddy Bear!

Also wenn das nicht abgedreht ist … Die Plusophilie ist die sexuelle Liebe zu Stoff- und Plüschtieren. Wer plusophil veranlagt ist, treibt's demnach mit Teddybären und Ähnlichem. Eine Vorliebe, die in der Öffentlichkeit oft Unverständnis hervorruft. Deshalb verschweigen die meisten Anhänger des Plüschtier-Sex ihre Neigung.

Dabei steht dem Teddy-Fuck rein rechtlich nichts entgegen, weil dabei niemand zu Schaden kommt. Und auch aus Psychologen-Sicht wird erst dann ein Problem daraus, wenn der Betroffene sich selbst seelisch belastet fühlt, weil sich seine Gedanken nur noch um das Ausleben seiner Sex-Fantasien mit Mister Kuschelbär drehen.

Wie man Frauen manipuliert

Wenn ein Kerl eine Frau zu sich nach Hause einlädt, um sie rumzukriegen, muss er heutzutage mehr zu bieten haben als eine Briefmarkensammlung.

Das Wichtigste? Kochbücher! Jede zweite Frau wird bei Männern schwach, die Rezeptsammlungen ihr Eigen nennen.

Und wenn Mr. Casanova gar nicht kochen kann? Scheißegal. Nachdem die Bücher von Jamie Oliver, Tim Mälzer und Co. gesichtet wurden, geht's ja schließlich nicht ans große Brutzeln, sondern ab in die Kiste. Und danach wird fein Pizza bestellt.

Beauty-Kur für die Rosette

Erst haben wir uns die Haare aufgehellt, dann waren die Zähne dran und jetzt der Hintern – oder genauer gesagt, die Schoko-

Spinne, die Haut um den After. Das ist kein Witz, sondern ein Beauty-Trend aus den USA. Hintergrund ist, dass die Haut dort dunkler pigmentiert ist als an anderen Körperstellen. Und daran stören sich viele Amerikaner so sehr, dass sie ihre Rosette mit säurehaltigen Cremes und Lotionen einschmieren, um die Pigmentierung zu unterbinden.

Das mag beim Analsex nett anzusehen sein, geht aber auch ins Geld. Denn eine Lotion kostet bis zu 20 Euro, und nach Absetzen der Creme wird's doch bald wieder dunkel ums Loch. In Deutschland ist die Nachfrage nach Anal-Bleaching daher sehr gering. Aber was noch nicht ist, kann ja noch werden. Und Nagel- oder Beautystudio-Kundinnen sind bekanntlich für jeden Trend offen.

»Schöne Orangenhaut, Baby!«

Warum um Himmels willen hat Gott den Frauen einen knackigen Hintern und pralle Brüste geschenkt, belegte sie aber gleichzeitig mit dem Fluch der Orangenhaut?

Ganz einfach: damit Cellulite-Fetischisten auf ihre Kosten kommen.

»Seit der Pubertät stehe ich auf Frauen mit Orangenhaut. Sie können dick sein oder dünn – egal, Hauptsache, sie haben Cellulite. Gern auch stark ausgeprägt, denn das finde ich ganz besonders anziehend«, outet sich Max im Internet und jammert gleichzeitig, weil er keine Freundin findet, die seinen Fetisch akzeptiert.

Ganz ehrlich, Max: Da kannst du warten, bis du schwarz wirst. Frauen mögen keine Orangenhaut – und Männer, die sie wegen ihrer Dellen wollen, sind ihnen schwer verdächtig.

Lustiges Muschireiben

Weibliche Bonobos reiben gerne mal ihre Muschis aneinander. Das Verhalten der Affen soll Spannungen abbauen, den Zusammenhalt der Gruppe stärken – und auch klarmachen, wer das

Sagen hat. Denn das Genitalreiben wird von den rangniedrigeren Weibchen begonnen.

Schade, dass man(n) das nicht auch unter Frauen zu sehen bekommt. Gerade in Berufen mit hohem Frauenanteil könnte so ein gelegentliches Mösen-Rubbing doch richtig Pep in den tristen Arbeitsalltag bringen!

Geil, geiler, Figging

Die Nachbarin hat immer Ingwer im Haus? Das heißt nicht unbedingt, dass sie oft asiatisch kocht! Gut möglich, dass die Dame von nebenan heimlich auf Figging steht. Und das hat nichts mit Sushi und Co. zu tun, auch werden dabei andere Dinge als die Herdplatten heiß. Denn bei der etwas härteren Nummer wird ein geschältes Stück Ingwer vorne oder hinten eingeführt.

Der Effekt: Die in der Knolle enthaltenen ätherischen Öle lassen die Schleimhäute anschwellen und sorgen für einen sofortigen Wärmereiz, der nach und nach brennt wie Harry. Oft reicht es auch schon, nur die Eichel oder den Kitzler mit Ingwer zu bestreichen, um wie ein Zäpfchen abzugehen.

Das ist zwar nichts für Weicheier, aber lasst es euch gesagt sein: Figging kann das ganze (Sex-)Leben verändern. Echt!

Mmh, Mösengeruch

Was sagt ein Blinder, wenn er in ein Fischgeschäft kommt? Hi, Mädels! – Dummer Witz, schon klar! Aber die beste Einleitung, um ein für alle Mal klarzustellen: Frauen riechen unten herum *nicht* nach Fisch. Höchstens, wenn sie eine Infektion oder einen Pilz haben.

Und nicht nur das: Der Muschi-Duft riecht auch nicht immer gleich. In Untersuchungen fanden Männer den Geruch während der fruchtbaren Phase kurz vor dem Eisprung am anziehendsten. Clever gemacht von der Natur, oder?

Riesen-Kolben

Die Umfrage einer Lifestyle-Zeitschrift hat ergeben: Einige Frauen schätzen die Breite des Penis ihres Partners auf sage und schreibe sieben Zentimeter.

Hallo? Geht's noch, Ladys? Das ist in etwa so breit wie eine Coca-Cola-Flasche! Und da soll noch mal einer behaupten, Männer neigten zu Übertreibungen …

Straßenstrich der Pinguine

»Guck mal, ist das nicht süß, das Pinguinweibchen da?«, sagt die Mutter zur Tochter im Zoo. Ob sie das auch sagen würde, wenn sie wüsste, dass das possierliche Tierchen anschaffen geht? Genau das tun die Weibchen der Adeliepinguine nämlich häufig: Sie prostituieren sich. Für Steinchen, die sie zum familiären Nestbau brauchen. Denn die mühsam aus dem Eis herauszupicken ist die Hölle. Also watscheln die Weibchen kurzerhand zu Junggesellen und besorgen es ihnen. Deren Dank: Steine, mit denen die Weibchen dann zu ihrem Liebling zurückkehren.

Typisch Frostituierte!

Voll im Arsch

Die Möse und der After bestehen aus sehr viel Schleimhautgewebe, das Alkohol im Eilverfahren in die Blutbahn transportiert. Und da die Jugend ja nicht auf den Kopf gefallen und immer auf der Suche nach dem neuesten Kick ist, tunkt sie sich neuerdings gern mal einen Tampon in Wodka und schiebt ihn sich dann in die Muschi oder in den Hintern. Mögliche Folge: ein super Abend in der Disco. Oder eine Nacht im Krankenhaus wegen Alkoholvergiftung.

Aber selbst wenn's nicht zu Letzterem kommt – Leute, mit der Nummer macht ihr euch untenrum viel kaputt! Und davon mal ganz abgesehen: Gibt's nicht spannendere Spielchen als mit 'nem Tampon im Arsch rumzulaufen?

Ekel-Essen für Gourmets

Die Deutschen haben keinen Sex mehr, sie kochen nur noch! Diesen Eindruck gewinnt man, wenn man sich durchs Fernsehprogramm zappt. Überall wird gebrutzelt. Und selbst wenn Schwabbel-Typen mit Rotzbremse den Kochlöffel schwingen, kriegen Mutti und Papi auf der Lümmelcouch vor Appetit einen Orgasmus. Nichts liegt da also näher als ein Sex-Kochbuch. Ein richtiges wohlgemerkt – nicht eines mit Aphrodisiaka-Rezepten, die sowieso nicht wirken, sondern mit echten Sex-Zutaten. Sperma zum Beispiel. *Natural Harvest* (Natürliche Ernte) ist ein Buch mit kulinarischen Köstlichkeiten, die allesamt mit Wichse zubereitet sind. Ob süß oder deftig: Überall muss für das gewisse Etwas ordentlich reingeschlonzt werden.

Der amerikanische Autor Paul Photenhauer: »Sperma ist nicht nur nahrhaft, es schmeckt auch delikat und hat wundervolle Koch-Eigenschaften!«

Doch er gibt auch den Tipp: »Fügen Sie dem Essen Ihrer Gäste nur dann Sperma bei, wenn Sie sie zuvor darüber informiert haben.« Klingt gut? Na ja. Das Buch gibt's im Internet für rund 20 Euro zu kaufen.

Niesen statt verhüten

Die alten Griechen waren ja bekanntlich Schlaumeier. Doch alles wussten sie auch nicht. Oft gaben sie sogar ausgemachten Schwachsinn von sich. So wie Soranus von Ephesus. Der schrieb in einer Art Ratgeber, dass man Schwangerschaften wie folgt verhindern kann: Nach dem Abspritzen des Mannes sollte die Frau den Sex sofort beenden, sich hinsetzen und mehrfach kräftig niesen, um das Sperma aus sich herauszuschleudern.

Das hat man dann davon

Wer fröhlich durch die Gegend bumst, hat vielleicht seinen Spaß, aber auch schnell eine Geschlechtskrankheit am Stecken. Zum Trost: Das geht sogar den Tieren so. Die Weibchen der Marienkäfer beispielsweise sind ganz arme Socken. Sie müssen beim Liebesspiel stets damit rechnen, sich eine Milbe einzuhandeln, die sie innerhalb von drei Wochen unfruchtbar macht. Da kann jedes Mal das letzte Mal sein.

Porno als Wissenschaft

Viele Männer kennen die Frage ihrer Partnerin: »Was findest du bloß an diesem Porno-Dreck?« Die einfachste Erklärung liegt zwar auf der Hand: »Weil darin nackige Weiber mit Mega-Titten und geilen Mösen zu sehen sind!« Aber, lieber Leser – sag das besser nicht, sonst gibt's Zoff. Verweise stattdessen auf den amerikanischen Neurologen Benjamin Hayden. Ihm verdanken jetzt alle Kerle eine wissenschaftliche Ausrede fürs Pornogucken. Denn der Forscher hat in einer Studie an der Duke University in Durham herausgefunden, warum Kerle bei Sexfilmchen nicht wegsehen können.

Seine Erklärung: Männer werden beim Hingucken von ihrem Gehirn belohnt. Zuerst arbeiten die Gehirnzellen – und dann wächst der Ständer. Daraus wiederum schlussfolgerte der Forscher: Männer bekommen beim Pornogucken eine Latte, weil sie sich vorstellen, den dargestellten Sex selbst zu erleben.

Schlangenfrau gesucht

Domian, 18, schreibt im Internet: »Irgendwie macht mich seit Kurzem der Gedanke an Frauen, die sich lustvoll selber lecken, total an. Doch im Netz finde ich nur wenig Videos und Bilder!« Und das ist, lieber Domian, auch kein Wunder. Sorry, wenn du jetzt enttäuschst bist, aber Autocunnilingus ist schier ein Ding der Unmöglichkeit. Zwar gibt es einige wenige Damen, die diese hohe Kunst theoretisch beherrschen könnten, aber die zeigen ihre Gelenkigkeit eher im Cirque du Soleil als im Internet.

Frauen und die Morgenlatte

Auch ohne Umschnalldildo können Frauen eine Morgenlatte haben. Zwar ist das Wort Latte natürlich etwas übertrieben, denn wo nichts ist, kann auch nichts zum Knüppel werden. Doch auch die Damenwelt erfährt im morgendlichen REM-Schlaf häufig eine vaginale Erregung. Das äußert sich dann in einer feuchten Vagina, einem angeschwollenen Kitzler und prallen Schamlippen. Allerdings ist das beim Aufwachen weniger augenfällig als ein schwänzelndes Stehaufmännchen, das den Morgen fit wie ein Turnschuh begrüßt – und deshalb ist dieses Phänomen auch deutlich weniger bekannt.

Flachgelegt vom Scooter-Fan?

Es gibt eine Art von Mann, die sich, wenn sie sich nicht zu lassen weiß, ins Auto setzt, eine Scooter-CD einschiebt und durch die Gegend cruist. Diesen Zeitgenossen sei gesagt: Das ist keine gute Idee. Weder das Scooter-Hören noch das Cruisen. Letzteres ist sogar nur etwas für Schlappschwänze. Denn das lange Sitzen im Wagen erhöht die Hodentemperatur und wirkt sich negativ auf die Fruchtbarkeit aus. Das hat die Universität Rom anhand von Taxifahrern nachgewiesen: Deren Sperma war umso schlechter, je länger sie im Auto saßen.

Phatter Aufreger

Dicke Menschen haben einer im *British Medical Journal* veröffentlichten Studie zufolge weniger Sex als Frauen und Männer mit Normalgewicht – was nicht weiter verwunderlich ist. Schließlich ist die Aussicht auf einen gepflegten Bauchfaltenfick für die wenigsten Kerle verlockend, und auch die meisten Frauen verzichten liebend gern, wenn der Dödel des potenziellen Lovers unter seinem Hängebauch versteckt ist. Diskriminierung? Nö, eine wissenschaftlich fundierte Erkenntnis.

Es kommt noch dicker

Fettleibige Menschen haben's echt nicht leicht. Für viele gleicht die Suche nach einem Sexpartner jener nach der Stecknadel im Heuhaufen. Kein Wunder, dass sie, wenn sie doch mal einen finden, vor lauter Begeisterung das Gehirn ausschalten.

Ja, das tun sie wirklich! Forscher aus Paris konnten beweisen, dass stark Übergewichtige bei der Aussicht auf Sex alles um sich herum vergessen – auch die Verhütung. Und so sind sie oft gleich dreifach gestraft: mit Hüftspeck XL, einer ungewollten Schwangerschaft und einer Geschlechtskrankheit.

Kleiner Trost: Das Risiko, sich über einen Braten in der Röhre und einen Pilz am Allerwertesten ärgern zu müssen, steigt erst mit starkem Übergewicht ab einem Body Mass Index von 30, also zum Beispiel bei einem Gewicht von 85 Kilogramm bei 1,67 Meter Körpergröße.

Sienna Millers Schamhaare

Die Flower-Power-Zeit ist bekannt für farbenfrohe Klamotten und lange Haare. Männer hatten eine Fett-Mähne auf dem Kopf, Frauen ließen alles sprießen, was heute gnadenlos wegrasiert wird. Und genau das machte Sienna Miller Probleme beim Dreh ihres Films *Hippie Hippie Shake*, der in den 60ern spielt. Denn bei der Schauspielerin herrschte untenrum Kahlschlag, also musste man ihr für einige Nacktszenen nachträglich am Computer Schamhaare verpassen. Ihre Steppen-Vagina hätte sonst unauthentisch gewirkt.

Do you like petting?

Klar, wir kennen es alle, das Petting. Ist nichts anderes als Rammeln ohne Reinstecken. Höchstens mal den Finger. Doch was lustig ist: Im Englischen ist der uns aus der *Bravo* bekannte Begriff keine Sex-Bezeichnung. Vielmehr steht er für das Streicheln von Haustieren. Vorsicht also, wenn im Ausland jemand fragt: »Do you like petting?« Besser nicht gleich unter den Rock greifen!

Stinkemöse hat alles

Nicht zu fassen, mit was manche Leute Geld machen. Eine gewisse Stinkemöse bietet im Fetisch-Forum folgende Sachen zum Verkauf an: Kot, Toastbrot mit Natursekt, Tampons mit Muschi-Schleim oder Blut, Verhütungsring (3 Wochen getragen), Schamhaare, Fuß- und Fingernägel, benutztes Klopapier, verdreckte Klobürsten, benutzte Waschlappen, Wattestäbchen für die Ohren, Abschminktücher und vorgekaute Kaugummis.

Hallo? Da staunt selbst noch ein Sexbuch-Autor: zum einen über die Fingernägel, die Wattestäbchen und die Kaugummis, die offensichtlich ihre Abnehmer finden. Zum anderen darüber, dass Stinkmöse nicht auf die Idee gekommen ist, das vollgepisste Toastbrot als Golden Toast zu verkaufen.

Überraschung!

Sex unterliegt keiner Mode? Und ob! Bestes Beispiel: Exhibitionismus. Denn jetzt mal Butter bei die Fische: Das ist so was von *Seventies*! Damals witterte man an jeder Ecke einen Kerl, der nur darauf wartete, sein Mäntelchen zu lüften, um seinen Pullermann zu zeigen. Heute lockt man damit nicht mal mehr Voyeure hinterm Ofen vor.

Wer's trotzdem ausprobieren will – nun denn. Exhibitionistische Aktionen werden zwar mit Freiheitsstrafe bis zu einem

Jahr oder mit Geldstrafe bestraft. Das aber nur, wenn das fröhliche Genitalien-Lüften der sexuellen Befriedigung dient. Nacktheit an sich und Nackedei-Sport allein sind nicht strafbar.

Schnelles Geld?

Nutten verdienen sich dumm und dämlich. Sagt man. Und es mag vielleicht auf einige wenige, die im Luxus-Bordell arbeiten, auch zutreffen. Laut Informationen des Deutschen Bundestages gehen die meisten Huren am Ende des Monats jedoch mit nur durchschnittlich 1500 Euro heim. Einzig und allein ihre Zuhälter kassieren richtig ab. Sie können sich über 107 000 Euro jährlich freuen – pro Prostituierte!

Warum so mancher Mann auf dicke Hose macht

Einen Mann haut so schnell nichts um. Aber selbst echten Kerlen wird es anders zumute, wenn man ihnen ein Foto einer Hodensackinfusion zeigt. Das tut echt weh! Denn dafür lässt man eine sterile isotone Kochsalzlösung in den Sack einfließen, was diesen extrem anschwellen lässt. Kenner und Könner bringen es schnell auf drei Liter Flüssigkeit.

Der Reiz? Die eingeschränkte Bewegungsfreiheit. Ralf (31): »Man kann nicht mehr richtig laufen, weil man wegen des gewaltigen Hodensackes die Beine nicht mehr zusammen kriegt. Stattdessen muss man breitbeinig gehen und dabei darauf achten, dass der Sack nicht frei hängt. Sonst kann das hohe Gewicht, drei Liter Kochsalzlösung entsprechen rund drei Kilo, die Haut gefährlich weit nach unten ziehen. Aber auch das Liegen und Schlafen ist in den ersten Tagen nur auf dem Rücken möglich. Zumal die Flüssigkeit nicht einfach so wieder aus dem Körper kommt – sie wird erst nach und nach absorbiert, bis nach drei bis vier Tagen leider alles wieder ganz normal ist.«

Von Geld, Geilheit und Glück

Eine amerikanische Untersuchung der Northwestern University hat gezeigt, dass es im Gehirn einen Zusammenhang zwischen finanzieller Risikobereitschaft und sexueller Erregung gibt. Zeigte man Männern Fotos von Mädels, Möpsen und Mösen, waren sie anschließend eher zu riskanten Geschäften bereit als bei Bildern mit neutralen Motiven. Andere Studien zeigen, dass Männer weniger Angst vor der Zukunft haben, wenn sie regelmäßig Pornos gucken. Also, liebe Frauen, merkt euch: Männer brauchen Schmuddelfilmchen zum sorgenfreien Glücklichsein!

Ameisen ficken

Haare spalten – das heißt auf Niederländisch »miereneuken«. Und das bedeutet übersetzt so viel wie »Ameisen ficken«. Also: einer sehr kleinen Angelegenheit eine sehr große Aufmerksamkeit schenken.

Keine gute Idee

Männer, aufgepasst! Wer mit seinem Auto auf dem Straßenstrich eine geeignete Nutte sucht und dazu ein paarmal dieselbe Strecke abfährt, kann nach § 30 Absatz 1 StVO (»Unnützes Hin- und Herfahren innerhalb geschlossener Ortschaften«) von der Polizei verwarnt oder zu einer Geldbuße verdonnert werden. Und das ist ganz schön ärgerlich. Schließlich will man(n) mit seiner Kohle eine Muschi füllen – nicht die Staatskasse!

Warum sich Blasen immer lohnt

Ihn hart kriegen, blasen, lutschen, lecken, den Würgereflex unterdrücken, dabei seine Klöten durchkneten, lustvolle Geräusche von sich geben und ausreichend Luft holen: Ihm einen zu blasen ist kein Kinderspiel für eine Frau.

Dennoch sollte sie es sich nicht entgehen lassen. Denn beim

Blowjob tun sich ihr ganz neue Möglichkeiten auf. Hat sie »ihn« im Mund, so hat sie *ihn* – ihren Partner – in der Hand. Männer, die oral befriedigt werden, tun einfach alles dafür, dass der Spaß kein Ende nimmt.

Also liebe Mädels, liebe Ladys – überwindet euch und macht ihn glücklich. Er wird sich garantiert erkenntlich zeigen und im Gegenzug eure geheimsten Wünsche erfüllen. Selbst wenn er dazu aus dem Bett hüpfen und mit euch in ein Schuhgeschäft gehen muss.

Piss-Date unter Hummern

Wenn Schickimickis etwas Edles essen wollen, greifen sie zu Hummer. Wenn man ihnen den Appetit verderben will, kann man es mit folgender Info probieren: Die Krebse werben umeinander, indem sie sich gegenseitig ins Gesicht pinkeln. Wissenschaftler wissen sogar, wieso sie das tun: In ihrem Harn sind chemische Botenstoffe enthalten, die darüber entscheiden, ob sich die Tiere ineinander verlieben oder nicht.

Gut, dass wir Menschen da andere Methoden entwickelt haben. Die Klofrauen und -männer dieser Welt hätten sonst noch mehr sauber zu machen.

Buh!

Dass wir heute, in Zeiten von Job-Hopping, Fitness-Zwang und Porno-Hype, alle irgendwie an uns selbst zweifeln, ist blöd. Doch in manchen Fällen sollte man sich schon eingestehen, dass man ein Versager ist: etwa dann, wenn einem beim Sex die Partnerin einschläft. Denn das ist wirklich, wirklich peinlich. Und doch ist es bereits jedem 15. Mann passiert.

Reden ist Silber, Poppen ist Gold

92 Prozent der Frauen reden nicht gerne über Sex – was den meisten Männern ziemlich schnuppe ist. Hauptsache, sie werden rangelassen.

Besser Bein ab als arm dran?

Wenn Außenstehende von BIID hören, verziehen sie das Gesicht, so als würden sie einen grauenhaften Horrorfilm sehen. Hin und her gerissen zwischen Faszination, Angst und Ekel, wissen sie nicht, ob sie mehr davon wissen wollen oder ob sie bereits an ihre Grenzen gestoßen sind. In einer Zeit, in der Intimpiercings, Fetisch-Sex und Sado-Maso höchstens noch ein Schulterzucken hervorrufen, scheint die Body Integrity Identity Disorder (BIID) jedenfalls eines der letzten Tabus sein.

Und das ist auch mehr als verständlich, denn dabei handelt es sich um den Wunsch, körperlich behindert zu sein und mit einem oder mehreren Gliedmaßen weniger zu leben. Meistens fühlen sich die Betroffenen mit zwei Beinen behindert und erst dann komplett, wenn eines durch Selbstverstümmelung oder Fremdeinwirkung amputiert ist. Bis das so weit ist, bewegen sie sich, wenn möglich, heimlich mit Krücken oder einem Rollstuhl, was 75 Prozent der BIIDler sexuell stimuliert.

Aber auch die Vorstellung, sich einen Finger oder Zeh abzuschneiden bzw. zu zertrümmern, wirkt auf sie erregend. In Internetforen tauschen sie sich beispielsweise darüber aus, wie gut es sich anfühlt, sich mit einem Hammer des Daumens zu entledigen.

Warum das so ist? Experten sind ratlos. Einiges spricht für eine Schädigung in einem Bereich der Großhirnrinde. Doch fest steht bislang nur: Mehrere tausend Betroffene gibt es laut Schätzungen weltweit. Zwei Drittel sind homosexuell, die meisten davon sportlich und erfolgreich im Beruf.

Treue Männer schenken keine Blumen

Australische Staffelschwanz-Weibchen sind berühmt für außerehelichen Sex. Die Singvögel leben zwar in harmonischen Paarbeziehungen, ihre Nachkommen sind aber meist von anderen Männchen. Doch nicht nur die Vogeldamen treiben's bunt, auch ihre Partner vögeln alles, was nicht niet- und nagelfest ist. In der Paarungszeit verlassen sie mehrmals am Tag ihre Liebste, um fremdzupoppen. Zum Sex bringen sie den fremden Weibchen sogar Blumen mit.

Fast wie bei uns: Da kriegt Schatzi ja auch gern mal Rosen mitgebracht, wenn heimlich Druck abgebaut wurde.

Täglich Sex?

240 Millionen Menschen haben täglich Sex, also nur etwa jeder 25. Und wenn wir mal ganz, ganz ehrlich sind: Wer hat schon Lust, jeden Tag die Hosen runterzulassen? Nach einem beschissen gelaufenen Tag, an dem der Chef mies drauf war und man selbst vor Stress weder etwas Gescheites gegessen hat noch aufs Klo konnte, gibt's nach Feierabend doch nichts Besseres, als sich mit einer Packung Chips oder Eis aufs Sofa fallen zu lassen und in die Glotze zu schauen. Da braucht Schatzi erst gar nicht anfangen, an einem rumzuschrauben.

»Fütter mich!«

Fesselspiele waren gestern. Feederism heißt der neue Fetisch-Trend, der sich um Fütterungsspiele dreht. Heißt: Es geht beim Sex ums Essen und Füttern, zusätzlich können aber auch Fesselungen, Zwang, Ausgeliefertsein und schließlich Body Modification in Form von zeitweiliger oder dauernder Gewichtszunahme wichtig sein.

Unter anderem gibt es Folgendes:

Feeder: jemand, der gern einen anderen Menschen füttert
Feedee: eine Person, die sich gern füttern lässt

FA: ein Liebhaber fetter Menschen
Stuffing: Praktik des Sich-Vollstopfens
Force Feeding: Zwangsfüttern

Wohl bekomm's!

Fahrradtour der Nackedeis

Hier baumelt ein Schwänzchen, da hüpfen die Möpse, und dort klebt ein verschwitzter Bobbes am Sattel: Wenn sich Weiblein und Männlein am Welt-Nackt-Radel-Tag auf ihren Drahtesel schwingen, gibt's viel zu sehen.

Doch die seit 2001 alljährlich in rund 25 Ländern stattfindende Veranstaltung wurde nicht ins Leben gerufen, damit sich Gaffer heimlich die Eier kraulen können. Vielmehr ist das Ganze ein Happening von engagierten Umweltaktivisten – auch wenn das viele Zuschauer nicht die Bohne juckt und sie die Freche-Früchtchen-Tour letztendlich doch nur wegen der vielen Melonen, Feigen und Bananen ansehen.

Wild trieben es die Eskimos

Dass es in der Arktis üblich ist, sich mit der Nase, dem dort angeblich intimsten Körperteil, zu küssen, zählt zu den zahlreichen populären Mythen über die Eskimos. Und dass sie 100 Wörter für Schnee haben, stimmt auch nicht.

Wahr ist hingegen, dass Frauentausch bei den Inuit lange Zeit keine Seltenheit war. Das fröhliche Swingerleben war ein Zeichen der gegenseitigen Hilfsbereitschaft – so schloss man Freundschaften, so wurde das soziale Netz geknüpft. Motto: Fuck your friends!

Gut gezielt ist halb getroffen

Wohin mit dem Sperma beim Wichsen? Eine Umfrage sollte herausfinden, wohin die meisten Jungs und Männer abspritzen. Ergebnis: Bei jedem Vierten landet »es« im Tempo. Fast genauso viele wichsen sich auf den Bauch. Und: Jeder Zehnte schlackert sich den Samen auf die Hand und wäscht oder leckt diese dann ab.

Weitere Antworten: Abfluss, Klo, Kondom, Socke, Unterhose, T-Shirt, direkt in den Mund – oder in den Jogurt, der anschließend gegessen wird. Sicher wegen der dann doppelten Eiweiß-Menge …

Nimm zwei

Ohrenkneifer sind fein raus. Die kleinen Insekten haben einen funktionierenden Ersatz-Schwanz! Bricht der Pimmel beim Sex ab, ziehen die Ohrenkneifer einfach ein Ersatzorgan aus der Tasche.

Warum es bei den Tierchen überhaupt zum Bolzenbruch kommt? Man geht davon aus, dass die Männchen ihren Schniedelwutz absichtlich brechen, um das Geschlechtsteil der Partnerin wie mit einem Keuschheitsgürtel zu verschließen.

Biete: Foto, 8x bespritzt

Dass im Internet so ziemlich alles getauscht wird, was nicht niet- und nagelfest ist, dürfte allgemein bekannt sein. Versiffte Tennissocken, gebrauchte Kondome, verschwitzte Trainingsklamotten, Unterhosen mit Bremsspuren: Alles findet seine Liebhaber, und wenn die damit glücklich sind, sollen sie's halt auch kriegen. Ziemlich gewöhnungsbedürftig aber ist das Tauschen von vollgewichsten Fotos der eigenen Freundin. In einschlägigen Internetforen scheint geradezu ein Wettbewerb zwischen stolzen Macho-Partnern stattzufinden: Wessen Freundin ist die beste Wichsvorlage? Und so tauschen sie Schnappschüsse – immer mit der Bitte um Rücksendung nach Besamung.

Also Frauen: aufgepasst, wenn Bilder aus dem Fotoalbum verschwinden …

Fleischeslust

Hier ein Klassiker aus *Domian,* der Telefon-Talkradio-Sendung des Hörfunksenders 1 Live. Und zwar ohne Kommentar, denn Edwins (26) Sexbeichte spricht für sich: »Ziemlich ungewohnt vielleicht. Einmal im Monat überkommt es mich. Dann werde ich sexuell erregt – und zwar jetzt nicht mit einer Frau zu schlafen oder einem Mann, sondern mit Hackfleisch. Und zwar: Ich gehe einmal im Monat in einen Metzgerladen rein, kaufe mir 60 Kilo Hackfleisch, und wenn ich das dann nach Hause gebracht habe, tue ich mein Zimmer umrichten, tue es abdecken alles, und, na ja, dann verteile ich das Hackfleisch auf dem Boden. Und das tut mich allein schon, wenn ich das Hackfleisch berühre und ich es in meinen Händen habe, (…) sexuell stimulieren (…) Und das geht dann so weit, dass ich es mit dem Hackfleisch treibe. Das heißt: Ich forme mir da, soweit das möglich ist, meine eigene Frau.«

Nur ein Fake? Nein. Der Sender: »In der Tat hatte dieser Mann schon einige Probleme, wie unser Psychologe hinterher dann auch herausgefunden hat.«

Böse, böse Cornflakes

Wer Cornflakes liebt, sollte jetzt auf keinen Fall weiterlesen. Denn wer folgende Information hat, wird sein Knusperfrühstück ab sofort mit anderen Augen sehen. Angeblich wurden Cornflakes nämlich erfunden, um pubertierende Jungs vom Wichsen abzuhalten.

Unsinn? Nicht unbedingt. Denn wie es sich für ein ordentliches Gerücht gehört, steckt auch in diesem ein Fünkchen Wahrheit: Entwickelt wurden die ersten Cornflakes von dem amerikanischen Arzt John Harvey Kellogg (1852–1943). Und der lehnte so ziemlich alles ab, was Spaß macht: Alkohol, Tabak, Kaffee, Sex. Kids, die in seinem Sanatorium landeten, sollen mit täglichen Einläufen und strenger vegetarischer Diät, unter anderem mit Vorläufern der Cornflakes, behandelt worden sein. Doch damit nicht genug. Weil für Herrn Kellogg Selbstbefriedigung pfui war, setzte er sich zudem für eine routinemäßige Beschneidung ein – ohne Betäubung. Das hätte einen heilsamen Anti-Rubbel-Effekt, da der Schmerz mit Strafe in Verbindung gebracht würde.

Der Sperminator schlägt zurück

Treue im Tierreich? Davon wollen die meisten Männchen nichts wissen und treiben es mit allem, was zwei oder mehr Beine hat. Aber auch die Weibchen haben in der Regel mit mehreren Kerlen ihren Spaß – was das starke Geschlecht auf die Palme bringt, schließlich muss Nachwuchs her!

Was also tun? Das Männchen der Käferart Aleochara hat sich etwas ganz Cleveres einfallen lassen: Es legt beim Sex ein Samenpaket im weiblichen Genitalgang ab, das sich dort zu einem Ballon aufbläht und so mögliche Spermienvorräte aus vorigen Begattungen verdrängt. Hasta la vista, baby!

Baby mit Tripper

Ein Tripper ist was Fieses. Vor allem, wenn Babys die Gelackmeierten sind, und das ist gar nicht mal so selten der Fall. Denn bei Neugeborenen kann es infolge der Ansteckung durch die tripperkranke Mutter zu einem Augentripper und in Folge dessen zum Verlust des Sehvermögens kommen. Deshalb müssen Hebammen jedem Neugeborenen einige Tropfen einer speziellen Lösung in die Bindehautsäcke einträufeln.

Das doppelt geile Lottchen

Zwillinge sind selten, Zwillinge, die richtig scharf aussehen, noch seltener. Was sind dann erst geile Zwillinge, die es miteinander treiben? Für viele Männer etwas ganz Besonderes! Da wäre nämlich beispielsweise der Reiz, nicht genau zu wissen, mit welcher der beiden man sich gerade vergnügt. Und das dann erst im Doppelpack …

Kein Wunder also, dass Zwillings-Pornos, die einzig nachweisbare Form der Inzest-Pornografie, reißenden Absatz finden – auch wenn es in den Filmchen selten wirklich zum sexuellen Kontakt kommt und sich die vermeintlichen Zwillinge in Wirklichkeit oft nur verdammt ähnlich sehen.

Wenn Susanne und Sandra im Schlafzimmer die Familienbande pflegen, hat so mancher Papa jedenfalls schnell einen Fleck im Höschen und Mama wieder was zu waschen.

»Bitte, bitte, zeig mir deinen Pelz!«

Beim Sex kommt man, wenn er gut ist, ordentlich ins Schwitzen. Erst recht, wenn man selbst oder der Partner einen Furs-Fetisch hat. Dann wird nämlich in voller Pelz-Montur gevögelt. Mantel und Mütze, Schal und Stiefel – Hauptsache, kein Kunstpelz. Und das geht natürlich ins Geld. Zumal noch immense Reinigungskosten dazukommen, schließlich landen dabei allerlei Körperflüssigkeiten in den teuren Sachen. Da haben es die ähnlich tickenden Flokati-Fetischisten schon besser: Rubbel die Katz wird aus einem billigen IKEA-Teppich ein heiß geliebter Ganzkörperanzug.

Von Frau zu Frau

Eine Untersuchung hat gezeigt, dass heterosexuelle Frauen genauso geil werden, wenn sie zwei Frauen beim Sex zusehen, wie wenn sie einem Mann und einer Frau beim Vögeln zugucken.

Den meisten Männern geht's da genauso – so eine reine Frauennummer hat einfach was!

Kleine Petze!

Was machen Zweitklässer in der Schulpause? Seil springen? Natürlich nicht. Wii zocken? Auch nicht. Sie blasen sich gegenseitig einen. So geschehen in Oakland, Kalifornien. Dort vergnügten sich mehrere Siebenjährige beim fröhlichen Oralsex, bis eine Klassenkameradin zum Vertrauenslehrer rannte und ihm alles erzählte. Wahrscheinlich, weil sie nicht mitmachen durfte, die Petze.

Dr. Jekyll und Mr. Hyde

Es klingt wie in einer billigen Sex-Komödie: Mitten in der Nacht rollt sich der sonst so biedere Partner zu seiner besseren Hälfte rüber, fängt zu lecken an und redet die versautesten Sachen, um letztendlich eines zu tun: ficken. Er selbst aber schlummert tief und fest und bekommt von seinen tabulosen Verführungskünsten überhaupt nichts mit. Am nächsten Morgen dann das böse Erwachen, wenn Schatzi sagt: »Also, was du gestern mit mir gemacht hast … Ich wusste gar nicht, dass du …«

Das gibt es wirklich und ist eine gar nicht mal so seltene Schlafstörung. Laut wissenschaftlichen Studien leiden bereits acht Prozent der Deutschen unter Sexomania. Dabei reicht die sexuelle Aktivität von der Masturbation bis hin zur Vergewaltigung. Und, wie sollte es anders sein, betroffen sind größtenteils Männer.

Die Pille und Zac Effron

Vorbei sind die Zeiten, in denen echte Kerle hip waren. Männertypen à la Tom Selleck und Sean Connery ernten heute kaum noch bewundernde Blicke von den Frauen. Und dass man(n) mit Brustbehaarung, Wildwuchs-Bart und markanter Kurzhaarfrisur nicht mehr so recht beim anderen Geschlecht landen kann, hat auch seinen Grund und ist nicht einfach nur ein Phänomen sich wandelnder Moden.

Schuld ist die Pille! Britische Wissenschaftler von der Universität Sheffield haben herausgefunden, dass sie die Vorlieben der Frauen beeinflusst: Die Hormone in der Pille lassen männliche Typen unattraktiver und knabenhafte Softies wie Zac Effron anziehender erscheinen.

Heißt für alle Machos: der Freundin die Pille wegnehmen, Kondome benutzen – schon klappt's wieder mit dem Angehimmelt-Werden.

Kleiner Dreckspatz!

Rund jeder dritte Deutsche wäscht sich nicht vorm Sex. Heißt umgekehrt: Zwei Drittel müffeln beim Vögeln nach Fa, Duschdas oder Axe. Aber jedem das Seine. Auch den Smegma-Liebhabern, denen beim Anblick von Eichel- bzw. Muschikäse einer abgeht. Ja, auch das gibt's. Allerdings ist dieser Fetisch nicht selten ein hartes Stück Arbeit, wie die in einem Smegma-Forum veröffentlichte Sexbeichte von Marco B. veranschaulicht: »Als ich zum ersten Mal einen mit Eichelkäse verklebten Schwanz gesehen habe, musste ich fast kotzen. Doch hinterher faszinierte mich die Vorstellung, einem Typen das Zeug von der freigelegten Eichel zu lutschen. Also guckte ich mir im Internet Filme an, in denen Schwänze sauber geleckt wurden, und stellte fest: Wenn beim langsamen Herunterziehen der Vorhaut der angesammelte Schmand zum Vorschein kam, hatte das was. Ich vernachlässigte kurzerhand meine Intimpflege und probierte schon bald. Einmal. Ein zweites Mal. Immer wieder. Bis ich mich mit einem anderen Mann zum gegenseitigen Abschlecken traf. Und hallo, den eigenen Ekel zu überwinden, war der Hammer! Ich war richtig gierig nach dem streng duftenden Pimmelkäse, der, vom Wichsen aufgeschäumt, an der Eichel des anderen klebte.«

Dicker Babybauch, schlapper Samenspender

Schwangere Frauen haben einen dicken Bauch – und tierisch Lust auf Sex. Nicht selten sind sie sogar so rallig, dass ihr werter Partner sie gar nicht genug befriedigen kann. Durch die hormonellen Umstellungen entsteht nämlich ein extrem feuchtes Scheidenmilieu, das zu einer gesteigerten Erregbarkeit und stärker durchbluteten Geschlechtsorganen führt.

Das Problem: Die Libido der werdenden Väter macht beim Anblick des Babybauchs schlapp. Sie befürchten Verletzungen des Kindes, Blutungen oder ein Auslösen von Wehen durch Sex. Völlig zu Unrecht. Denn im Sperma sind zwar Prostaglandine enthalten, die Frühgeburten auslösen können. Die Menge ist jedoch zu gering – es sei denn, die Zeit ist ohnehin reif für die Wehen.

Wasser ist zum Waschen da

Was Wissenschaftler alles herausfinden: Pro Jahr schüttelt man im Schnitt die Hände von elf Frauen, die gerade masturbiert und sich die Hände nicht gewaschen haben. Im selben Zeitraum gibt man nur sechs Männern die Hand, die ihre Wichsgriffel nicht unter den Wasserhahn gehalten haben. Ladys, schämt euch!

Blonde Schlampen

Wenn ein Mann dicke Eier hat und mal wieder so richtig ins Nest stoßen will, sucht er sich in der Regel einen blonden Hasen – und findet meist auch einen, der Lust auf gemeinsames Rumgehoppel hat.

Das ist laut britischen Forschern evolutionsbedingt. Denn schon in der Eiszeit haben sich die hellen Haare, oft zusammen mit auffällig blauen Augen, herausgebildet. Damals, als es weder ausreichend Essen noch genug Männer gab, sicherten sich die Frauen mit blonden Haaren die Aufmerksamkeit der Typen und somit die Chance auf eine Nummer und auf Nachkommen.

Krankhaft verliebt

Bei den Fulbe, einem Volk, das unter anderem in Kamerun, Mali und Ghana beheimatet ist, werden Männer, die nach dem Sex viel Zeit mit einer Frau verbringen, gemobbt und öffentlich gedemütigt. Der Grund: Romantische Liebe gilt als verwerflich und krankhaft.

Travel-Pussy

Wer auf dem Männerklo schon mal einen Blick auf den Kondomautomaten geworfen hat, kennt sie: die Travel-Pussy. Allen anderen sei gesagt: Das ist ein Sexspielzeug, bestehend aus einem Plastikschlauch – ähnlich einer Wärmflasche – mit einer rund 25 Zentimeter langen Öffnung. Dieser Plastikschlauch wird mit warmem oder eiskaltem Wasser gefüllt und kann dann zum Wichsen genommen werden.

Für alle Männer, die's noch nicht ausprobiert haben: Klar, es gibt Besseres. Aber wie sagt man so schön? In der Not fickt der Teufel Fliegen – oder so ähnlich.

FSK ab 6

Nachts, wenn der Verstand schweigt, sind alle Menschen spitz wie Lumpi. Dann träumen sie von hemmungslosen Orgien – ohne Scham und ohne Grenzen. Denkt man. Stimmt aber nicht. In Wahrheit träumen wir kaum von Sex. Psychologen der Universität Frankfurt haben im Rahmen wissenschaftlicher Studien über 1000 Träume von Probanden analysiert. Mit überraschendem Ergebnis: Penisse und Brüste kamen darin so gut wie nie vor – auch nicht symbolisch verfremdet als Banane, Gurke, Melonen oder Äpfel. Dementsprechend liefen im Kopfkino auch verschwindend wenig Sexfilmchen. Nur in etwa einem Prozent der Träume wurde gepoppt.

Sie sind der Meinung: Das ist Sp(r)itze!

Die weiteste von einem Mediziner beobachtete und offiziell bestätigte Ejakulation liegt bei 29,7 Zentimeter.

»Was, nur 29,7 Zentimeter? Da spritz' ich aber weiter!«, sagen jetzt sicher viele. Und so ist es auch kein Wunder, dass im Internet utopische Rekordweiten von sechs Metern und mehr aufgeführt werden …

So viel zum Thema Selbstüberschätzung! Motto: Und wenn die Spermien nicht gestorben sind, fliegen sie noch heute!

Zu viel des Guten

Auf Hawaiianisch heißt die Vagina »Punani«, was so viel bedeutet wie »Himmlische Blüte«. Das ist schön umschrieben, keine Frage! Doch mal ehrlich: Männer sagen, wenn sie unter sich sind, gerne Fotze. Frauen sprechen von ihrer Muschi, Möse oder Mumu. Und auch im Liebesspiel will niemand so etwas hören. Wer es nicht glaubt, darf es ruhig mal ausprobieren. Einfach »Darf ich meinen Ast zu deiner himmlischen Blüte führen?« flüstern – und die Nummer wird zur Lachnummer.

Pilze, Parmesan und andere Leckereien

69 Prozent der Deutschen stört es, wenn der Sexpartner Fußpilz hat. Doch es gibt auch welche, denen erst dann so richtig einer abgeht, wenn sie an der infektiösen Haut lecken können oder ihnen der andere damit übers Gesicht rubbelt.

Vorschlag: Zur Ekel-Steigerung ruhig auch mal Spaghetti mit frisch geriebenem Hornhaut-Parmesan probieren!

Pfui Teufel.

Flachliegen nach dem Flachlegen

Wenn beim Orgasmus das Sperma durch die Gegend spritzt, sind die meisten Männer stolz wie Oskar. Doch wie bei allen Dingen des Lebens gibt es auch beim Sex diejenigen, die die Arschkarte gezogen haben: Für einige Typen beginnt nach dem Höhepunkt der Lust eine regelrechte Tortur. Erst läuft die Nase und brennen die Augen, dann kommen Kopf- und Muskelschmerzen dazu.

Eine Grippe? Nein, die Männer reagieren allergisch auf das eigene Sperma – sie leiden unter dem Postorgasmic Illness Syndrom (POIS), das lange Zeit als ein ausschließliches Frauenleiden galt. Heute weiß man: Mindestens ein Prozent der Bevölkerung leidet darunter – und die restlichen 99 Prozent sind froh, mit einem Heuschnupfen oder einer Hausstauballergie davongekommen zu sein.

Lieber Sandburgen bauen!

Sonne, Strand und Sex – für viele Urlauber die perfekte Kombi. Doch Vorsicht: Das Schäferstündchen am Meer kann teuer werden. Denn offiziell erlaubt ist Sex am Strand so gut wie nirgends. Besonders hart durchgegriffen wird in Spanien. Wer beispielsweise in Tossa de Mar an der Costa Brava beim Beach-Sex erwischt wird, muss mit Geldstrafen bis zu 75 000 Euro und einem anschließenden Auftritt in Peter Zwegerts *Raus aus den Schulden* rechnen.

Blauer Dunst

Im Chat ist jemand mit dem Nickname »Capnolagnia« unterwegs? Dann halten Sie schon mal Zigaretten, Feuerzeug und Aschenbecher bereit. Denn hinter dem Begriff verbirgt sich ein Rauchfetischismus.

Anhänger empfinden den Anblick rauchender Personen als erregend. Meist treffen sie sich im Internet, tauschen oder verkaufen Bilder rauchender Menschen, Kurzgeschichten oder berichten von Beobachtungen, die in der Szene als Sightings bekannt sind.

Generell gibt es diesen Fetisch, wie üblich, in allen erdenklichen Facetten. Besonders stark vertreten sind jedoch die sogenannten Dark-Side-Anhänger, die die süchtig machenden Eigenschaften des Qualmens und den gesundheitsschädigenden Aspekt der Glimmstängel erotisierend finden. Sie, meist Männer, fühlen sich von Frauen angezogen, die durch das Rauchen bereits beeinträchtigt sind und sich trotzdem weiter selbst schädigen.

Schamhaar-Perücke

In Japan gilt eine starke Schambehaarung bei Frauen als Symbol der Weiblichkeit. Dort tragen manche Frauen mit wenig Schambehaarung daher aus Kopfhaar hergestellte Perücken, die unter dem Namen »Blume der Nacht« bekannt sind. Hauptsaison für den Verkauf ist im Juni, dem Hochzeitsmonat. Aber auch im Spätsommer finden die Schamhaar-Perücken reißenden Absatz, wenn die Studentinnen Urlaub machen und am Strand auf den Busch klopfen wollen.

Vom Winde verweht

Unglaublich, aber wahr: Es gibt nicht wenige Frauen und Männer, die bei einem Furz einen sexuellen Kick bekommen. Zusammen mit der Vorliebe für Urin und Kot bildet der sexuelle Wunsch, das Furzen ins Liebesspiel einzubinden, den Sammelbegriff Exkrementophilie. Besonderen Reiz übt das Furzen für die Liebhaber unter anderem dann aus, wenn beim Abgang der Darmwinde (un)gewollt etwas Scheiße mit abgeht.

Mal ehrlich: Ein Normalo hat da eher mit Brechreiz zu kämpfen! Womit wir dann auch schon beim nächsten Thema sind. Denn auch das Sich-gegenseitig-Ankotzen hat seine (wenigen) Liebhaber. Im Internet kursiert sogar ein mittlerweile bekanntes Video (*2 Girls, 1 Cup*), in dem sich zwei eigentlich scharfe Bienen beim Sex gegenseitig in den Mund göbeln und kacken.

Noch nicht gesehen? Gut so! Ist wirklich eine ganz fiese Nummer. Das beweisen auch die vielen sogenannten Reaction-Videos auf YouTube und Co. In diesen Filmchen sieht man nur die angewiderten Gesichter von Frauen und Männern, die sich den krassen Porno-Teaser als Mutprobe reinziehen und am Ende doch fast alle mit dem Würgereflex kämpfen und das Ekelexperiment abbrechen.

Ganz schön kurz

Laut einer US-Studie sollte Sex idealerweise 13 Minuten dauern. Sollte. In der Realität geht es aber viel, viel schneller. 2,3 Minuten – so lange dauert laut Sexualstudien der durchschnittliche Geschlechtsverkehr. Heißt im Klartext: 30 Sekunden, um den Lümmelmann zum Bären zu führen, 90 Sekunden Hechel-Hechel und 20 Sekunden für das »War gut, Schatz.«

Da braucht es ja länger, die Sauerei im Anschluss wegzumachen!

Wo hässliche Frauen willkommen sind

Die australische 21 000-Einwohner-Stadt Mount Isa ist flächenmäßig die drittgrößte Stadt der Welt. Und doch wohnen dort nur rund 800 Frauen Anfang 20. Ein echtes Problem – für die dort lebenden notgeilen Kerle und die Stadtverwaltung. Deshalb hat der verzweifelte Bürgermeister vor einiger Zeit ausdrücklich hässliche weibliche Singles in den Ort eingeladen. Auch sie hätten dort durchaus gute Chancen, sich einen Partner zu angeln. Da fünf Kerle auf ein Mädchen kämen, bekämen auch so unattraktive Frauen einen Mann ab, die in der restlichen Welt einsam vertrocknen würden.

Ob der Plan aufging, sei an dieser Stelle verheimlicht. Schließlich soll der von der Idee angetanen Leserin nicht die Illusion geraubt werden. Und Wunder gibt es immer wieder …

Echter Aufreger

Kenneth Pinyan: Ein Name, ein Riesenskandal. Denn 2005 starb der damals 45-jährige Boeing-Ingenieur aus Enumclaw im amerikanischen Bundesstaat Washington an inneren Blutungen im Darmbereich – nachdem er Analverkehr mit einem Hengst gehabt hatte.

Und als wäre das nicht schon krass genug, vergnügte er sich nicht allein: Seinem Tod gingen mehrere Monate voraus, in denen er regelmäßig Gruppensex mit Pferden organisierte. Sehr zur Freude anderer Tierfreunde, die so jedes Wochenende Sex mit seinen Hengsten hatten und den bizarren Spaß filmten und ins Internet stellten.

Kaum zu glauben! Und so ist der zwei Jahre nach Pinyans Tod erschienene Dokumentarfilm *Zoo* des hoch dekorierten Regisseurs Robinsen Devor ein kleines Meisterwerk. Denn darin wird die grausame Geschichte einfühlsam und zugleich verstörend hinterfragt. Das ist kein Popcorn-Kino, aber unsagbar aufschlussreich.

Abgeblasen

Männer können nicht genug davon bekommen, und auch so manche Frau nimmt gern mal den Mund voll. Doch so nett so ein kleiner Blowjob auch ist, an vielen Orten hält sich der Spaß in Grenzen – auch wenn sie immer wieder als geile Locations zitiert werden.

No-go-Ort 1: Im Kino

Jetzt mal Butter bei die Fische: Das ist nur etwas für Exhibitionisten. Selbst wenn man eine ganze Reihe für sich hat – irgendwann checken auch die Naivsten, dass da jemand kein Popcorn auf dem Nachbarsitz sucht!

No-go-Ort 2: Im Auto

Verkehr im Verkehr? Muss nicht sein! Denn wer in aller Welt kann sich noch aufs Fahren konzentrieren, wenn er einen geblasen kriegt?

No-go-Ort 3: Auf dem Flugzeugklo

In Hollywoodfilmen immer wieder gern genommen, in Wirklichkeit nicht nur für Leute mit Klaustrophobie ein echter Albtraum. Denn auf Flugzeugsklos ist es so eng, dass man schon froh darüber ist, wenn man über den Wolken kein Geschäft verrichten muss. Aber blasen? Das muss für sie die Hölle sein!

No-go-Ort 4: Im Bus

Keine Frage: Dass ein Schwanz nicht immer nach Seife riecht, kann, wenn man erregt ist, etwas Geiles sein. Aber wenn sich beim Blasen noch der Schweißgeruch der anderen Fahrgäste dazugesellt und zudem womöglich noch einer gerade sein Leberwurstbrot auspackt, ist es schnell vorbei mit der Lust.

No-go-Ort 5: Im Wald

Vögeln, wo die Vögel zwitschern? Gegen eine spontane Open-Air-Nummer ist an sich nichts einzuwenden. Vorausgesetzt, es ist kein Winter, es regnet nicht, es gibt keine Zecken, keine Jogger, keine störenden Äste …

Oh Romeo, warum denn … Herpes?

Wer hätte gedacht, dass es in William Shakespeares *Romeo und Julia* nicht nur um die Liebe, sondern auch um Herpes geht? »Der schönen Lippen, die von Küssen träumen, oft plagt die böse Mab mit Bläschen diese, weil ihren Odem Näscherei verdarb«, heißt es da, weil Herpes im 16. und 17. Jahrhundert eine echte Volksseuche war.

Gut, dass man in den Verfilmungen bisher auf dieses Detail verzichtet hat. Claires Danes und Leonardo DiCaprio wild knutschend und Herpesbläschen aufbeißend? Brrrr!

Warum der Spatz arm dran ist

Auch die Halbgötter in Weiß geben manchmal Unsinn von sich. So wie im 16. und 17. Jahrhundert, als sie die Herren der Schöpfung aufforderten, Spatzenhirne zu essen und so die eigene Manneskraft zu steigern. Der Spatz galt nämlich als Sexgott der Tierwelt. Mit bösen Folgen: Nur fürs Vögeln landete das Vögelchen in den Netzen der Pharmazeuten – heute ist es sogar vom Aussterben bedroht.

Kranzgeld

Lange Zeit konnten Frauen in Deutschland vor Gericht eine Entschädigung einfordern, wenn sie ihren ersten Sex mit ihrem Verlobten hatten, dieser sie später jedoch nicht heiratete. Damit sollte der gefallene Marktwert der Frau ausgeglichen werden.

Klingt nach 18. Jahrhundert? Stimmt. Doch – und jetzt kommt super Gesprächsstoff für die nächste Party – das sogenannte Kranzgeld wurde erst 1998 abgeschafft.

Plitsch, platsch, Pipi

Sommerzeit, Schwimmbadzeit. Herrlich! Doch für die ProSieben-Sendung *Galileo* haben Wissenschaftler etwas herausgefunden, was den Spaß ein wenig trübt: In einem Liter Schwimmbadwasser sind 1,1 Miligramm Urin. Das heißt: In jedem Becken schwimmen 100 Liter reiner Urin. Oder anders gerechnet: Pro Stunde pinkeln 40 Leute ins Wasser. Spitzenreiter sind die Freibadgäste in München und im Ruhrgebiet, am zurückhaltendsten die Hamburger.

Fest steht, das zeigt eine Umfrage des Radiosenders Bayern 3: Jeder Dritte pinkelt ins kühle Nass. Vor allem die Frauen haben da wenig Hemmungen: 38 Prozent sind überzeugte Pool-Puller, aber auch jeder dritte Mann lässt es einfach laufen.

Und das haben wir alle schon am eigenen Leib erfahren müssen. Denn was kaum jemand weiß: Unsere roten Schwimmbadaugen kommen nicht vom Chlor, sondern vor allem vom Urin im Wasser. Der Harnstoff reagiert nämlich mit dem Chlor und bildet so Substanzen, die sowohl die Schleimhäute als auch die Haut reizen.

Doch wer das eklig findet, dem sei gesagt: Es gibt Schlimmeres. Zum Beispiel, was einem Typen in der MTV-Dating-Show *Dismissed* passierte. Der saß mit seinen drei zur Wahl stehenden Herzdamen im Whirlpool, als eine der Ladys vor Aufregung Dünnpfiff bekam ... Wer's sehen will: nach »Durchfall im Pool« googeln!

Geld macht geil

Bankangestellte sind nicht unbedingt der Inbegriff von Sexprotzen. Doch: Zugeknöpft bis oben hin, da steckt bestimmt was Geiles drin! Keine andere Berufsgruppe geht jedenfalls so oft und so gern fremd wie die Damen und Herren hinter dem Geldschalter. 72 Prozent aller Banker hatten laut einer britischen Studie bereits mindestens eine Affäre – in 87 Prozent der Fälle mit jemandem aus dem Kollegenkreis. Und an ihnen nagt nicht mal das schlechte Gewissen. Im Gegenteil: Drei Viertel der Schlawiner glauben, dass die Affäre der eigenen Ehe guttut.

Wenn Kinder Kinder kriegen

Spätestens seit *Frauentausch* wundert uns nichts mehr. Auch nicht, wenn eine 14-jährige Göre Mutter wird. Doch die 1933 in Peru geborene Lina Medina schoss in Sachen Kinderkriegen den Vogel ab. Denn als sie ihren ersten Sohn zur Welt brachte, war sie selbst erst fünf Jahre alt. Bereits mit acht Monaten bekam sie ihre erste Menstruation, im Alter von vier Jahren wuchsen ihr Brüste.

Zweifel? Bloß eine moderne Legende? Wer will, kann sich Linas zweiten Sohn mal zur Brust nehmen. Der wurde 1972, 33 Jahre nach dem ersten Kind geboren, und soll heute in Mexiko wohnen.

Oft gekommen

In jeder Sekunde wird auf der Welt 2778-mal geruckelt. Eine Wahnsinnszahl. Denn das heißt auch: Jeden Tag lassen 240 019 200 Pärchen ordentlich Druck ab.

Doch: Psst! Nicht weitersagen! Sonst kommen die Politiker noch auf die Idee, eine Sexsteuer einzuführen.

Seltsame Streicheleinheiten

In Frankreich war es bis ins 17. Jahrhundert üblich, dass Kindermädchen den kleinen Jungen, auf die sie aufpassen sollten, das Schwänzchen streichelten. So blieben die Kleinen ruhig und machten keine Mucken.

Berühmtestes Beispiel ist König Ludwig XIII. Er hatte als Kind diese reizende Behandlung genossen – sein Leibarzt ließ sogar keine Gelegenheit aus, in der Öffentlichkeit aus dem Nähkästchen zu plaudern. Ja, so ändern sich die Zeiten! Wenn eine Nanny heute einem Jungen an die Wäsche gehen würde – nicht auszudenken, was dann los wäre!

Cum in and find out

Auch wenn es im Weitesten ums Einlochen geht, haben Glory Holes (Heilige Löcher) nichts mit Golf zu tun. Vielmehr handelt es sich dabei um Löcher in der Wand zwischen zwei Einzelkabinen. Doch nicht solche, wie wir sie alle vom Schwimmbad kennen, wo irgendwelchen Spannern einer abgeht, wenn sie durch ein kleines Löchlein in die Nachbarkabine schielen können. Nein, Glory Holes sind größer: Es muss ein steifer Schwanz durchpassen. Sinn und Zweck der Löcher, die auf öffentlichen Männerklos zu finden sind, ist nämlich Folgender: sich vom Typen auf der anderen Seite einen blasen bzw. ficken zu lassen. Oder umgekehrt, und zwar ohne Augenkontakt.

Das mag, sofern man es ganz, ganz nötig hat, praktisch sein. Doch wenn man hinterher gleichzeitig aus der Kabine kommt und feststellen muss, dass sich das Gesicht des anderen kaum von seinem soeben durchgeschrubbten Arsch unterscheidet, wird die WC-Nummer schnell zum Griff ins Klo.

Wenn die Scheide pupst

Peinlich, peinlich? Nix da! Wenn die Möse schmatzende und pupsende Geräusche von sich gibt, ist das total normal! Denn durch die Stoßbewegungen kommt unten Luft rein, die sich beim Stellungswechsel oder beim Herausziehen des Penis dann bemerkbar macht.

Doch wie reagieren, wenn's passiert? Weder laut loslachen noch peinlich berührt schweigen. Einfach weitermachen und dran denken: Ist halt so!

Steaks und Sperma

Es gibt ja bekanntlich den Valentinstag – für Frauen ein Tag zum Verlieben, für nicht wenige Männer nichts als sentimentaler Quatsch. In Amerika haben deshalb »echte Kerle« als Reaktion darauf den 14. März zum »Steak and BJ Day« erklärt. An diesem Tag sollen sich ihre Freundinnen mit einem saftigen Stück Fleisch und einer Runde Blasen für die Geschenke am Valentinstag bedanken. Mal sehen, wann sich die Idee bei uns in Deutschland durchsetzt.

Neues aus dem Busch

Bei den meisten von uns sind die Schamhaare dicker und dunkler als die Kopfhaare, bei Rothaarigen, Hellblonden und Schwarzhaarigen haben sie die gleiche Farbe. Europäer locken untenherum mit Locken, Afrikaner tragen ihre Pracht eng gekräuselt, und bei Asiaten sowie den amerikanischen Ureinwohnern sind die Haare zumeist glatt und stärker anliegend als bei uns.

Unter Ballettliebhabern

»Neben meinem Latexfetisch stehe ich total auf extrem getragene Gymnastik- und Ballettschläppchen. Ich liebe es, diese selber weiterzutragen oder daran zu riechen, zu lecken und sie vollzuspritzen. Ich bin immer auf der Suche nach schön durchgetanzten Exemplaren. Egal, ob von Frauen oder Männern. Der intensive Geruch und die sichtbaren Gebrauchsspuren üben einfach einen unheimlichen Reiz auf mich aus«, schreibt ein Mann in einem Online-Forum für Fetisch-Sex. Und er ist mit seiner Vorliebe nicht allein.

Gebrauchte Ballettschuhe gehen in Insiderkreisen weg wie warme Semmeln, oder besser gesagt: wie warme Käsebrötchen. Denn so ähnlich riechen die Schläppchen. Auch ohne dass reingewichst oder -gepisst wurde, reicht normalerweise ein kurzes Dranschnüffeln – und man ist der Ohnmacht nahe.

Coldplay oder Sex?

Wer beim nächsten Date wissen will, ob der andere die große Liebe sucht oder nur ein kleines Nümmerchen schieben will, sollte sich nach der Lieblingsmusik erkundigen. Eine Umfrage von Tastebuds.fm hat jedenfalls Interessantes ans Licht gebracht. Demnach ist bei Fans von Rock-Bands wie Nirvana, Metallica und Linkin Park am ehesten ein One-Night-Stand drin. Etwas länger gedulden müssen sich Liebeshungrige bei Hörern von

Kult-Gruppen wie Pink Floyd oder Beatles. Und ganz schlechte Aussichten auf Sex haben alle, die einen Coldplay- oder Adele-Fan daten: Die tauschen erst mal Telefonnummern, dann Lieblingsbücher sowie Kochrezepte und erst viel, viel später Körpersäfte aus.

Poppen und putzen

Fünf Prozent aller Frauen planen beim Sex in Gedanken den Haushalt. Sie denken dann statt ans Blasen ans Saugen und statt ans Bumsen ans Bügeln!

Es soll ja Männer geben, die jetzt sagen: »Sollen sie doch – solange, sie uns trotzdem ranlassen!« Hier, in diesem Buch, würde so etwas natürlich niemals stehen …

Geld her!

Seit im Januar 2002 das Prostitutionsgesetz in Kraft trat, haben Nutten einen Rechtsanspruch auf Bezahlung. Vorher waren sie oft nicht nur die Geleckten, sondern auch die Gelackmeierten. Denn wenn der Freier nach dem Sex eine linke Nummer abzog und sein Geld wieder wegsteckte, konnten sie ihre Kohle nicht gerichtlich einfordern, da ihr Job sittenwidrig war.

Krumme Nummer

Nur 50 Prozent aller Männer können sich über einen geraden Ständer freuen. 25 Prozent haben einen nach links gebogenen steifen Schwanz. Und ebenso viele Freudenspender tendieren nach rechts.

Handgreiflich sollte man deswegen nicht werden. Es würde auch gar nichts bringen, denn die Krümmung lässt sich selbst durch regelmäßiges Biegen beim besten Willen nicht beseitigen. Also Jungs, akzeptiert einfach, dass nicht nur die Banane krumm ist.

Sperma-Mythos

Auch wenn in Pornos oft ein anderes Bild vermittelt wird: Frauen spüren das Abspritzen des Spermas nur selten in ihrer Muschi. Aus anatomischen Gründen: Der hintere Teil der Vagina, wo der Erguss meistens stattfindet, ist relativ unempfindlich. Nur wenn das Sperma bestimmte Stellen der Scheidenwand trifft, kann eine Frau das Abspritzen bewusst wahrnehmen.

Abgedrehter geht's nun wirklich nicht

Selbst die größten Karnevalfans empfinden es als Tortur, in ein Ganzkörper-Plüschtierkostüm zu schlüpfen. Für einen Furry aber gibt es nichts Erregenderes, als in dieser Aufmachung mit Gleichgesinnten in ähnlicher Verkleidung Sex zu haben, sich also beispielsweise als Miss Piggy von Kermit vögeln zu lassen.

Allerdings geht es den Anhängern dieser vor allem in den USA verbreiteten Subkultur um mehr als nur Triebbefriedigung. Viele haben das Furry-Dasein zu einer Lebensanschauung erhoben und verstehen sich als Tier im Menschen. Wuff!

Völlig geruchslos

Müffelnder Achselschweiß geht gar nicht, wenn man beim anderen Geschlecht landen will. Doch ehe man sichs beim ersten Date versieht, sind sie da, die verräterischen Schwitzflecken.

Ein Problem, das nicht alle Frauen und Männer kennen! Denn zwei Prozent der Menschen produzieren dank einer bestimmten Variation im Erbgut keinen Achselgeruch.

Deo sprühen sie laut einer Studie der University of Bristol aber trotzdem …

»Mach mir den Piloten!«

In einem Club-Hit der Electro-Szene heißt es: »Mein Geschmack fällt aus der Norm – ich steh' auf Mädchen in Uniform«. Abgefahren? Von wegen! Der Uniform-Fetisch ist längst ein alter Hut! Ob Stewardessen, die Sonderwünsche erfüllen, ungehorsame Dienstmädchen oder Polizistinnen, die hart durchgreifen – alles findet heute seine Liebhaber.

Und wer jetzt sagt »Typisch Mann!«, der irrt sich! Denn auch Frauen fahren voll auf Uniformen ab. Laut Umfrage am erotischsten: der Piloten-Dress. Jede dritte deutsche Frau steht darauf. Aber auch die Uniformen von Offizieren und Kapitänen sorgen bei ihnen für heiße Gefühle. Ein Viertel der Befragten findet sie scharf.

Gar nicht sexy: das Outfit von Wachmännern, Briefträgern – und vor allem Zugbegleitern. Also sorry, Deutsche Bahn – wenn du mal kommst, kommst nur du!

Die spinnen, die Japaner

Vorsicht, wenn im Internet ein japanisches iPhone zum Schnäppchenpreis angeboten wird! Das Ding hat nämlich einen Haken: Einige Modelle klicken beim Fotografieren besonders laut – auch in der Stummschaltung. Und eine Deaktivierung ist nicht möglich.

Erstaunliche Ursache: die in Japan stark verbreitete Leidenschaft, heimlich unter die Röcke von Frauen und Mädchen zu fotografieren. Ein bisschen seltsam sind sie ja schon, die Japaner!

Nackt macht blind

Sehen wir einen nackten Menschen, verlieren wir kurzzeitig unser Sehvermögen. Experten bezeichnen das als emotionsinduzierte Blindheit.

Wie es dazu kommt? Nackte Haut zieht für eine Zeitspanne von etwa 500 Millisekunden sämtliche Aufmerksamkeit des Betrachters auf sich, und es gelangen keine anderen Reize an sein Gehirn.

Gewissensfrage

Nur 5 Prozent der Sex-Websites verlangen vor dem Ansehen eine Bestätigung des Alters. Ein Aufreger? Nö, denn mal ehrlich: Solche Abfragen sind sowieso sinnlos. Angenommen, der 15-jährige Max hat es sich zu Hause vor dem Computer bequem gemacht. Das Shirt ist ausgezogen, die Hose hängt am Knöchel, und der kleine Willy wird auch schon fleißig massiert. Alles, was jetzt noch zum perfekten Glück fehlt, ist ein geiles Filmchen – und das wird sich Max auch zweifelsohne reinziehen. Selbst wenn er vor die Gewissensfrage gestellt wird: »Are you 18? Yes or no?«

20 Liter Sperma

Der Southern Right Wal zeigt Eier. Und dazu hat er auch allen Grund, denn er ist stolzer Besitzer der mit jeweils 500 Kilo Gewicht größten Hoden des Tierreichs. Was das in der Praxis heißt? Ejakuliert das Tier, stößt es 20 Liter Sperma aus.

Man weiß auch, wieso: Da männliche Wale keine natürlichen Waffen haben, um ein Weibchen zu erobern und Konkurrenten auszustechen, hat sich im Laufe der Evolution bei ihnen die sogenannte Sperma-Konkurrenz entwickelt: Das Männchen, das die größte Samenmenge produziert, hat die beste Chance, sich fortzupflanzen.

Sex and the City

Endloses Gequatsche über Handtaschen, Männer und Schuhe, unterbrochen von kindischen Bettgeschichten: *Sex and the City* war für Männer die reinste Fernsehfolter. Für die geistige Entwicklung von Kindern soll die Kultserie sogar höchst gefährlich sein. So jedenfalls die Meinung des Verwaltungsgerichts Berlin-Brandenburg. Als Pro Sieben einst eine Folge von *Sex and the City* um 18 Uhr sendete, hieß es: »Zu früh!« Gleichzeitig wurde dem Privatsender verboten, die Serie vor 20 Uhr auszustrahlen, weil sie die Entwicklung von Kindern und Jugendlichen beeinträchtigen könne.

Poppen dank Popcorn

Warum nicht mal wieder ins Kino gehen? Das sollten sich alle Frauen fragen, deren Schatzi sich vom wilden Hengst zum lustlosen Hamster entwickelt hat. Denn laut einer Studie kann man Männer damit geil machen. Wohlgemerkt, nicht mit einem Besuch im Pornokino – ein normales Kino tut's auch! Die Wallung des Blutes im Penis steigt nämlich um bis zu neun Prozent an, sobald Kerle Popcorn riechen. Ist schon verrückt – aber vielleicht auch unbewusst der Grund, warum so viele erste Dates im Kino stattfinden!

Schnipp, schnapp, ab

Vorteil ohne Vorhaut: Beschnittene Männer haben einer US-Studie zufolge seltener Erektionsprobleme als unbeschnittene. Nicht der einzige Pluspunkt: Ohne Vorhaut hat man auch einen gewissen Schutz vor einer Infektion mit dem Aids-Virus. Um bis zu 40 Prozent soll laut Experten das Ansteckungsrisiko geringer sein.

Begründung: Die Beschneidung verändert das Milieu der auf dem Penis lebenden Mikroben. Und das macht vielen Viren und Bakterien den Garaus.

Dennoch: Nur Kondome schützen zuverlässig.

Versprechen? Brechen!

Kein Sex vor der Ehe? Ein Ding der Unmöglichkeit! Rund 90 Prozent aller Kids in den USA, die als sogenannte Pledgers öffentlich geloben, bis zur Ehe keusch zu bleiben, halten es nicht durch und rammeln am Ende doch wie die Karnickel.

Warum auch nicht? Sex macht schließlich soooo viel Spaß. Aber jeder ist seines Glückes Schmied …

Nippel-Alarm

Erigierte Brustwarzen bringen Männer auf Touren. In den 50er-Jahren haben sich viele Frauen deshalb kleine Knöpfe auf ihre BHs genäht, um eine Erektion vorzutäuschen. Heutzutage geht das einfacher, da gibt es kleine Einlagen aus Silikon, die unter der Kleidung getragen werden können. Auch interessant: In Sexfilmchen und auf Nacktbildern haben die Ladys fast immer erigierte Nippel – und das natürlich nicht aus Geilheit. Beim Fotoshooting und Pornodreh wird vielmehr mit Eiswürfeln, Kaltluftgebläsen oder Kältespray nachgeholfen, da auch ein Kältereflex zu aufgerichteten Brustwarzen führt.

Doch Vorsicht beim Nachmachen: Eine Vereisung kann zu Nerven- und Gewebeschäden führen.

Kleiner Tod

Die Franzosen nennen den Orgasmus »la petite mort« – der kleine Tod. Der einzige Tod, den wir uns seit unserer Jugend immer wieder herbeisehnen! Dabei ist der Spaß nur von kurzer Dauer. Nach etwa 12 Sekunden ist beim Mann wieder alles beim Alten, und auch die Frau findet sich schon nach 15 Sekunden auf dem Boden der Tatsachen zurück. Nur in seltenen Fällen kann der Höhepunkt bis zu einer Minute anhalten.

Bitte nicht nachmachen!

Unter Aborigine-Männern ist es nicht selten Brauch, sich die Harnröhre an der Unterseite des Penis aufzuschlitzen. Was so schmerzhaft klingt, soll den Ureinwohnern Australiens Lust und Glücksgefühle verschaffen: Sie tun dies, um eine Muschi zu imitieren – und um dann Gegenstände aller Art in sie einzuführen.

Singlefrauen im Sexurlaub

Warum deutsche Singlefrauen so gern in die DomRep fliegen? Wegen Sonne, Strand und Meer? Schon möglich. Vielleicht aber auch wegen dem Mehr an sexuellen Möglichkeiten! Denn dass ihnen dort männliche Prostituierte jeden Wunsch von den (Scham-)Lippen ablesen, ist längst kein Geheimnis mehr. Ob im Animationsteam der All-inclusive-Hotels, am Strand oder in den Clubs – überall bieten sogenannte Sanky Pankies ihre Dienste an. Natürlich nicht ohne Eigennutz! Das Ziel der Sankies ist es meist, Frauen emotional an sich zu binden, um Geld zu erhalten und mit ins Heimatland ausreisen zu können.

Verräterisches Loch

Piercings sind, wie so vieles, Geschmackssache. Doch fest steht: Eine amerikanische Studie ergab, dass junge Frauen mit Piercings öfter wechselnde Sexpartner haben als ihre Geschlechtsgenossinnen.

Männer können sich also merken: Je gepiercter, desto Luder!

Früh entdeckte Tierliebe

Für den sexuellen Kick der besonderer Art führte sich ein Mann aus Hamburg seit seiner Jugend regelmäßig Maden in den Penis ein. Jahrelang ging das gut – beim Pinkeln kamen die Tierchen wieder zum Vorschein. Eines Tages aber geriet der Tierfreund an eine Made, die ein echter Sturkopf war. Die fast 1,5 Zentimeter lange Larve wanderte bis in die Blase – was für die zur Hilfe gerufenen Ärzte alles andere als Routine war.

Es war einmal ein Playgirl ...

Jeder kennt die Zeitschrift *Playboy.* Aber *Playgirl?* Ja, das gab's auch. Es war ein Monatsheft für Frauen und Schwule, in dem Männer mit freiem Oberkörper oder ganz nackt abgebildet waren. Doch 2008 wurde die Zeitschrift eingestellt. Denn anders als der *Playboy* konnte *Playgirl* kaum Stars überreden, sich für Fotos auszuziehen. Unter den wenigen *Playgirl*-Promis waren Sylvester Stallone sowie der Country-Sänger Keith Urban, dessen Frau Nicole Kidman von den Nacktfotos angeblich ganz hin und weg war.

Spritziges Vergnügen

Mal spritzt das Sperma in hohem Bogen aus dem Freudenspender, mal läuft es wie eine zu dicke Soße träge aus der Eichel heraus. Grund: Beim Orgasmus ziehen sich abwechselnd der innere und der äußere Blasenmuskel zusammen. Und die Kraft des Samenergusses hängt davon ab, wie oft das passiert und in welcher Reihenfolge. Mit der Potenz hat das also nichts zu tun.

Sex mit Toten

Nekrophilie ist die Vorliebe für Sex mit Toten. Doch wer's mit einer Leiche treibt, hat nicht nur nicht alle Tassen im Schrank – sondern auch Ärger am Hals. Denn ein solcher Zombie-Sex ist in Deutschland strafbar. Er fällt unter »Störung der Totenruhe« und kann laut § 168 StGB sowohl mit Geldstrafe als auch mit Haftstrafe belegt werden.

Wer's trotzdem oder vielleicht gerade deshalb spannend findet, kann sich, ganz legal, in den sexuellen Albtraum einlesen. In dem Bestseller *Der Vogelmann* erzählt Mo Hayder die Geschichte eines Nekrophilen, der Prostituierte zu sich einlädt und sie tötet, um sich dann an ihnen zu vergehen. Harter Tobak!

Die Wimpern-Beißer

Nicht alle, die sich küssen, berühren gegenseitig ihre Lippen. Die Mitakuku in Papua-Neuguinea knabbern stattdessen an Schatzis Wimpern. Mit der Folge, dass alle Frischverliebten auf den

Trobriand-Inseln ruck, zuck keine Wimpern mehr haben und ziemlich mitgenommen aussehen. »Liebling« heißt dort dementsprechend auch »agu mitakuku« oder auf Deutsch »meine kleine abgeknabberte Wimper«.

Gesunder Höhepunkt

Schon mal über die Alterssicherung nachgedacht? Kleiner Tipp walisischer Wissenschaftler: poppen, was das Zeug hält! Je mehr Orgasmen man hat, umso länger lebt man nämlich.

Doof nur, wenn man raucht. Denn jede »Zigarette danach« verkürzt das Leben um 15 Minuten.

Krasses aus Holland

Unfassbares aus den Niederlanden: Ein Mann aus Haaksbergen wurde laut Zeitungsbericht von einem Bauern in flagranti beim Sex mit einem Schaf erwischt. Der Landwirt zeigte den perversen Tierliebhaber wegen des Schäferstündchens an – doch er wurde freigesprochen. Grund: Nach niederländischem Recht war Sodomie bis 2008 nicht strafbar, solange auch das Tier Sex haben will. Und genau diese entscheidende Frage blieb ungeklärt, weil das Schaf nicht als Zeuge vor Gericht aussagte.

Von Talkshows und TV-Huren

Nicht alles, was im Internet steht, stimmt. So ist dort nachzulesen: »Eine TV-Hure ist jemand, der alles tut, um ins Fernsehen zu kommen. Darunter fallen 90 Prozent der Talkshow-Kandidaten und Moderatoren.« Gut möglich, dass der Verfasser der Begriffsdefinition nun vom guten Glauben abfällt.

Denn: Eine TV-Hure ist ein heterosexueller oder schwuler Mann, der erregt wird, wenn man ihn zwingt, Schritt für Schritt seine männlichen Eigenschaften abzulegen und immer weiblicher zu werden. Der ultimative Kick für TV-Huren: von ihrer

Domina im billigen Nutten-Outfit auf die Straße geschickt zu werden.

Ausgezahlt

Die Handlung des Pornos *Deep Throat* aus dem Jahr 1972 ruft heute bestenfalls ein Lächeln hervor: Die 20-jährige Linda ist eine arme Socke, denn sie hatte noch nie einen Orgasmus, selbst das Rumgebumse im großen Rudel verschafft ihr keine Befriedigung. Also muss die Leidgeplagte zum lieben Onkel Doktor. Und weil der so pfiffig ist, kommt er der Sache schnell auf die Schliche: O Schreck! Linda hat keine Klitoris – jedenfalls nicht da, wo Frauen sie normalerweise haben. Bei seiner Patientin steckt der Kitzler im Hals. Problem erkannt, Problem gebannt! Fortan bekommt die Gute einen Schwanz nach dem anderen in die Kehle gesteckt – woraufhin sie natürlich wie eine Rakete abgeht …

Zum Schmunzeln, oder? Zum Staunen aber ist: *Deep Throat* lief damals in normalen Kinos. Mit einem Riesenerfolg. Bei nur 25 000 US-Dollar Produktionskosten brachte der Film rund 600 Millionen US-Dollar (!) ein. Das ist ein Verhältnis von 1:24 000 – und Rekord, sodass der Sexstreifen als profitabelster Film aller Zeiten gilt. Zum Vergleich: *Titanic* hat mit seinen zweithöchsten Einnahmen in der Filmgeschichte ein Kosten-Einnahmen-Verhältnis von weniger als 1:10.

Unerwünschte Hängepartie

Peinliche Premiere: Beim ersten Mal kriegen 41 Prozent der Jungs keinen hoch. Da fiebern sie jahrelang dem großen Ereignis entgegen, und dann ist ihr bester Freund plötzlich ganz klein.

Da hilft nur: sich selbst nicht unter Druck setzen – dann wird aus dem kleinen Piephahn auch ein ordentlicher Prügel!

Bademode lässt tief blicken

Nackte Haut ist sexy, Frauen und Männer in Badesachen nicht immer. Aber Miss Orangenhaut kann nichts dafür, dass sie sich in den knappsten Bikini quetscht, und auch Mister Bierbauch ist unschuldig an seinem Badeslip-Liebestöter: Höchstwahrscheinlich sind die beiden Opfer ihrer Bildung.

Eine Emnid-Studie fand jedenfalls heraus: Die Bademode spiegelt den Schulabschluss wider. Während sich 37 Prozent der Frauen mit einem höheren Schulabschluss am liebsten im Bikini zeigen, tun dies nur 20 Prozent der Frauen mit einem Haupt- oder Realschulabschluss. Bei den Männern tragen 75 Prozent der Hauptschüler ohne Lehre Badeshorts, aber nur 50 Prozent der Abiturienten und Akademiker.

Auf die Plätze, fertig, los

Genau wie Exhibitionisten erinnern uns sogenannte Flitzer irgendwie immer an die 70er! Damals fielen unseren Großeltern vor Empörung noch die Salzstangen aus dem Mund, wenn irgendein Dödel während einer Sportveranstaltung nackt übers Spielfeld rannte. Heute denken die meisten bestenfalls: »Nicht schlecht bestückt, der Typ!« Manche Flitzer können es trotzdem nicht lassen. Bekanntester in Deutschland: Der 1947 geborene Ernst Wilhelm Wittig. Er hatte seine größte Zuschauerkulisse im Jahr 2005, als er im Dortmunder Westfalenstadion während eines Fußball-Bundesligaspiels vor 76 500 Zuschauern nackt aufs Spielfeld flitzte und am Mittelkreis posierte, ehe er von Wächtern abgeführt wurde.

Handgriff zum Glück

Auch wenn sie's vielleicht noch nicht wissen: Frauen lieben den Bowling-Griff: zwei Fingerchen in die Muschi, der Daumen checkt die Klitoris ab. Dann noch einen Finger in den

Po stecken – schon geht sie ab wie ein Zäpfchen und ruft »Strike«!

Zwei Mal extrem

Beim Gokkun geht's darum, jede Menge Sperma zu schlucken. Im Unterschied zum Bukkake, bei dem möglichst viele Männer auf das Gesicht einer Frau oder eines Schwulen spritzen, wird beim Gokkun voll in den Mund gewichst. Oder in ein Glas, dessen Inhalt die Empfängerin oder der Empfänger danach trinkt. Was für Außenstehende unfassbar klingt, ist für Liebhaber das Größte: einmal eine Sperma-Schlampe sein. Ohne Rücksicht auf die Gesundheit.

Die neue Trend-Diät

Wenn die Kollegin wieder mal aus dem Nähkästchen plaudert und verrät, dass sie gerade eine Pilz-Diät macht, fragt man besser nicht nach Einzelheiten. Denn dann geht's nicht darum, die Extrakilos loszuwerden, sondern den Scheidenpilz. Und zwar, indem auf Zucker und Kohlenhydrate verzichtet und der Pilz so ausgehungert wird. Was jedoch nicht funktioniert: Noch konnte keine Studie die Wirksamkeit der Scheidenpilz-Diät beweisen.

4000-mal Spaß

Ron Jeremy ist Rekordhalter für die »größte Anzahl an Auftritten in pornografischen Filmen«. Er hat sage und schreibe 1750-mal bewiesen, was er drauf hat. Bei etwa 100 Filmen hat er auch selbst Regie geführt.

Ron Jeremy behauptet von sich selbst, mit über 4000 Frauen geschlafen zu haben. Und das bei dem Aussehen. Leute, gebt den Namen mal bei Google ein – unfassbar, dass der Typ so gut (an-)kommt!

Die lieben Kollegen

Drei von vier Männern haben laut einer Umfrage sexuelle Fantasien über die Menschen, mit denen sie arbeiten. Rund jeder Zweite hatte auch schon mal was im Job am Laufen. Der viel zitierte Sex auf dem Kopierer ist also gar nicht mal so abwegig.

Pickel? Na und!

Weiße Pickelchen am Pimmelchen? Keine Sorge, die hat fast jeder Mann – mal auffällig, mal weniger stark ausgeprägt. Es handelt sich dabei nicht um Anzeichen einer sexuell übertragbaren Krankheit, sondern um reizsteigernde Überbleibsel aus der Vorzeit.

In jedem Fall gilt: Hände aus der Unterhose! Denn wer an den erweiterten Talgdrüsen herumdoktert und versucht, sie auszudrücken, muss mit Entzündungen und einem entsetzten Gesicht der Freundin rechnen. So ein angeschwollener Penis ist, im Gegensatz zu den kaum sichtbaren Pickelchen, nämlich kein schöner Anblick!

Fuck Doktorarbeit!

Feldforschung in der Horizontalen betrieb die Studentin Karen Owen aus Amerika für ihre Doktorarbeit: In einer mittlerweile berühmten *Fuck-Liste* hat sie dazu alle ihre ahnungslosen Sexpartner in Kategorien unterteilt und nach angeblich wissenschaftlichen Kriterien – Größe, Schwanzlänge, Aussehen und Sextalent – bewertet.

Später sendete sie ihre Liste an Bekannte und ruck, zuck wussten sämtliche Studenten der Duke University in North Carolina Bescheid. Klar, dass die Sex-Liste dann auch in Windeseile zu einem Internet-Renner wurde.

Bleibt nur zu fragen: Musste die Kleine auch ins Mündliche?

Penis-Perlen

Männlichen Prostituierten werden in Indien schon in der Pubertät Implantate, zum Beispiel Metallstäbe, quer durch den Penisschaft eingesetzt, um das Lustempfinden bei der weiblichen Kundschaft zu steigern. Auch üblich: Ringe in der Haut des Schwanzes und Perlen in der Eichelfurche.

Mehr Dominanz, bitte!

Das dürfte die Warmduscher unter den Männern freuen! US-Psychologen konnten beweisen: Wenn die Frau in einer Beziehung dominant ist, ist das besser für die Partnerschaft. Sie sei dann harmonischer und dementsprechend von längerer Dauer. Motto: Sie sagt, wo es langgeht, er akzeptiert es und hält die Klappe.

Gut beraten

Wenn etwas boomt, sind es Ratgeberbücher über Sex. Dabei sind sie ein alter Hut! Schon Ovid, der römische Dichter, verfasste solche Texte und wurde für seinen damaligen Bestseller *Ars Amatoria* (Liebeskunst) in die lebenslange Verbannung geschickt. Darüber können wir heute nur lachen, zumal seine Tipps einfach köstlich sind. Hier drei besonders amüsante:

Tipp 1

»Bist du eher klein
dann reite mit ihm durch die Nacht
denn das ist dein Vorteil,
die Schweren können das nicht!
Hast du den Bauch voller Falten
was soll's, dreh dich um
und zeig ihm beim Reiten den Rücken.
Tausend Wege [führen] nach Rom!«

Tipp 2

»Der aus dem Munde es riecht,
die hüte sich nüchtern zu sprechen.
Und steh' immer ein Stück ab vom Gesichte des Manns.
Wenn die Zähne dir schwarz, zu groß sind, oder nicht richtig stehen; so wirst du viel Schaden durch Lachen dir tun.«

Tipp 3

»Hässlich ein Weib, das liegt, von vielem Weine betrunken.
Beischlaf jeglicher Art ist zu erleiden sie wert.«

Poppen als Pflicht

Jede dritte Frau hat nur deshalb Sex, weil sie glaubt, mal wieder Sex haben zu müssen. Schade eigentlich. Aber wo wir gerade beim Thema sind: Entgegen einer weit verbreiteten Annahme gibt es in der Ehe keine Sexpflicht. Im Bundesgesetzbuch ist zwar festgehalten, dass »Ehepartner zur ehelichen Gemeinschaft« verpflichtet sind. Das bedeutet aber nicht, dass jeder Ehepartner ein Recht auf Sex hat oder eine Pflicht auf Sex erfüllen muss. Und gerichtlich einklagen kann man die eheliche Nummer erst recht nicht. Diese Behauptung ist nichts weiter als ein modernes Märchen – gern von Männern weitererzählt!

Pussy im Fläschchen

Man stelle sich bitte folgende Szene vor: Eine Frau sitzt auf dem Spinning-Rad im Sportstudio. Ihr tropft der Schweiß nicht nur von der Stirn, sondern auch aus dem Höschen aufs Elektro-Bike. Doch noch bevor sie die Sauerei anschließend wegwischen kann, flitzt ein Mann zu ihrem Fitnessgerät und schnüffelt wie besessen am nassen Sattel …

So oder so ähnlich ist die Handlung des Werbespots für das erste Muschi-Parfüm, das nach Vagina duften soll und den Mann sicher so verrückt macht wie die Frau, die am siffigen Schlüpfer ihres Freundes riecht.

Napoleons Nahkampfstachel

Ein kleiner Hammer unterm Hammer: Napoleons Penis wurde nach dem Dahinscheiden des Kaisers einst von einem amerikanischen Urologen ersteigert: für 40 000 Dollar. Nun soll er die Erben reich machen. Auf 100 000 Dollar schätzt man den derzeitigen Wert des hochherrschaftlichen Schwanzes.

Ob's stimmt oder nur ein Mythos ist? Egal! Die Story ist es wert, erzählt zu werden.

Dumm fickt gut

Wer kennt sie nicht, die Volksweisheit »Dumm fickt gut«. Und es könnte wirklich etwas Wahres dran sein. Denn für kopflastige Menschen, die sich nicht fallen lassen können, ist es natürlich auch nicht so einfach, sich hemmungslos hinzugeben, meinen Experten. Untermauert wird diese These durch eine Umfrage, die herausfand, dass Frauen mit höherer Ausbildung seltener zum Orgasmus kommen als Frauen mit niedrigerem Bildungsgrad.

Blauer Dunst statt geile Nummer

Eine gute und eine schlechte Nachricht für Raucher. Zuerst die schlechte: Eine britische Studie an knapp 300 Pärchen ergab: Männer, die rauchen, haben im Monat nur halb so viel Sex wie Nichtraucher.

Und die gute? Rauchen ist in einer Hinsicht weniger schädlich als Oralsex: Verantwortlich für den rasanten Anstieg an Rachenkrebs-Erkrankungen ist laut US-Studie weder starker Zigaretten- noch Alkoholkonsum, sondern das Blasen, bei dem Krebs erregende Papilloma-Viren (HPV) übertragen werden.

Trotzdem, macht euch nix vor: Das Qualmen ist und bleibt ungesund.

Bester Freund?

Die Hälfte der Deutschen hat den Vorsatz, die Finger von der Partnerin des besten Freundes oder vom Lover der Busenfreundin zu lassen. Doch das heißt auch: Die anderen 50 Prozent kennen da nichts. Im Fall des Falles würden sie Schatzi nicht von der Bettkante stoßen. So viel zum Thema Freundschaft!

Kasten aus!

Frauen und Männer, bei denen ein Fernseher im Schlafzimmer steht, haben laut einer italienischen Umfrage 50 Prozent weniger Sex als Leute ohne Glotze am Bett. Und wer jetzt glaubt, dass das nur auf Paare zutrifft, die schon lang zusammen sind, irrt sich: Die älteren Befragten ließen sich vom Fernseher weniger bremsen als die frisch Verliebten. Also, Kasten raus – und schon rappelt's wieder in der Kiste!

Nachholbedarf?

Die häufigsten Anfragen in Google nach dem Begriff »Sex« kommen aus Pakistan, Ägypten und Vietnam. Auch erstaunlich: Rund drei Viertel aller Porno-Webseiten werden werktags zwischen 9 und 17 Uhr aufgerufen, also dann, wenn man eigentlich ein braver Angestellter ist. Motto: »Ja, Chef, ich komme gleich!«

Dicke Eier

Im Durchschnitt ist der Hoden des Mannes 4,5 Zentimeter lang und zwei Zentimeter breit – nicht nur an Ostern. Und ein normaler Hoden wiegt etwa 20 bis 35 Gramm, wobei der linke Hoden bei rund 90 Prozent aller Männer ungefähr 5 Prozent schwerer ist als der rechte und deshalb auch tiefer hängt.

Alles Unsinn!

Bis heute hält sich bei einigen Leuten der Aberglaube von der Schädlichkeit des Menstruationsbluts. So sollen Frauen während ihrer Tage keine Sahne schlagen, da diese sonst schlecht würde, kein Obst und Gemüse einkochen, nur mit Haushaltshandschuhen putzen, sich keine Dauerwelle machen lassen usw. Darüber hinaus wurde über Jahrhunderte hinweg davor gewarnt, dass Sex mit einer menstruierenden Frau schädlich für den Sexualpartner sei. In der heutigen Zeit sterben diese Mythen langsam aus. Wissenschaftlich gesehen, gibt es nämlich nichts, was den Aberglauben stützen könnte.

Emanzipierte Blowjobs

Den eigenen Bolzen im Mund einer Frau verschwinden zu sehen ist Hammer. Irgendwie hat das etwas Martialisches – voll Macho eben! Frauen, die ihren Lover mit diesem Spektakel erfreuen wollen, sollten sich also keinen Zwang antun.

Wirklich unvergesslich wird's für ihn, wenn sie die Sache auf die Spitze treibt, gierig auf die Knie geht und ihm schmachtend in die Augen sieht.

Was? Das tut die emanzipierte Frau von heute nicht? Blödsinn! Was eine Frau im Bett treibt, hat mit ihrem Alltag nichts zu tun. Auch wenn sie beim Blasen das kleine Mäuschen ist, das für ein Stückchen Käse zu fast allem bereit ist, kann sie ihrem Mann anschließend gewaltig in den Hintern treten und ihn zum Müll-Rausbringen verdonnern.

Auf nach Italien!

Wir Deutschen sind einer internationalen Umfrage zufolge die schlechtesten Liebhaber der Welt, weil wir beim Sex nur an unseren eigenen Spaß denken. Ebenfalls ziemlich mies: Türken (zu verschwitzt), Schweden (zu schnell), Holländer (zu ruppig),

Amerikaner (zu hart), Engländer (zu dick) und Russen (zu behaart). Gewonnen haben mal wieder die Italiener.

Rattige Rapper

Hip-Hop-Fans haben mehr Sexpartner als Fans anderer Musikrichtungen. Die Hälfte von ihnen hat in den letzten fünf Jahren mehrere Partner gehabt.

Country-Fans sind beständiger. Nur 1,5 Prozent von ihnen haben im gleichen Zeitraum den Sexpartner gewechselt. Das kann aber auch daran liegen, dass verkappte Cowboys in Deutschland nicht gerade die gefragtesten Lover sind. Außer an Fasching natürlich, da wird ja bekanntlich alles gepoppt, was bei drei nicht unterm Tisch liegt!

Erst sprechen, dann schnackseln

Männer sind beim Sex vor allem visuell veranlagt – sie reagieren in erster Linie auf Bilder. Für Frauen ist das Auditive wichtiger – sie fühlen sich durch Gehörtes angeregt, stehen also auf verbale Erotik.

Und die Moral von der Geschicht? Mann, vergiss das Sprechen nicht!

Willenlos

»Noch 'n Prosecco, Schatz? Oder einen Cocktail?« Frauen, aufgepasst: Auch wenn ihr's noch so gerne trinkt, solltet ihr da Vorsicht walten lassen. Denn während beim Mann der Alkohol bereits im Magen durch ein Enzym abgebaut wird, wirkt er bei der Frau, der dieses Enzym fehlt, entsprechend heftiger.

Absoluter Kult

Jack's Playground – wer kennt die Pornofilmreihe nicht? Rund 40 Folgen sind davon erschienen, mehrfach mit Preisen ausgezeichnet. Und das ist auch kein Wunder. Denn die *Jack's Playground*-Pornos sind einfach anders: In den Schmuddelfilmen sind oft kleinere Witze und Publikumslacher eingebaut. Zudem kann man(n) sich zwischendurch über Trickfilmsequenzen amüsieren und über kurze Werbepausen künstlich aufregen. Eine weitere Besonderheit ist die Einblendung von Denkblasen, die beim Poppen der Pornostars auftauchen. Darstellerinnen sind auch bekannte Stars der Szene. Egal, ob Katja Kassin oder Justine Joli, Belladonna oder Evan, Monica Sweetheart oder Jesse Jane – sie alle legten sich schon ins Zeug, eine gute Wichsvorlage zu sein.

Noch nicht gesehen? Setzen! Nachholen!

Unbefriedigt

Ein Drittel aller deutschen Frauen gibt laut Umfrage an, mit ihrem Partner nie einen Orgasmus zu haben. Doch das weiß Schatzi nicht! Denn kaum eine Frau spricht darüber. 80 Prozent der Ladys täuschen ihrem Partner stattdessen regelmäßig einen Orgasmus vor. Schade eigentlich – beim Sex sollen doch beide ihren Spaß haben!

Lustiges Landleben

Was macht der Bauer, wenn er eine Frau sucht, aber keine findet? Sich an RTL wenden oder sich ein Tier schnappen. Sorry, Landeier, wenn ihr jetzt schlecht rüberkommt, aber unter der männlichen Landbevölkerung ist Sex mit Tieren tatsächlich weit verbreitet. In einigen Gemeinden wurden Verbreitungszahlen von bis zu 65 Prozent festgestellt. Und auch der nach außen oft so brav wirkende Bauernhof-Nachwuchs übt sich fleißig im Rammeln von Unschuldslämmern und Co. Laut Kinsey Institute hat fast jeder zweite Farmerbursche schon irgendeine Art von sexuellem Tierkontakt gehabt – mit oder ohne Orgasmus.

Je t'aime

»Je t'aime – moi non plus«: Fast jeder kennt den Oldie-Song (1969) mit dem provokanten Luststöhnen! Ebenso frivol ist der Text. Serge Gainsbourg singt »Comme la vague irrésolue je vais, je vais et je viens entre tes reins« (»Wie die ziellose Welle gehe ich, ich gehe und komme zwischen deine Lenden«), und seine Duettpartnerin Jane Birkin wiederholt diese Worte noch einmal voller Sinnlichkeit. Bis sie schließlich haucht: »Maintenant, viens!« (»Jetzt, komm!«).

Klar, dass das Lied ein Riesenskandal war und in vielen Ländern von den Radiostationen boykottiert wurde.

Oral total

Die beliebteste sexuelle Spielart heterosexueller Frauen: es sich von einem Mann oral besorgen zu lassen. In einer amerikanischen Umfrage gaben sogar rund 95 Prozent an, es mehr zu genießen als das spätere Rein-raus-rein-raus-Spielchen.

Also Männer: Es darf geleckt werden. Doch auch dabei ab und zu die Position wechseln! Zu viel Stimulation an derselben Stelle empfinden viele Frauen schnell als unangenehm. Verständlich – sie wollen schließlich heiß gemacht und nicht wund geschleckt werden!

Basteln kann so sexy sein

In Sachen Sex haben die Japaner nicht alle Latten am Zaun. Gebrauchte Frauenslips aus dem Automaten? Ganz normal! Ebenso wie Kokigami. Das ist die Kunst, den eigenen Puller in aufwändig gefaltete Papiermasken zu hüllen und ihn so dem Objekt der Begierde darzubieten. Einst nur eine Sache der Reichen, verbreitete sich Kokigami im 18. Jahrhundert, als der Papierpreis fiel, in allen sozialen Schichten.

Coole Story, oder? Noch cooler ist es, wenn man weiß, dass

Kokigami in Wahrheit nur auf einem Sex-Mythos beruht, der im Laufe der Jahre aber zum Selbstläufer wurde, sodass es heute ganze Bücher über die Pseudo-Kunst gibt. Einfach mal bei Amazon gucken – zum Schießen!

Kein Kommentar

Sex mit Tieren erhöht das Krebsrisiko. Laut einer brasilianischen Studie erkranken sodomistisch veranlagte Männer doppelt so oft an einem Peniskarzinom wie Männer, die der Sodomie nichts abgewinnen können.

Dicke können länger

US-Wissenschaftler haben einen erstaunlichen Zusammenhang zwischen leichtem Übergewicht und der Erektionsdauer bei Männern festgestellt. Demnach sind dicke Männer die perfekten Lover: Sie können länger und haben ihren Hormonhaushalt besser im Griff.

Der Grund für das stärkere Durchhaltevermögen der Pummelchen? Die Experten fanden heraus, dass übergewichtige Kerle weibliche Hormone produzieren. Und die machen sie ausgeglichener, weniger reizbar – und potenter!

Also doch Waschbär- statt Waschbrettbauch? Nun ja, das muss jeder selbst wissen.

Kondome? Lass mal stecken!

Nicht überall wird gerne verhütet. Ein Drittel der Israelis verhütet gar nicht, und auch in Russland sowie Tschechien nimmt man es damit nicht so genau. Für jeden Vierten sind dort Kondome, Pille und Co. ein Buch mit sieben Siegeln. Und das, obwohl gerade Tschechien als das Mekka für Freier gilt!

Hässlich beim Sex

Wer schön (!) pimpern will, sollte keine Lampen mit Leuchtstoffröhre anmachen. Denn die geben ein eher kaltes, neutrales Licht, weil ihnen der rote Teil des Lichtspektrums fehlt. Das ist aber der Anteil, der uns gut aussehen lässt.

Die richtigen Worte

Die Zeitschrift *Men's Health* hat über 1600 Frauen gefragt, was sie gerne von den Männern hören wollen. Hier die besten Sprüche, um bei ihr einen Stich machen zu können.

Platz 1: »Mmh, du riechst so gut«

Also Männer, schnuppert an eurer Perle, schließt die Augen und vergleicht ihren Körpergeruch im gehauchten Tonfall mit dem Duft des Frühlings – auch wenn ihr in Wahrheit nur penetrantes Haarspray im Näschen habt!

Platz 2: »Ich liebe dein Lächeln«

(»… also behalte ich meine Büro-Affäre besser für mich. Sonst ist sicher Schluss mit lustig!«)

Platz 3: »Du bist das Beste, was mir je passiert ist«

Ziemlich einfach gestrickt, die Frauen, die sich von einem so abgedroschenen Satz rumkriegen lassen. Aber wenn's hilft … Dann zitiert selbst der härteste Kerl Texte der Band Silbermond.

Platz 4: »Du hast samtweiche Haut«

Ganz schön tricky, die Masche! Denn damit fühlen sich viele Frauen wohl direkt an die Werbeversprechen der Kosmetikbranche erinnert und schlagen zu: »Den Mann kauf ich mir!«

Platz 5: »Du hast die schönsten Augen, die ich je gesehen habe!«
Psst, nicht weitersagen – aber Männer gucken Frauen gar nicht in die Augen. Neuseeländische Wissenschaftler wissen: Sie schielen beim Kennenlernen zuerst in den Ausschnitt. »Du hast schöne Augen«? Klar, wenn »Augen« ein Synonym für »Titten« ist …

Und auf dem letzten, zehnten Platz? »Du kochst besser als meine Mutter!«
Was so viel heißt wie: »Könntest du mir erst einen blasen und mir dann was Feines brutzeln?«

Ekel-Essen für Stehaufmännchen

Für seine Manneskraft tut so mancher Kerl alles. Vor allem in Korea und anderen asiatischen Ländern. Damit das schlaffe Ding zwischen den Beinen möglichst oft zum Senkrechtstarter wird, lässt man sich dort gern Tintenfisch schmecken – lebenden! Und so wandern die quirligen Schleimtiere in den Mund und von dort in den Magen – sofern es ihre starken Saufnäpfe zulassen und dem Gourmet nicht die Luft zum Atmen nehmen.

Das klingt zwar wie der Mythos, der besagt, dass Chinarestaurants Katzen zu Geschnetzeltem verarbeiten, es stimmt aber. Wer's sehen will, muss einfach nur »Lebender Oktopus« googeln – schon gibt es eine kleine, aber feine Auswahl an Dokufilmchen für den kleinen Ekel zwischendurch.

Deutsche Sex-Geschichte

Schulmädchen-Report ist ein 1970 erschienenes Buch von Günther Hunold, in dem Interviews mit Mädchen über ihr Sexleben zu finden waren. Die noch im selben Jahr in die deutschen Kinos gekommene gleichnamige Verfilmung war ein derartiger Erfolg, dass bis 1980 zwölf Fortsetzungen gedreht wurden. Und das Publikum liebte die Schmuddel-Filmchen! Übersetzt in 38 Sprachen, gelten sie mit 100 Millionen Zuschauern noch heute als eine der erfolgreichsten deutschen Kinoproduktionen aller Zeiten.

Quickie? Jippie!

Das freut die Herren der Schöpfung: Etwa 60 Prozent der Frauen haben nichts gegen einen Quickie – wenn die Situation stimmt. Doch auch der durchschnittliche Sex deutscher Paare dauert nicht länger als 13 Minuten. Und so ist das Besondere am Quickie nicht unbedingt die Zeit, sondern die Tatsache, dass man dabei spontan ist. Heißt: Es wird an Ort und Stelle gerammelt, wo einen die Lust überkommt.

Ein kleiner Tipp am Rande: vor dem Vögeln in der Umkleidekabine einen kurzen Blick nach draußen werfen und gucken, ob die Leute dort Schlange stehen. Und bei der schnellen Nummer auf dem Küchentisch zuvor zumindest die scharfen Messer in die Besteckschublade räumen! So viel Zeit sollte sein.

Nicht motzen, besser machen!

Jede dritte Frau ist mit ihrem Sexleben unzufrieden. Der Grund: Schatzi kennt die sexuellen Vorlieben nicht! Da hilft nur: Talk, talk, talk! Und dann: Ausprobieren. Denn nicht selten kommt man(n) erst beim Machen auf den Geschmack!

Alles nur Schäume?

Was Sexträume zu sagen haben? Nach Meinung der Experten geben sie Hinweise auf Probleme und Wünsche, allerdings könne der Traum nicht eins zu eins übersetzt werden. Wichtig für die Interpretation sei vielmehr das subjektive Gefühl des Träumers.

Das heißt: Frauen, die es im Traum von einem Macho hart besorgt bekommen, und Männer, die sich im Kopfkino einer Domina unterwerfen, sehnen sich unter Umständen danach, im Alltag oder beim Sex die Kontrolle abzugeben. Wer hingegen im Traum ein knallharter Stecher oder eine kleine Sadistin ist, dem fehlt im wahren Leben vielleicht das Gefühl von Selbstbestimmtheit, Erfolg und Macht.

Sex mit dem Fahrrad

Unglaublich: Weil ein Schotte in einem Hotelzimmer Sex mit seinem Fahrrad hatte, wurde er 2007 ins Register für Sexualverbrecher aufgenommen. Zudem brummte das Gericht ihm eine dreijährige Bewährungsstrafe auf. Wie er erwischt wurde? Zwei Zimmermädchen hatten die Tür geöffnet, nachdem der Mann einen Heidenlärm veranstaltet und auf mehrmaliges Klopfen nicht geöffnet hatte. Die Mädels trauten ihren Augen nicht: Sie sahen einen Kerl mit heruntergelassenen Hosen, der seinen Schwanz am Reifen rieb und durch die Speichen steckte.

Poppen zahlt sich aus

Wissenschaftler fanden heraus: Paare, die pro Monat öfter als viermal Sex haben, verdienen jährlich durchschnittlich 50 000 Euro mehr als Paare, die nur einmal im Monat miteinander schlafen. Also: Husch, husch ins Bettchen – das bringt Bares!

Voll der Ficker

»Ey Alder, du bist ja voll der Gousgounis!« Bitte was? Nun ja, so bezeichnete man im Griechischen einen sexuell sehr aktiven Mann. Einen Hengst sozusagen.

Gar nicht mal so alt

Selbst klebende Damenbinden gibt es erst seit den 70er-Jahren zu kaufen. Vorher trugen Frauen während ihrer Periode einen Baumwoll- oder Wattegurt, der mit Riemen um die Beine oder den Bauch befestigt wurde. Eine Alternative waren Monatshöschen, in welche die Binde eingeknöpft wurde.

Schrei, du Luder!

Die meisten Frauen bevorzugen leisen Sex. Gut, dass sie keine Berberaffen-Weibchen sind. Denn deren Männchen gehen beim Geschlechtsverkehr nur dann so richtig ab, wenn es laut zugeht. Schreien sich die Affenweibchen während der Liebe die Seele aus dem Leib, kommen die werten Affenherren in knapp 60 Prozent der Fälle zum Schuss. Ist das weibliche Geschlecht hingegen stumm wie ein Fisch, machen sich ihre Partner umsonst zum Affen.

Auf nach Condom!

In der französischen Stadt Condom – deren Name eigentlich nichts mit den Rammeltüten zu tun hat – gibt es ein Verhütungsmuseum. Grund sind die Touristen, die sich immer wieder über den Namen der Stadt lustig machten. So hat man aus der Not eine Tugend gemacht.

Geile Hilfsmittel

Jeder dritte Mann nimmt bei der Selbstbefriedigung Hilfsmittel zur Hand. Und der Fantasie sind dabei keine Grenzen gesetzt! Sehr erfinderisch sind die Jetzt-geb-ich's-mal-so-richtig-Kerle beispielsweise, wenn es darum geht, Fremdkörper in ihre Harnröhre einzuführen. Sie experimentieren dabei unter anderem mit länglichen Gerätschaften wie Kugelschreiberminen oder Eierlöffeln. Doch nach dem Einschieben folgt oft kein Lustgewinn, sondern Schmerz! Und das Schlimmste: Oft lassen sich die Teile nicht mehr oder nur noch unter großen Beschwerden entfernen.

Geile Hilfsmittel, Teil 2

Auch die Damen helfen bei der Masturbation gerne mal nach! Bekannt sind vor allem Fälle, in denen Flaschen in die Scheide eingeführt wurden.

Doch lasst euch eines gesagt sein: Das kann – im wahrsten Sinn des Wortes – schnell nach hinten losgehen, und zwar, wenn die Flasche aufgrund eines entstehenden Unterdrucks nicht mehr entfernbar ist.

Auch Vorsicht bei Sektflaschen! Wenn der Korken im Inneren hochgeht, gibt es vor Schmerzen kein Halten mehr!

Tickt die noch ganz sauber?

»Ich weiß, das ist sehr speziell«, erklärt die masochistisch veranlagte Natascha. »Aber für mich gibt es nichts Erregenderes, als angekotzt zu werden.« Die 29-jährige Berlinerin steht auf Vomitsex: Erst durch das Erbrechen ihres Partners kommt sie so richtig in Fahrt.

Römische Dusche nennt man das, wenn der aktive Partner vor dem Sex besonders viel trinkt und isst, damit sich später ein ganzer Schwall über dem Passiven ergießt, der sich das Erbrochene dann schmecken lässt und in die Haut sowie Körperöffnungen massiert.

Was wir daraus lernen: Eine Römische Dusche ist keine Wellness-Anwendung.

Dufte?

Das neue Parfüm ist Scheiße? Wenigstens kann man heute sicher sein, dass keine Scheiße drinsteckt. Einst war dem nicht so. Das im 18. Jahrhundert beliebte Eau de Milles Fleurs klang nur blumig, in Wahrheit enthielt das Tausendblümchenwasser menschlichen und tierischen Kot.

Schummeln erlaubt

Drei von vier Frauen wollen keinen Mann, der schon viele Partnerinnen in seinem Leben hatte. Ist ja auch verständlich! Unter echten Kerlen ist man der Held, wenn man sagt, dass man jede

Schnecke flachlegt, bevor sie sich wieder in ihr Häuschen verzogen hat. Doch bei den Damen läuten da natürlich die sowieso schon sensibel eingestellten Alarmglocken. Also, liebe Herren der Schöpfung: Wenn SIE wissen will, wie viele Freundinnen ihr schon hattet, besser das Thema wechseln und fragen: »Schatz, warst du beim Friseur?«

Ruckeln im All

Die NASA befasste sich laut Insidern angeblich schon mit dem Thema »Sex im All«. Dafür wurden per Computersimulation erst zehn mögliche Stellungen für schwerelosen Sex ermittelt. Dann durften es zwei Raumfahrer live ausprobieren. Bei sechs Positionen haben sich die Testpersonen Gurte umschnallen müssen, damit sie nicht voneinander wegschwebten. Bei den übrigen Stellungen ging es darum, mit bloßer Muskelkraft bei- und ineinander zu bleiben.

Fazit der glücklichen Probanden? Sie kamen nach vollendeter Tat zum Ergebnis: Es gibt vier geeignete Positionen, in denen man es im All treiben kann. Welche, das behielten sie für sich.

Selbstbefriedigung befriedigt nicht

Wer kennt das nicht: Während man nach einem guten Fick für die nächsten Tage sexuell befriedigt ist, könnte man nach einer Nummer mit der Hand schnell danach schon wieder loslegen. Schweizer Forscher haben nun herausgefunden, warum das so ist.

Dafür zeigten sie ihren Studienteilnehmern erst einen Porno, dann forderten sie die Probanden auf, miteinander zu schlafen oder sich selbst zu befriedigen – alles natürlich unter streng kontrollierten Laborbedingungen, versteht sich. Beim anschließenden Vergleich der Hormonwerte folgte die Überraschung: Im Blut der Frauen und Männer, die miteinander Sex hatten, war der

Anstieg des für sexuelle Zufriedenheit verantwortlichen Prolaktin-Werts um 400 Prozent stärker ausgefallen als bei den Teilnehmern, die es sich selbst besorgen mussten. Nichts also gegen einen gepflegten Selfservice, doch mit Partner ist's noch viel, viel besser.

Master and Servant

Nein, es geht jetzt nicht um die 84er-Hitsingle von Depeche Mode. Vielmehr gibt es einen kleinen Einblick in die SM-Szene und die Antwort auf die Frage: Wer ist dort eigentlich was? Laut Umfrage sind rund 55 Prozent devot, 25 Prozent dominant und 20 Prozent Switcher, also je nach Partner und Stimmungslage mal der aktive Top, mal der passive Bottom.

Ich komme!

Eine Studie im Auftrag des Wissensmagazins *P. M.* befasste sich mit den Lustschreien der Männer und brachte Erstaunliches ans Licht: Während wir Deutschen beim Orgasmus gern mal »Ich komme!« rufen, stöhnt der Japaner eher »Iku« (»Ich gehe!«). In südlichen Gefilden Europas wie Spanien und Italien ruft man gen Himmel »Madre mia!« (»Mutter!«) oder »Madonna!« (»Heilige Mutter Gottes«).

Die Türken haben es beim Sex dagegen nicht so mit der Religion – und auch nicht mit der Romantik. Die Männer rufen dort oft »Bosaliyorum«, was so viel wie »Ich entleere mich« heißt und fast wie ein Klospruch klingt.

Doch das wird noch übertroffen von den Russen. Sie schreien »Kinue palci!« (»Ich werfe einen Balken«), was erneut an ein Synonym fürs Kacken erinnert.

Peep!

Für eine Mark öffnet sich das Fenster und gibt eine Minute lang den Blick auf die Stripperinnen frei – nichts bleibt im Verborgenen. Und das heißt für den Besucher: gaffen und sich dabei einen von der Palme schütteln. So lief das Ende der 70er- bis Anfang der 80er-Jahre in einer Peepshow ab.

Heute sucht man solche Wichs-Locations in Deutschland vergeblich. Die meisten sogenannten Peepshows sind mittlerweile lediglich Showveranstaltungen, die dazu dienen, den Kunden zu einem Besuch des angeschlossenen Puffs zu verführen. Oder es laufen Kameras, zum Teil auch übers Internet. Der Grund: 1982 urteilte das Bundesverwaltungsgericht in Berlin: Die Zurschaustellung nackter Körper missachtet die guten Sitten und verletzt die Würde der Frau. Ein Jahr später kam das Aus für die letzten Voyeur-Schlitze.

Wählen & poppen

Sag mir, welche Partei du wählst, und ich sage dir, wie zufrieden du mit deinem Sexleben bist. Kein Witz! Das geht! Eine Studie hat bewiesen: Sehr zufrieden mit ihrem Liebesleben sind die Wähler von CDU/CSU, gefolgt von Anhängern der FDP, Linken und Grünen. Auf dem letzten Platz: die SPD-Wähler.

Fragt sich nur, wie man das herausgefunden hat. Etwa bei Stichproben im Wahllokal? »Entschuldigung, zwei Fragen haben wir! Was haben Sie gewählt? Und: Wie klappt's im Bett«? Verrückte Studie!

Dick und dick paart sich gern

Laut einer britischen Studie neigen wir dazu, uns einen Partner zu suchen, dessen Körperfettanteil unserem eigenen entspricht. Motto: Dick und dünn paart sich nicht gern! Unklar ist den Forschern aber noch, ob der Fettanteil wirklich das entscheidende

Wahlkriterium ist. Denkbar wäre auch, dass schlanke ebenso wie dicke Menschen einfach nur öfter auf ihresgleichen treffen, da sie unterschiedlichen Freizeitaktivitäten nachgehen.

Reine Männersache

Britische Forscher wollen herausgefunden haben: Die Natur hat die Fähigkeit zum Orgasmus eigentlich nur den Herren der Schöpfung zugedacht. Der Grund dafür liegt ihrer Meinung nach auf der Hand: Der Mann soll möglichst viel Spaß am Sex haben, um einen Samen oft zu verteilen. Der weibliche Höhepunkt habe im Gegensatz dazu keinen Nutzen, und so sei es auch völlig schnuppe und in Ordnung, dass die Frau nur selten zum Gipfel der Lust gelangt.

Nach dem Orgasmus

Nach dem sexuellen Höhepunkt kehren die Geschlechtsorgane und der ganze Körper in den Ruhezustand zurück – was vor allem bei der Frau mehrere Minuten dauern kann. Anders als bei ihr gibt es bei ihm einen Zeitraum, in dem die Nerven in den Geschlechtsorganen für keine neue Stimulierung empfänglich sind. Nach dem Abspritzen muss er sich erst einmal erholen, ehe er wieder loslegt. Diese sogenannte Refraktärzeit ist in jungen Jahren kurz, verlängert sich aber mit zunehmendem Alter.

Kontakte per Klick

Jeder vierte Mann und jede sechste Frau nutzen das Internet gelegentlich für die Suche nach einem Sexpartner. Oft mit Erfolg: Jeder Dritte hat schon Kontakte knüpfen können.

Kontaktanzeigen mit Porträtfoto werden allerdings weitaus öfter angesehen und erhalten bis zu zehnmal mehr Resonanz als Anzeigen ohne Bild oder mit reinen Schwanz- bzw. Tittenfotos. Doch Vorsicht mit der digitalen Fotobearbeitung! Bitte nur für leichte Belichtungskorrekturen nutzen. Natürlich ist es verführerisch, ein paar Kilos wegzumogeln oder den Lümmelmann zur längsten Praline der Welt werden zu lassen. Aber zu bedenken ist: Irgendwann trifft man sich vielleicht – und dann wird's peinlich. Sehr peinlich!

Frühe Ejakulation

Da die Prostata mancher Jungs beim Herumspielen am Pimmelchen bereits vor der Pubertät ein Sekret bildet, können diese Knirpse schon mehrere Jahre vor der Geschlechtsreife einen Orgasmus mit leichtem Abspritzen haben. Ärzte nennen das, was herauskommt, ebenfalls Ejakulation – allerdings befinden sich in dieser Körperflüssigkeit noch keine Spermien.

Flotter Dreier

75 Prozent der deutschen Männer wünschen sich Dreier, Vierer ... Je mehr, desto besser! Doch das Sandwich-Vergnügen haben in der Realität die wenigsten von ihnen. Nur jeder zehnte Mann hatte schon einmal mehr als einen Sexpartner gleichzeitig im Bett.

Die Frauen sind da überraschenderweise erfolgreicher. Zwar träumen weniger Mädels vom Rudelbumsen als Kerle, doch sie tun es öfter: Knapp jede siebte hat es schon mal ausprobiert.

Die größte Gruppensex-Orgie

1974 fand die größte bekannte Gruppensex-Orgie der Neuzeit statt. Auf einem Rockkonzert bei Los Angeles hatten 262 Paare gleichzeitig Sex. Außerdem kamen 68 Dreier und 29 Vierer zustande. Doch, wie soll's anders sein: Die Polizei bereitete dem lustvollen Treiben nach drei Stunden ein Ende – in diesem Fall ohne die Aufforderung: »Einmal blasen, bitte!«

Skandal! Skandal!

Als teuerster Pornofilm aller Zeiten gilt *Caligula*, der 1980 bereits 17 Millionen Dollar kostete. Der heftig diskutierte Streifen basiert auf einem Roman von Gore Vidal und wurde vom Erotik-Heft *Penthouse* finanziert. Prominente Darsteller: Oscar-Gewinnerin Helen Mirren und Peter O'Toole.

Verschwiegen

Fast jede zweite Frau verschweigt ihrem Partner ihre erotischen Tagträume. Dabei sind die werten Damen laut einer kalifonischen Studie sage und schreibe die Hälfte ihrer Zeit in derartige Gedanken versunken.

Absoluter Spitzenreiter der Abschweif-Gelegenheiten: das Zähneputzen! Wenn ihr eure Freundin also das nächste Mal die Beißerchen schrubben seht, wisst ihr, dass sie dabei höchstwahrscheinlich total schmutzige Gedanken hat.

Typisch Frau!

Bierbauch? Sexy! Schwarze, dicke Haare, die aus der Brustwarze wachsen? Männlich!

Kein Scherz: Fast 90 Prozent der deutschen Frauen sind mit dem Body ihres Lovers zufrieden. Doch genauso viele Mädels mögen ihren eigenen Körper nicht.

Die Folge: Lustlosigkeit im Bett. Denn wer sich ablehnt, kann auch den Partner nicht an sich ranlassen! Negative Gedanken wie »Ich habe Orangenhaut« oder »Mein Busen ist zu klein« führen nämlich zwangsläufig zur Verspannung – und so zu Frust statt Lust.

Je öfter, desto besser

85 Prozent der Männer, die täglich Sex haben, sind zufrieden mit der Intensität ihres Orgasmus. Bei denen, die nur einmal im Monat zum Zug kommen, sind es nur noch 50 Prozent.

Eine Frage des Alters

Mädchen aus stabilen familiären und sozialen Verhältnissen werden laut Studie später geschlechtsreif.

Uuups, schon gekommen!

Über 30 Prozent der Männer kommen beim Sex zu früh. Im Gegensatz zu Erektionsstörungen ist das Problem aber nicht abhängig vom Alter: 30 Prozent der jüngeren und 31 Prozent der älteren Männer kennen dieses Problem.

Himmlischer Einsatz

Liebe Frauen, klar, es heißt zwar Oralsex, aber ein bisschen zusätzliche Handarbeit kommt trotzdem gut. Ja, wenn ihr beispielsweise gleichzeitig die empfindlichen Eier in den Händen schaukelt, während ihr den Ständer mit eurem Mund verwöhnt, wird Schatzi euch sicher »Heilige Maria« nennen und die Engel singen hören.

Fuck

Im Jahre 1967 wurde in *I'll Never Forget What's 'is Name* mit Marianne Faithfull erstmals das Wort »Fuck« in einem Film verwendet.

Wenn Opi Taschenbillard spielt

Sexualwissenschaftler stellten in Befragungen fest, dass auch Menschen über 65 Jahre noch gern selbst Hand anlegen, um einen Orgasmus zu bekommen. Etwa die Hälfte aller Männer sowie ein knappes Viertel aller Frauen gaben an, sich regelmäßig selbst zu befriedigen. Ein bisschen Spaß muss sein – auch im Alter!

Ungarische Bettgymnastik

Wer beim Sex experimentierfreudig ist, sollte nach Ungarn fahren – etwa acht Stellungen bevorzugt das ungarische Durchschnittspaar, und das ist Rekord! Wir Deutschen sind da nicht so einfallsreich, mit etwa drei Positionen liegen wir im weltweiten Durchschnitt. Schlusslicht sind mit nur knapp zwei Stellungen die US-Amerikaner und die Australier.

DDR-Prostitution

In der DDR bediente sich das Ministerium für Staatssicherheit der käuflichen Liebe. Sie wurde nicht nur geduldet, sondern sogar durch Schulungen explizit gefördert. »Frauenspezifische Verwendung« nannte man den Einsatz von weiblichen und männlichen Prostituierten. Ziel: Dissidenten mit Informationen über ihre sexuellen Vorlieben erpressbar machen.

Dicke Eier auf hoher See

Die umgangssprachliche Bezeichnung Seemannsbraut für eine Travel-Pussy geht auf den Mythos zurück, dass insbesondere Seeleute mit einer langen Trennungszeit von ihren Frauen solche Hilfen beim Wichsen benutzen.

Steak oder Hintern?

Nicht nur ein appetitliches Essen, auch ein geiler Hintern kann laut Umfrage unsere Speichelproduktion anregen. Doch die Geschlechter reagieren auch hier mal wieder verschieden: Frauen und Männer läuft beim Anblick ganz unterschiedlicher Dinge das Wasser im Mund zusammen. Auf Platz 1 bei den Kerlen: ein saftiges Steak. Rang 1 bei den Frauen hingegen: der Anblick eines durchtrainierten Männerkörpers, gefolgt von einem knackigen Hintern. Männer – das Fitnessstudio lohnt sich also wirklich!

Müffel müffel

Erstes Date? Da steht sie stundenlang vor dem Spiegel und überlegt, was sie anziehen soll! Und er? Jeder vierte Mann bereitet sich so darauf vor: einmal kurz an den Klamotten riechen und checken, dass sie noch nicht stinken, fertig!

Übrigens: Die meisten ziehen laut Umfrage ein natürliches Äußeres einer herausgeputzten Kleiderwahl vor.

Urin auf Rezept

Unvorstellbar: Man ist krank und bekommt vom lieben Onkel Doc den Urin einer Schwangeren verschrieben. Doch was eklig und weit hergeholt klingt, war einst Wirklichkeit: Aus dem Urin schwangerer Frauen stellte man in den 30er-Jahren ein Hormonpräparat her, das vor allem in der Sowjetunion als Wundermittel galt. Ob Geisteskrankheiten, Krebs oder Liebeskummer – alles wurde mit der Arznei namens Gravidan behandelt. Als die Entwickler in den 40er-Jahren starben, geriet das Medikament allerdings in Vergessenheit.

Auf was soll man sich denn da konzentrieren?

Der letzte Schrei in London: »Naked Boys Reading«– eine skurrile Veranstaltungsreihe von und für Schwule – mit, wie es der Name schon vermuten lässt, Nacktlesungen.

Aktive und passive Teilnehmer wissen: An diesen Abenden tragen homosexuelle Schlampen, geile Bären und exhibitionistisch veranlagte Schnitten erotische Geschichten und andere geistige Ergüsse vor.

Schade, dass es so was nicht für Heteros gibt? Keine Sorge, erste Versuche finden bereits statt. Nur zieren sich die frivolen Heten-Poeten noch etwas, ganz auf Adam und Eva zu machen.

Frei und verschuldet

Single-Männer haben's nicht leicht. Okay – sie können durch die Gegend poppen, ohne zu Hause ein schlechtes Gewissen haben zu müssen. Doch das geht ins Geld, denn die geneigte Dame wartet nicht an der nächsten Ecke darauf, endlich die Beine breitmachen zu dürfen. Nein, bevor die Säfte fließen, muss der rallige Eroberer im Café oder in der Kneipe erst die Beute klar und dann ganz auf Gentleman machen. Schön brav Komplimente verteilen und am Ende die Rechnung bezahlen.

Das geht auf Dauer natürlich ins Geld. Und wenn dann noch die Rechnungen für sämtliche Single-Börsen im Internet dazukommen, ist irgendwann nichts mehr drin im Sparschwein. Kein Wunder also, dass das Statistische Bundesamt herausgefunden hat, dass männliche Singles besonders oft verschuldet sind. Und nicht nur das: Junggesellen haben auch ein erhöhtes Risiko, süchtig oder arbeitslos zu werden.

Einen über den Durst trinken

Sie kriegte den Hals nicht voll genug: 1991 ging eine gewisse Michelle Monahan aus Los Angeles auf Spendengang – und sammelte Sperma. »Mehr! Mehr! Mehr!«, forderte sie. Erst als ein Liter zusammengetragen war, gab sich Fräulein Nimmersatt zufrieden – und schluckte das Zeug. Was ihr das brachte? Einen Sex-Rekord – und die Aufnahme in die Notaufnahme, da ihr der Magen ausgepumpt werden musste.

Wilder König

Zwischen 1770 und 1784 war ein gewisser Fatafehi Paulah der König von Tonga. Und was machte der Gute? Er behielt sich das Recht vor, jede Frau in seinem Königreich persönlich zu entjungfern. Jeden Tag soll der adlige Sexhengst bis zu zehn Frauen geknackt haben, in seiner Regierungszeit schaffte er 37 800 Entjungferungen.

Styling oder Sex?

Ein Bekleidungskonzern stellte 1000 Frauen die Frage: »Wie lange würden Sie auf Sex verzichten, wenn Sie dafür einen Schrank voll mit neuen Klamotten bekämen?« Das Ergebnis überrascht nicht: Die Mehrheit entschied sich für eine lange, lange Zeit: für 15 Monate.

Freundin mitgebracht

Frage an die Männer: Wie wäre es, wenn Schatzi »ein bisschen bi« wäre und mal eine Freundin mit nach Hause bringen würde? Für alle, die jetzt sagen »geil!«, hier eine gute Nachricht: Laut Studien sind mehr als zehn Prozent der Bevölkerung bisexuell veranlagt, darunter mehr Frauen als Männer. Zudem gibt es Experten zufolge viele Mädels, die sich nicht gleich als bisexuell bezeichnen, nur weil sie's hin und wieder mit ihrer besten Freundin treiben. Die Chance auf einen flotten Dreier ist also gar nicht mal so gering.

Paradiesisch gut gefickt

Noch vor zehn Jahren gab es in Israel keine richtige Pornofilm-Industrie. Doch mittlerweile boomt die Branche. Absoluter Hit: Streifen, die ultraorthodox gekleidete Juden mit Steifem zeigen! Aber auch Bibel-Pornos mit der Thematik »Sodom und Gomorrha« finden reißenden Absatz. Kein Wunder: Wenn Adam und Eva es wie vom Teufel besessen treiben und Eva »Fick mich, Adam!« schreit, fühlt sich so mancher Mann wie im Paradies!

Schlangen-Sex

Der längste je gemessene Sex bei Schlangen beträgt 22 Stunden und 57 Minuten – aufgestellt von Klapperschlangen. Und die sind damit Rekordhalter unter den Landwirbeltieren.

Gaylüste

Schwulenfeindlich? Nee, nee, das geht gar nicht. Und für alle, die's dennoch sind, hier eine interessante Studie: Schwulenfeindliche Typen werden einem Fachblatt für Psychologen zufolge beim Anschauen von Sexszenen zwischen zwei Gays geiler als Männer, die der Homosexualität tolerant gegenüberstehen.

Sexy Sprache

Bayerisch ist laut einer bundesweiten Umfrage der erotischste Dialekt Deutschlands. Auf dem zweiten Platz folgt Berlinerisch, gefolgt von Rheinisch auf Rang drei und Schwäbisch auf Platz vier. Nur rund jeder Zehnte kann sich für Hessisch, Fränkisch, Friesisch, Sächsisch und Badisch begeistern.

Ganz abgeschlagen auf dem letzten Platz: Pfälzisch. Ob's an der langen Helmut-Kohl-Zeit lag, wurde nicht gefragt.

Augen auf?

Neun von zehn Frauen schließen beim Küssen die Augen – weil sie mit dem Herzen schauen wollen. Die Hälfte der Männer möchte dagegen sehen, mit wem sie Speichel austauschen – und Gesichtsmuskeln trainieren: 38 dieser Muckis werden beim Knutschen beansprucht, und das verbrennt pro Minute rund 20 Kalorien.

Verräterischer Ring

»Ohoohoo, du hübsches Ding, ich versteck meinen Ehering. Klingelingeling, wir könnten's bring'n ...« Wer kennt ihn nicht, den Songtext zu dem Lied »Ding« von Seeed? Und tatsächlich: Nur 60 Prozent aller verheirateten Männer tragen einen Ehering. Es könnte ihnen ja ein Flirt oder kleiner Seitensprung durch die Lappen gehen ...

Sex dank Sonne

Wer am FKK-Strand verstohlen seinen Blick schweifen lässt, entdeckt nicht selten Kerle, die sich in der Sonne offensichtlich so wohl fühlen, dass sich etwas bei ihnen regt, was sich in der Öffentlichkeit nicht regen sollte. Doch es sei ihnen verziehen! Denn laut einer Studie der Universität Graz bringt die Sonne IHN automatisch auf Hochtouren. Der Grund: Mit ihren Strahlen fördert sie im Körper die Vitamin-D-Produktion, und das ist gut für den Testosteronspiegel und die Libido.

Tipp für alle Schattenliebhaber: Auch ein Omelett am Morgen sorgt dank des hohen Vitamin-D-Gehalts für mehr Stehvermögen am Abend.

Ungleiche Verteilung

Eine besondere Form von Gruppensex ist der Gangbang, bei dem es einen großen Männerüberschuss gibt und bei dem die vielen Kerle abwechselnd die wenigen anwesenden Frauen rammeln.

Dagegen sind bei einem Reverse Gangbang die Frauen in der großen Überzahl.

Doch Männer, hier ist das Leben ungerecht und YouPorn ein Trugschluss: Bis ihr ein paar Mädels zusammen habt, die Bock auf einen Reverse Gangbang haben, verschreibt euch der Arzt längst Viagra!

Voll für'n Arsch, die Info!

Die schwarzafrikanischen Stämme der Hottentotten halten den Rekord der größten Hintern. Angeblich sind dort Größen von bis zu einem Meter gemessen worden. Berühmtes Beispiel: Sarah Baartman (ca. 1789–1815). Die als Hottentot-Venus bekannte Südafrikanerin hatte einen Breitarsch, den böse Zungen heute als Hubschrauberlandeplatz bezeichnen würden. Dabei sind Fettärsche ein gern »genommener« Fetisch.

Und nicht nur das: Ausladende Hintern sind auch noch gesund! Laut Universität Oxford lagern sich darin schädliche Fettsäuren ab, und das verhindert deren Einlagerung in lebenswichtigen Organen wie dem Herzen oder der Leber. Allerdings gelte dies nur, wenn der Po dick, der Bauch aber schlank ist.

Brustwarze gesucht

Ja, wo ist denn der Nippel? Bei einigen Menschen ragt die Brustwarze nicht nach außen, sondern ist nach innen gestülpt. Solche Schlupfwarzen sind zwar nicht gefährlich oder ungesund, doch viele Betroffene leiden wegen des Aussehens darunter.

Was tun? Speziell für diesen Zweck wurden kleine Pumpen entwickelt, die durch einen Unterdruck ein Aufrichten der Nippel erleichtern. Oder aber man legt sich unters Messer.

Sex-Gesetze

Juristerei ist eine trockene Angelegenheit? Nein, man muss sich nur mit den richtigen Paragraphen auseinandersetzen, zum Beispiel den verrücktesten Gesetzen zum Thema Sex. Beispiele gefällig? Okay: Schon mal in Riverside, USA, Urlaub gemacht? In jedem Fall gilt: Achtung! Denn dort muss man sich vor dem Küssen des Partners die Lippen mit Rosenwasser abwischen.

Gefährlich ist's hingegen in Uruguay: Ein Ehemann, der seine Perle beim Sex mit einem Liebhaber erwischt, darf sich zwischen zwei Möglichkeiten der Bestrafung entscheiden – beide sind rechtens: Entweder tötet er seine untreue Frau und ihren Lover, oder er kastriert ihn und schneidet ihr die Nase ab.

Auch kurios: In Arizona/USA sind mehr als zwei Dildos pro Haushalt verboten.

Muschi weltweit

Wer sagt schon »Scheide« oder gar »Vulva«? »Muschi« geht einem viel leichter von den Lippen. Und auch in anderen Sprachen wird der Kosename für Katzen gleichzeitig für das weibliche Geschlechtsorgan verwendet: im Englischen »pussy«, im Französischen »la chatte«.

Nicht der einzige Tiername, der für das weibliche Geschlechtsteil Verwendung findet. So kennt man beispielsweise auch das englische Wort »beaver« und das deutsche »Bär« sowie »Schnecke«.

Ist der lang, Mann!

Der Rekord für den längsten steifen Penis wird seit den 70er-Jahren dem Pornostar Long Don John zugeschrieben: 48,3 Zentimeter. Hammer, aber alles andere als beneidenswert. Denn der Mann leidet, wie er selbst sagt, unter seiner Anaconda. Bei keiner Frau könne er Befriedigung finden, weil sein Super-Schniedel zu lang und nicht ganz einsatzfähig sei – außer als Wäscheleine oder Lasso.

Mitleid? Nix da! Nach Angaben des Fotografen Jay Myrdal ist der Mörder-Pimmel nämlich nichts anderes als das Ergebnis einer Bildbearbeitung. In Wirklichkeit sei das gute Stück »nur« 25 Zentimeter lang.

»Fick mich!«

Übung macht den Meister, auch beim Dirty Talk. Also immer mit der Ruhe. Einfach mal ein bisschen probieren, was beim Sex beide scharf macht.

Und daran denken: Nicht jedem geht ein »Los, fick mich, und spritz mich voll mit deiner geilen Sahne« so leicht von den Lippen wie geübten Pornodarstellerinnen. Auch die haben sicher mal mit »Zwick mich, du Schuft« klein angefangen.

Nackt im Garten

Wenn es im Sommer sonnig und heiß wird, haben es die deutschen Richter oft mit kuriosen, aber typischen Sex-Fällen zu tun. Nacktes Sonnenbaden ist zum Beispiel ein Dauerthema. So legte sich eine Mieterin unbekleidet zum Sonnen in ihren gemieteten Garten. Ihr Vermieter fand das skandalös und kündigte ihr. Die Frau klagte – und erhielt Recht: Das Amtsgericht Merzig urteilte, dass das Verhalten der Mieterin den Hausfrieden nicht störe.

Heiße Anekdote

Der amerikanische Präsident Calvin Coolidge (1872–1933) besuchte einst mit seiner Frau einen Bauernhof. Als die hörte, dass der Hahn es dort zehnmal täglich mit der Henne trieb, sagte sie: »Sagen Sie das mal meinem Mann.«

Coolidge fragte nach: »Das ist doch sicher nicht immer dieselbe Henne?«

Antwort: »Nein.«

»Na, dann sagen Sie das mal meiner Frau.«

Was wie ein alberner Sexwitz klingt, ist wirklich passiert! Wenn Tier-Männchen die Lust am Sex verlieren, weil ihnen immer dasselbe Weibchen zur Verfügung steht, heißt das deshalb heute Coolidge-Effekt.

»Ich zieh ihn vorher raus!«

Weltweit ist der Coitus interruptus noch immer die beliebteste Verhütungsmethode. Vor allem bei den Männern, die glauben, ihren besten Freund kontrollieren zu können. Doch die kommen in etwa so oft vor wie Frauen, die sich im Schuhgeschäft im Griff haben. Und so kotzt der kleine Willy vor lauter Ficki-Ficki am Ende doch immer ins Honigdöschen. Dementsprechend ist der Coitus interruptus die unsicherste Verhütungsmethode überhaupt – selbst ohne Ejakulation. Denn bereits der Lusttropfen enthält Samen.

Nach dem Klarmachen also einfach kurz in der Tanke Gummis kaufen! Dann muss Willy auch nicht aufhören, wenn's am schönsten ist.

Frivoler Bandname

Die Band Scissor Sisters hat sich nach einer Sexpraktik benannt: der Tribadie. Dabei reiben Frauen ihre Muschis aneinander – auf Englisch »scissoring«.

Übrigens: Die Praktik kann individuell durch Dildos, Vibratoren und andere Gegenstände variiert werden.

Paradox

67 Prozent aller deutschen Frauen sind sich sicher: Geschlechtsverkehr macht eine Beziehung stärker. Trotzdem antworten sie auf Schatzis Frage »Lust auf Sex?« oft mit »Nö«. Und da wundert man sich noch, dass der Haussegen so oft schief hängt …

Strikt verboten

Im 18. Jahrhunderts verabschiedete das englische Parlament ein Gesetz, das es Frauen bei Strafe verbot, sich mit Hilfe von Perücken, Parfüm oder Pumps einen Mann zu angeln. Gegen den naturgegebenen Charme der Ladys waren die Politiker aber machtlos. Wen wundert's?

Nicht immer auf die Kleinen!

Paare, die erfolglos versuchen, Eltern zu werden, schieben die Schuld nicht selten auf seinen (zu) kleinen Penis. Was natürlich Unsinn ist! Männer mit einem Zehn-Zentimeter-Zwerg haben ebenso gute Chancen auf eine erfolgreiche Befruchtung wie ganze Kerle mit einem ausladenden Prachtprügel.

Leuchtendes Beispiel

Spermaflecken auf der Jeans? Die hatte fast jeder schon mal. Doch Vorsicht in der Disco! Da kann's schnell peinlich werden. Denn unter Ultraviolettstrahlung leuchtet Samenflüssigkeit auffällig bläulich.

Arschfick hinter Gittern

Im Knast muss sich keiner nach der heruntergefallenen Seife bücken – die Kerle ficken auch so jedes kriminelle Arschloch, das nicht gerade Freigang hat. Das denken wir doch alle. Stimmt aber nicht. Eine Umfrage der australischen University of New South Wales hat das weit verbreitete Vorurteil widerlegt: Von 2400 Gefangenen aus 42 Haftanstalten hatten gerade einmal sieben Prozent der Männer schwulen Sex – und der war fast immer einvernehmlich.

Anders die weiblichen Häftlinge: Jede Dritte erkundete schon einmal die Liebesgrotte einer Mitgefangenen.

Busenfreundinnen

Nur 3 Prozent aller Frauen erklären ihrer besten Freundin, wie sie sich selbst befriedigen. Die anderen 97 Prozent zeigen es ihr wohl!? Macht auch mehr Spaß, und man muss ja nicht immer reden …

»Blas mir einen, Baby!«

So manch ein Mann würde seinen linken Arm für einen guten Blowjob hergeben – über 90 Prozent stehen darauf oder träumen davon, von ihrer Partnerin mit Oralsex verwöhnt zu werden, und katapultieren Fellatio auf Platz 1 der sexuellen Männer-Vorlieben.

Onan lässt grüßen

Der Namensgeber der Onanie war der biblische Onan. Zu Unrecht. Er wichste nicht, sondern vollzog einen Coitus interruptus, spritzte auf den Boden und weigerte sich damit, die Ehefrau seines toten Bruders zu schwängern. Und für Letzteres wurde er von Gott bestraft. Weder fürs Sich-selbst-Machen noch fürs Vollspermen des Bodens!

Vorsicht, K.-o.-Tropfen!?

Immer wieder liest man in den Medien davon, dass Frauen mit K.-o.-Tropfen außer Gefecht gesetzt und dann vergewaltigt wurden. Doch laut *Journal of Criminology* sind K.-o.-Tropfen-Vergewaltigungen eine Legende. Einer Studie zufolge habe die Polizei keine Hinweise, dass K.-o.-Tropfen regelmäßig bei Vergewaltigungen eingesetzt werden. In den meisten Fällen sei die Ursache stattdessen heftiger Alkoholkonsum.

Dazu passend: 2008 wurde in einer australischen Studie festgestellt, dass keiner der Patienten, die in einem Zeitraum von 19 Monaten in einem Krankenhaus in Perth wegen angeblichen Konsums von K.-o.-Tropfen behandelt worden waren, tatsächlich mit diesen in Kontakt gewesen war.

Hochgeschlafen

Jede vierte Frau hatte schon mal eine Affäre mit ihrem Chef – aber nur jede 20. mit einem Untergebenen. Da drängt sich geradezu die Frage auf: karrieregeil?

Definitionssache

Brust und Busen sind nicht dasselbe. Als Busen bezeichnet man die Vertiefung zwischen den Brüsten.

Diagnose: Dauerständer

Ein krankhafter Dauerständer hält länger als zwei Stunden an. Dabei ist der Penis steif, die Eichel jedoch schlaff. Was erstens nicht schön aussieht und zweitens schmerzhaft und mit keinerlei Lustgefühl verbunden ist. Das Schlimmste aber: Wenn die Michbändigt-keiner-mehr-Latte nicht rechtzeitig behandelt wird, gibt sie erst nach zwei bis drei Wochen nach – meist sind die Schwellkörper des Penis dann allerdings schon fibrös geworden. Und dann wird der kleine Strohhalm nie wieder zum Strahlemann.

Man merke sich daher: Ein sogenannte Priapismus sollte so schnell wie möglich behandelt werden – am besten in einer urologischen Notfallambulanz. Denn wenn der Onkel Doc innerhalb von höchstens zwölf, besser: fünf Stunden Hand anlegt, kann in bis zu 90 Prozent der Fälle eine dauerhafte Erektionsstörung verhindert werden.

Schön breit

Der Schwanz ist zu klein? Pupsegal! Denn nicht die Länge des Willys ist entscheidend, sondern die Härte. Aber auch die Dicke spielt eine Rolle. Nur wenn die Latte schön breit ist, wird die Partnerin ordentlich stimuliert.

Zur Info: Der deutsche Durchschnitts-Ständer misst in der Breite 3,95 cm. Also gleich mal anwichsen und nachmessen!

Reife Früchtchen

MILF steht für *Mid in Life Female* oder *Mothers I like to fuck*. Das heißt: Reife Frauen, die Männer verwöhnen und die versautesten Spiele in den Sex mitbringen, sind gefragt. Bekannt wurde die Abkürzung durch den Film *American Pie,* in dem die Protagonistin »Stifler's Mum« so genannt wurde.

600 Meter Spermien

Zusammen bilden die Spermien in den Hodenkanälen des Mannes eine Kette, die 300 Meter lang ist – pro Hoden. Will sagen: Jeder Kerl darf auf einen etwa 600 Meter langen Spermienfluss stolz sein.

Schamhaar-Formen

Bei Frauen erinnert die Form der Schamhaare oberhalb des Geschlechts an ein auf der Spitze stehendes Dreieck. Bei Männern wachsen die Schamhaare in Form eines Trapezes oder in gerader Linie bis zum Bauchnabel hinauf.

Lass laufen!

Der Begriff »Watersports« ist ein Synonym für Natursekt, also für Urophilie, die sexuelle Vorliebe für Urin. Wer Watersports betreibt, empfindet Urin, dessen Geruch oder das Pinkeln an sich als erotisch und sexuell erregend.

Versaute Witze

Eine weltweite Witze-Studie hat herausgefunden: Wir Deutschen lachen oft und gern – am liebsten über Sexwitze! Doch welcher ist der beste? Das ist – wie alles – Geschmackssache. Die Platz-1-App *Versaute Witze* ließ die Käufer jedoch abstimmen – mit dem Ergebnis, dass folgender Witz mit Abstand der beliebteste war: Was macht ein schwuler Frosch im Rumtopf? Er schmeißt die Pflaumen raus!

Spritzen will gelernt sein

Wer Meister im Weitspritzen werden will, muss seine Beckenbodenmuskulatur mehrmals täglich einige Minuten lang trainieren. Dazu sollte man versuchen, den Penis nach innen zu ziehen und eine Spannung aufzubauen, als ob Harndrang unterdrückt werden müsste. Wer fleißig übt, hält beim Sex länger durch und hat mehr Druck beim Abschuss.

Lust auf Porno?

Frauen mögen keine Pornos? Unsinn! In den 90er-Jahren hatte die Porno-Industrie auf ihren Messen einen Besucheranteil von nur 8 Prozent Frauen. Heute sind es etwa 45 Prozent. Und schätzungsweise jeder vierte User einer Internet-Porno-Seite ist eine Frau.

Doch eines, was ebenfalls oft behauptet wird, stimmt in puncto Porno wirklich: Die meisten Frauen wollen, dass im Pornofilm eine Geschichte erzählt wird. Auch wenn sie noch so blöd ist, die Story.

Klingelingeling, Klingelingeling, hier kommt der Eiermann!

Schon mal was von Cock and Ball Torture gehört? Darunter versteht man die Penis- und Hodenfolter, auch CBT abgekürzt. Was bei der freiwilligen SM-Nummer, die keine Folter im ethischen Sinn ist, passiert? Freunde des gepflegten Lustschmerzes wissen: Alles ist möglich! Zwicken, kratzen, Kerzenwachs, Brennnessel, Eiswürfel, durchblutungsfördernde Cremes, der Saft von Chilis oder Ingwer und und und …

Beliebt beim Hoden: Quetschen, Schlagen mit der Hand, leichtes Treten, das Befestigen von Klammern, Nadeln und Gewichten.

90-60-90 …

… gilt bei Frauen als Idealmaß. Doch ist das wirklich das Nonplusultra? Jetzt haben sich sogar Forscher damit beschäftigt und fanden heraus, dass aus der Sicht paarungswilliger Männer Folgendes wichtig ist: das Verhältnis zwischen Taille und Hüfte (waist-to-hip ratio, kurz: WHR) – im westlichen Kulturkreis liegt es idealerweise bei 0,7.

Will heißen: Die Taille ist bloß 0,7-mal so breit wie die Hüfte. Beispiel: 60 Zentimeter Taillenumfang geteilt durch 90 Zentimeter Hüftumfang macht ca. 0,7. Die Maße 90-60-90 gehen also voll in Ordnung! Und bei den Männern? Hier liegt der Idealwert bei 0,9.

Gruppensex mal anders

Bock auf Bücher über flotte Dreier und andere Gruppensex-Praktiken? Das geht in Ordnung! Man kann sich damit sogar in der Öffentlichkeit zeigen. Denn es gibt so einige Werke der Weltliteratur, die den Gangbang zum Thema haben. Tipps: Arthur Schnitzlers *Traumnovelle* (1925) und Kurt Tucholsky *Schloss Gripsholm* (1931). Ein spritziges Vergnügen mit Anspruch!

Sex-Albtraum

Der Horror jedes Mannes wird oft Realität: Im fortgeschrittenen Alter wird der beste Freund zum Schlappschwanz. Jeder fünfte Mann über 40 Jahre kann ein trauriges Lied davon singen. Dabei kann dem ganz einfach und dazu noch lustvoll entgegengewirkt werden: mit viel Sex! Denn: Nur reife Männer, die es weniger als einmal pro Woche machen, haben ein erhöhtes Risiko für Durchhänger. Bei ihren Altersgenossen hingegen, die mindestens einmal wöchentlich einen wegstecken, reduziert sich laut einer finnischen Studie das Risiko um die Hälfte. Um es auf den Punkt zu bringen: Pimpern beugt Pimmelproblemen vor!

Kleine Früchte, große Wirkung

Wer sein blaues Wunder erleben will, sollte zum Obst- und Gemüsehändler gehen und zu Blaubeeren greifen. Denn die machen den Penis hart und verhelfen ihr zum Orgasmus. Wieso? Die frechen Früchte sorgen für eine gute Durchblutung, indem sie die Gefäße erweitern. Der Effekt: Sein Johannes steht wie eine Eins, ihre Schwellkörper sind bestens durchblutet und schenken ihr die Chance auf den Orgasmus ihres Lebens.

Und jetzt wissen wir auch, wieso der Blaubeerkuchen beim Konditor immer ausverkauft ist.

Bock auf Spanisch?

»Französisch« steht fürs Blasen – klare Sache. Aber »Russisch« – was ist das? Ganz einfach: erotische Ölmassagen, das Rasieren des Intimbereichs oder eine Schwanzstimulation durch zusammengepresste Schenkel.

Weitere Alternativen? »Arabisch« kann wie »Griechisch« fürs Arschficken stehen, ist aber zudem eine Technik, die auch unter »Persisch« bekannt ist: Hierbei taucht der Partner vor dem Eindringen seinen Penis in warmes Öl, um die Vagina der Frau besser zu durchbluten. »Englisch« steht für Zucht: Es kommen also Riemen, Stiefel und Gerte zum Einsatz. »Italienisch« mögen es die Fans von Achselhöhlen, in denen sie begeistert ihr bestes Stück reiben. »Schwedisch« ist eine etwas brutale Technik der Partnerin, bei der mit Daumen und Zeigefinger die Vorhaut stramm und tief am Schaft hinuntergezogen wird. Und »Spanisch« wiederum mögen alle Männer, die ihren Schniedel gern zwischen die Brüste der Frau packen.

Seltsames Mitbringsel

Als Ägypten im 13. Jahrhundert vor Christus Libyen überfiel, kam es zu einer Massen- Penektomie. Was das ist? Was ganz Fieses: schnipp, schnapp – ab mit dem Schwanz! Und so nahmen die Sieger 13 000 Penisse ihrer Feinde mit. Ob sich ihre Frauen über diese Souvenirs gefreut haben? Und vor allem: Was in aller Welt haben sie damit gemacht?

Früh übt sich der Sklave!

Jeder fünfte SMler hatte seine ersten Fantasien in dieser Richtung vor der Pubertät, also bis zum 14. Lebensjahr. Jeder dritte entdeckte die Neigung im Alter von 14 bis 21, und damit kannte über die Hälfte der SMler zumindest einen Teil ihrer Neigungen schon im Alter von maximal 21 Jahren. Träume von der strengen Lehrerin, dem knallharten Ausbilder oder den rauen Sitten beim Bund sind also keine Seltenheit …

Länger geht's nicht

Das längste handelsübliche Kondom misst 21,5 Zentimeter (»Durex King Size«). Und es ist auch ein Verkaufserfolg. Zu Hause allerdings folgt dann oft die Ernüchterung: viiiiel zu groß! US-Wissenschaftler haben herausgefunden, dass fast jeder zweite Mann zu lange und zu breite Gummis kauft.

Das Problem: Die Herren der Schöpfung ziehen sich zu viele Pornos rein, in denen XL-Schwänze die Hauptrolle spielen, und schätzen ihren eigenen Strahlemann dann ebenso groß ein. Also: besser tiefstapeln als abrutschen!

Geschicktes Zungenspiel

Die »italienische Methode«: So nennt man es, wenn die Frau das Kondom mit dem Mund aufzieht. Sehr sexy.

Sweet, sweet kisses

Klar, frisch soll ein Kuss schmecken! Aber auf die Frage, welcher Geschmack im Mund des Knutschpartners besonders angenehm ist, antworteten Frauen und Männer in einer Umfrage durchaus unterschiedlich. Männer bevorzugen einen Eis- oder Schokoladegeschmack, Frauen indes stehen auf das Aroma von Fruchtbonbons und Kaugummis.

Mieser Trip

Der Tripper heißt eigentlich Gonorrhöe und ist die häufigste meldepflichtige Geschlechtskrankheit in Deutschland. Kein Wunder, dass viele Schauermärchen darüber erzählt werden. Doch damit das ein für alle Mal klar ist: Die Übertragung erfolgt fast ausschließlich über Sex. Sich in Schwimmbädern oder auf einem öffentlichen Klo die Krankheit einzufangen ist so gut wie ausgeschlossen und kommt nur ausnahmsweise bei Frauen und kleinen Mädchen vor. Zum Glück, denn fies ist die Sache schon! Ein tierisches Brennen beim Pinkeln, dazu ein erst wässrig milchiger Ausfluss, der bald gelb und rahmig eitrig wird, und bei ihm eine knallrote, geschwollene Eichelspitze lassen bei so manchem den Gedanken aufkommen: nie, nie wieder Sex!

Was Frauen scharf macht

Heartcore heißen Pornos für Frauen. Der Unterschied zum normalen Aufgeil-Filmchen: Statt bloßen Rein-raus-Szenen gibt's eine (meist total doofe) Handlung, denn die meisten Frauen wollen Geschichten erzählt bekommen. Für sie darf es laut Sexualwissenschaftlern nicht nur ums reine Rammeln gehen, auch die Gefühlswelt muss mit einer Prise Romantik angesprochen werden.

Also Männer: Schenkt eurer Liebsten rote Rosen, legt den alten Ramazzotti-Schnösel auf und sagt »Ich lieb dich bis zum Mond und zurück« – dann dürft ihr auch euer Rohr verlegen!

Haariges Problem

Zu viele Schamhaare am Penis, die zu schnell nachwachsen? Selbst dort ist eine dauerhafte Haarentfernung per Laser möglich – und schmerzfrei. Eine Kühlspitze am Lasergerät schützt den kleinen Lümmelmann vor Verbrennungen, eine betäubende Creme macht ihn etwas unempfindlicher. Vier bis fünf Behandlungen muss man(n) jedoch einplanen – und eine Sitzung kostet zirka 115 Euro.

Trocken wie Knäcke

Achtung, liebe Studenten: Die Uni macht einsam und jedes gute Sexleben zunichte. Akademiker mit abgeschlossenem Studium bleiben laut einer Studie öfter Single als Frauen und Männer ohne Hochschulabschluss. Wieso? Sie verbringen die Abende und manchmal sogar Nächte oft mit Lernen statt mit Ludern und Lovern.

Die Mumie kehrt zurück

Mumifizierung ist eine spezielle Bondage-Technik, bei der der Körper des Sexpartners möglichst vollständig und möglichst eng eingewickelt wird. Das Ziel: völlige Regungslosigkeit, extremes Ausgeliefertsein, teilweise auch Sinnesentzug bis hin zu einem Langzeitspiel – nichts für Leute mit Kreislaufproblemen oder Neigung zu Panikattacken!

Übrigens: Der Name stammt von der Einbalsamierungskunst der alten Ägypter, jedoch sind beim heutigen Mumien-Sex weder Grabbeigaben noch das Entfernen der inneren Organe üblich. Aber es gibt ja nichts, was es nicht gibt. Also immer schön Obacht!

Sperma satt

Die normale Sperma-Menge beträgt drei Milliliter. Eine Spannbreite von zwei bis sechs Milliliter ist aber normal. Und: Darin befinden sich 20 Millionen Spermien pro Milliliter.

Süßer Trost

Frauen und Männer kurieren Liebeskummer auf unterschiedliche Weise: Die meisten Frauen gehen bei Herzschmerz shoppen oder zum Ausheulen zur besten Freundin. Männer stürzen sich eher ins Nachtleben oder in eine Affäre! Rund jeder sechste Typ versucht, das Liebes-Aus mit einem One-Night-Stand zu vergessen.

Doch auch Frauen sind süßen Versuchungen nicht abgeneigt: Jede fünfte greift zu Schokolade!

Durchs eigene Schlüsselloch geguckt

Traumdeuter sagen: Sexuelle Träume, die sich in den eigenen vier Wänden abspielen, sind ganz einfach zu verstehen. Weil darin das Zuhause nicht verschlüsselt wird, kann man den Sex, der sich im Kopfkino abspielt, wörtlich nehmen – ob angenehm oder unangenehm, befriedigend oder unbefriedigend.

Rot wie Feuer

Nur 5 Prozent der Männer stehen auf rothaarige Frauen, und noch weniger – 3 Prozent – würden eine heiraten! Doch das macht nichts: Schließlich haben nur etwa 2 Prozent der Weltbevölkerung rote Haare.

Positiver Nebeneffekt der Exklusivität: Rote Zoras haben laut Sexualforschern mehr und extremeren Sex als ihre Zeitgenossen. Blöd nur, dass Rothaarige spätestens im Jahr 2100 ausgestorben sein sollen ...

Stricher in Sicht

House of Boys nennt man Bordelle für Schwule. Sie verfügen meist über mehrere Zimmer, teilweise mit Whirlpool und einer Bar. Manchmal gibt es auch eine kleine Bühne oder eine Tanzfläche für Striptease und Co. Doch im Gegensatz zu Hetero-Puffs ist die Nachfrage nach solchen Freudenhäusern eher gering.

Der Grund: Wenn Schwule Lust auf schnellen Sex mit Fremden haben, treffen sie sich lieber in Gay-Saunen, auf öffentlichen

Toiletten bzw. in Parks, oder sie verabreden sich einfach im Internet – all das kommt billiger und hat nicht den negativen Beigeschmack der käuflichen Liebe. Ausnahmen bestätigen die Regel!

You've got a pussy

Im Sommer 2009 veröffentlichte die Band Rammstein das Musikvideo zu »Pussy«. Der Clip wurde jedoch nur in einer stark zensierten Version auf Musiksendern ausgestrahlt, unzensiert gab es das Video lediglich auf einer Erotikseite und diversen Videoportalen im Internet zu sehen. Denn Sänger Till Lindemann und seine Kollegen ließen beim Dreh nichts aus: Titten, Schwänze, Gruppensex, Körperflüssigkeiten … Dass die Bandmitglieder dabei von Schauspielern körpergedoubelt wurden, war den Fans egal. Die Single stieg trotzdem, als erste Rammstein-Single überhaupt, auf Platz 1 der deutschen Verkaufs-Charts ein.

Wie im Porno

Jeder dritte Deutsche wünscht sich ein Sexleben wie im Pornofilm. Für jeden zweiten ist das hingegen nicht erstrebenswert. Der Rest machte bei der Umfrage keine Angabe – Sex ist eben immer noch ein Tabuthema.

1,2,3 – fertig!

Fast jeder achte Mann leidet unter vorzeitigem Samenerguss. Im Schnitt dauert der Akt bei den Zu-früh-Kommern weniger als zwei Minuten. Um das herauszufinden, haben Experten knapp 2000 Frauen fünf Wochen lang eine Stoppuhr mit ins Bett gegeben. Damit sollten sie die Dauer des Sex festhalten.

Das Ergebnis: Rund 300 Frauen mussten schon nach kurzer Zeit stopp drücken – bei ihren Kerlen war der Spaß aufgrund eines vorzeitigen Samenergusses durchschnittlich nach 1,7 Minuten vorbei.

Schon blöd, oder? Da lohnt sich ja der Act nicht, das Ding einzuführen!

Voll, die Röhre

Was Sounding ist? Auch wenn's so klingt – es hat nichts mit Musik zu tun. Vielmehr ist es eine Sexpraktik, bei der man sich etwas in die Harnröhre schiebt. Und was? Es werden neben länglich glatten Alltagsgegenständen wie Drähten, Kerzen, Trinkhalmen und Ähnlichem auch speziell dafür geschaffene Gegenstände verwendet, beispielsweise ein Harnröhren-Vibrator, den es im Sexshop zu kaufen gibt.

Doch Vorsicht: Nicht selten rutschen diese Gegenstände bis in die Blase – und dann wird's gefährlich!

Und auch sonst gilt: Bei Männern wird das Reinschieben in den Penis als sehr riskant angesehen, da dort die Schleimhaut weich und empfindlich ist, Irritationen drohen und Infektionen durch eingeschleppte Bakterien nur allzu leicht vorkommen.

Und bei Frauen ist das Risiko von Infektionen und Verletzungen der Blase durch die vergleichsweise kurze Harnröhre noch höher.

Porno für alle

Seit 2007 wird YouPorn durch die deutsche Version von Google nicht mehr indiziert. Die anonymen Betreiber der Schmuddel-Site freut's: Die Seite gehört mittlerweile zu den 50 am häufigsten aufgerufenen Porno-Adressen weltweit. In Deutschland ist YouPorn sogar in der Top 25. Qualität setzt sich eben durch!?

Auf nach Österreich!

Einmal blasen, bitte! In keinem anderen Land haben – statistisch gesehen – so viele Leute Oralsex wie in Österreich: 80 Prozent nehmen gern den Mund voll. Daher auch die Vorliebe für Blasmusik!?

Da bleibt einem die Luft weg

Ein Vakuumbett ist nichts, um ein kleines Nickerchen zu machen. Es handelt sich dabei eher um ein Spielzeug für SM-Fans – es ist eine Art Ganzkörperschlafsack aus luftdichtem Material, aus dem die Luft herausgesaugt wird. Wer darin liegt, wird durch den starken Unterdruck sehr dicht eingeschlossen und in seiner Lage fixiert. Der Unterdruck ist dabei oft so stark, dass selbst einzelne Finger nicht mehr bewegt werden können, weshalb das »Bett« nur für wenige Minuten verwendet werden darf. Sonst ist Schluss mit Lust(ig)!

Kochende Leidenschaft

Für jeden Zehnten ist die Küche der beste Ort fürs Liebesspiel.

Der erste Pornostar

John Holmes gilt als der erste Superstar in der Geschichte des Pornofilms. Zu verdanken hat er das seiner angeblichen Schwanzlänge (»Mister 33 Zentimeter«) und seiner viel zitierten Potenz (»The all-time world's greatest«). Aber auch die Zahl der Pornos, in denen er mitgespielt haben soll, trug zu seinem Ruhm bei: Rund 1750 Titel gelten als belegt; in vielen Quellen ist von 2000 Filmen die Rede. Nicht ohne Folgen: 1985 erkrankte er an Aids. Interessant? Das Leben von John Holmes diente als Vorlage für den Film *Boogie Nights* mit Mark Wahlberg.

Freud to go

Ja, ja, der gute alte Freud. Was der nicht alles behauptet hat! Legendär und irgendwie drollig: seine These vom Penisneid. Hier die 0815-Blitz-Erklärung für den nächsten Smalltalk: Beim Mädchen führt die Beobachtung, dass Jungs einen Schniedel haben und sie nicht, zum unbewussten Penisneid und zur Ablehnung der Mutter, dem »kastrierten Mann«. Das Mädel macht nämlich ihre Mum selbst dafür verantwortlich, keinen Schwanz zu haben und an ihrer Kastration schuld zu sein.

»Du hast schöne Augen!«

One-Night-Stand in Sicht? Dann jetzt bloß keinen Fehler machen. Also: keine Anmachsprüche! Die meisten sind unterirdisch, einfach nur saudumm oder machohaft. Und keine Sorge: Themen, um eine Unterhaltung zu starten, gibt es immer und überall. Am besten das kommentieren, was gerade in der näheren Umgebung passiert. Selbst wenn es nur die Art der Bedienung ist, wie sie sich um die Gäste in der Kneipe kümmert.

Am liebsten fett

Fat Admiring steht für eine sexuelle Neigung, bei der zumeist Männer beim Anblick von dicken Frauen abgehen wie Schmidts Katze. Spätestens beim Anblick von Mega-Möpsen und Riesenärschen gibt's kein Halten mehr. Doch oft wird diese Vorliebe nur in der Fantasie ausgelebt. Der Fat Admirer traut sich nämlich nur selten, seine Neigung der Öffentlichkeit und dem Freundes- und Verwandtenkreis mitzuteilen.

Mehr Männer, mehr Spaß?

Rund 40 Prozent aller Frauen hatten schon einmal Fantasien über Sex mit zwei Männern gleichzeitig. Da kann man nur sagen: Mädels, vertraut euch den Jungs an – die haben bestimmt nichts dagegen …

Sex sells

Ganz schön clever, der Typ: 1994 sicherte sich der Amerikaner Gary Kremen die Rechte an der Internetdomain *Sex.com* – für einen Klickerbetrag. 2006 wechselte die Domain für 11,5 Millionen Dollar den Besitzer. Und vier Jahre später wurde *Sex.com* in das *Guiness Buch der Rekorde* als teuerste Domain der Welt aufgenommen. 13 Millionen Dollar hat man 2010 dafür hingeblättert. Ebenfalls in den Top 10 der teuersten Domains: *Fund.com, Porn.com, Diamonds.com, Business.com, Beer.com, Casino.com, Korea.com, Shop.com, Vodka.com.*

Gummis für Veganer

Kein Scherz: Für strenge Veganer werden ganz spezielle Kondome angeboten – ohne tierische Milchproteine, die in der Latexherstellung üblicherweise zum Einsatz kommen. Stattdessen garantieren ihre Hersteller, dass alle verwendeten Hilfs- und Zusatzstoffe wie Kakaoextrakt nicht tierischen Ursprungs sind.

Luder27

Viele Frauen in Online-Foren und Chats sind in Wirklichkeit Männer, die sich – ganz raffiniert – einen weiblichen Nickname gegeben haben. Warum das? Studien konnten zeigen, dass Frauen beim Chatten schneller und häufiger kontaktiert werden als Kerle. Vielleicht ist »Luder27« also gar kein leichtes Mädchen, sondern der fette Nachbar mit der Glatze. Also checkt das mal ab: Je offener »Luder27« über Sex plaudert, desto wahrscheinlicher ist, dass ein schwuler Klemmi dahintersteckt.

Immer mit der Ruhe

Der richtige Zeitpunkt für den ersten Kuss ist im weltweiten Vergleich das dritte Date. Doch alle Ungeduldigen können beruhigt sein: Laut einer Umfrage des Marktforschungsinstituts Trend Search wird dann nicht nur geknutscht. In drei von vier Fällen endet das Küssen im Bett.

Lady Pain

Bock, übers Knie gelegt zu werden? Kein Problem, es gibt genug Frauen, die für euch die Peitsche zücken. Doch bevor Lady Pain ans Werk soll, bitte einen Blick in den eigenen Geldbeutel werfen! Stundensätze von mehr als 200 Euro sind keine Ausnahme.

Hallo Hund!

Experten der Universität Manchester haben untersucht, mit welchem Hund an der Leine Singles am ehesten Chancen auf einen Flirt und damit auf einen One-Night-Stand haben. Hier die Sieger!

Platz 1: Golden Retriever
Platz 2: Schäferhund
Platz 3: Dackel
Platz 4: Mops
Platz 5: Pudel
Letzte Plätze: »Kampfhunde«

Das tut weh

Indische Hijra sind genetisch meistens männlich, gelten jedoch weder als Mann noch als Frau, sondern als drittes Geschlecht. Der Grund: Sie lassen sich ihr bestes Stück abschneiden oder streben es zumindest an. Und das nur, um von ihrer Schutzgöttin Bahuchara Mata angenommen zu werden.

Verkehrte Welt

Schon mal das Wort »Demivierge« gehört? Nein? Dahinter verbirgt sich eine Frau, die bereits analen, jedoch noch keinen vaginalen Sex hatte. Kurz: Von hinten hat sie's sich schon besorgen lassen, von vorne ist sie noch Jungfrau.

Rot geht immer

Dass Männer von den Socken sind, wenn sie eine Frau im roten Minirock sehen, ist längst bekannt. Nun aber belegt eine Studie, dass die Farbe andersherum auch Männer für Frauen begehrenswert macht. In den USA, England, Deutschland und China fanden Frauen Bilder von Männern dann attraktiver, wenn diese entweder ein rotes Kleidungsstück trugen oder die Bilder rot gerahmt waren – verglichen mit anderen Farben. »Bei Rot denkt man normalerweise, dass es eine sexy Farbe für Frauen ist«, meint der Studienleiter der University of Rochester und der Universität München. Seine Studie belege jedoch, dass die Beziehung zwischen Rot und Sex auch für Männer gelte. Na, wenn da mal nicht so mancher Modemuffel rotsieht …

Kleine Macker

Jeder sechste Jugendliche in Deutschland hält sich für einen Macho. Doch das Männlichkeits-Getue geht nach hinten los! Männer, die sich besonders maskulin geben, haben oftmals eine schlechte Spermienqualität.

Der Grund: Das Macho-Gehabe löst mit dem ständigen Streben nach Wettstreit und Dominanz negativen Stress aus. Tja, und der schadet dann der Testosteronproduktion und der Fruchtbarkeit.

Harte Zeiten

Im viktorianisch prüden 19. Jahrhundert stand jede Frau, die außerehelichen Sex hatte oder sich mit sich selbst vergnügte, unter dem Verdacht, nymphoman zu sein. Die werte Gesellschaft hörte damals schon die Alarmglocken läuten, wenn eine Frau den Sex mit ihrem Gatten genoss und sich zu Luststöhnen hinreißen ließ.

240 Minuten Höchstspannung

Eine Erektion in der Nacht hält 20 bis 50 Minuten. Maximale Gesamtdauer der Nacht-Ständer: 240 Minuten. Im Kino müsste man dafür glatt Überlängen-Aufschlag zahlen.

Fist fist hurra!

Es gibt Frauen, die darauf abfahren, wenn eine oder besser noch zwei Hände in ihrer Muschi stecken. Doch es gibt ja auch Männer, die sich gern von Frauen in Pumps in die Eier treten lassen. Soll heißen: In beiden Fällen ist die Anzahl der Liebhaber sehr gering. Doch wenn sie tatsächlich mal gefistet bzw. gefaustet werden will, sollte er ordentlich ins Gleitmittel-Döschen greifen und sich viel Zeit lassen. Drei Finger sind kein Thema, für jeden weiteren muss man sich so viel Zeit lassen wie für alle vorherigen zusammen.

Käffchen oder knattern?

Eine von der Initiative Genusskultur (IGK) in Auftrag gegebene Befragung zeigt: Genuss bedeutet für den Mann: viel Sex und Alkohol. Dass Frauen lieber einkaufen und Kaffee trinken gehen, statt Körpersäfte auszutauschen, versteht sich fast von selbst, oder?

Der geile Adel

1891 vergnügten sich 15 Mitglieder des kaiserlichen Hofstaates im Jagdschloss Grunewald mit einer Sexorgie. Frauen hatten mit mehreren Männern gleichzeitig Sex, Männer fickten Männer, Frauen verwöhnten ihre Freundinnen.

Gruppensex mit Verwandten von Kaiser Wilhelm II.? Eigentlich unvorstellbar. Doch so war es. Und so war es auch ein Riesenskandal, als einer der Teilnehmer in der Öffentlichkeit aus dem Nähkästchen plauderte. Er schrieb: »Im Bett des Hofes nur ist nicht viel los, der Prinzen Schwänze sind klein, und der Gräfin Loch ist riesengroß. Ein Kürbis geht hinein!« Was die Moralapostel damals besonders schlimm fanden? Dass die hohen Damen sich zu Sexspielchen hinreißen ließen. Denn das galt als krankhaft.

Zart besaitet

Schlafforscher behaupten: Frauen, die in ihren Sexträumen einfach nur Händchen halten, fühlen sich überfordert vom Partner und wünschen sich mehr Zärtlichkeit und Sinnlichkeit.

Was ist die größere (Kalorien-)Sünde?

2 x Sex = 1 großer Hamburger

Casual Sex

Soziologen haben in Großstädten einen neuen Trend entdeckt: der Kumpel für alles. Zum Reden, Partymachen – und für den Sex. Er oder sie ist mehr als ein One-Night-Stand, aber auch keine feste Beziehung. Es ist irgendetwas dazwischen, die Amerikaner nennen es Casual Sex, Gelegenheitssex. Man könnte es also als Zweckgemeinschaft bezeichnen, die alles befriedigt. Nur nicht unsere Sehnsucht nach Liebe und Geborgenheit!

Ob Urin oder Kot – alles im Lot!

Bei Leuten, die auf Saliromanie abfahren, bekommt der Ausruf »Du dreckige Sau« beim Sex eine ganz andere Bedeutung als bei uns Normalos. Denn die Liebhaber dieser Spielart werden geil, wenn sie sich oder ihren Partner beschmutzen und dreckig machen. Mit was? Hauptsache breiig, schleimig oder flüssig. Essen, Farbe, Schlamm, Sperma, jede Art von Exkrementen – alles geht.

Kommt selten vor? Weit gefehlt! Leicht saliromanische Handlungen sind weit verbreitet in Kulturen, in denen ansonsten penibelst auf Hygiene und Sauberkeit geachtet wird – also auch bei uns in Deutschland.

Sehr gute Leistung

An einem einzigen Tag kann ein Mann 300 Millionen Spermien produzieren. Und ebenso viele kann er mit einer einzigen Ejakulation ins Freie befördern.

Selbsthilfegruppen

In den USA gibt es etliche Fachkliniken, die sich auf die Behandlung von Sexsucht spezialisiert haben. Und auch in Deutschland nimmt die Anzahl der Anlaufstellen für Sexsüchtige zu. Wer es zunächst mit einer Selbsthilfegruppe versuchen will: Die Anonymen Sexaholiker (AS) und die Anonymen Sex- und Liebessüchtigen (SLAA) sind in vielen Großstädten vertreten.

»Halt still, Hasso!«

Rund 45 Prozent aller Frauen haben schon mal leidenschaftlich ihren Hund geküsst. Bei den Männern sind es 25 Prozent.

Steigerung gefällig? Voilà: Diverse Studien kommen zum Schluss, dass rund fünf Prozent aller Männer und zwei Prozent aller Frauen mindestens einmal in ihrem Leben Sex mit einem Tier haben.

Späte Einsicht

Kaum zu glauben, aber wahr! Erst 1990 strich die Weltgesundheitsorganisation WHO Homosexualität von der Liste der psychischen Krankheiten – am 17. Mai, der heute weltweit als Internationaler Tag gegen Homophobie begangen wird.

Anspruchsvoll?

72 Prozent der Frauen wollen keinen Mann, der schon übermäßig viele Frauen in seinem Leben hatte. Doch wie viele Frauen kriegt ein Mann eigentlich im Durchschnitt rum? Zehn. Wobei nicht zu vergessen ist, dass das männliche Geschlecht – auch in Umfragen – gern zur Übertreibung neigt. Im Gegensatz zum weiblichen, dessen Schnitt bei nur sechs liegt.

Sperma gegen Depressionen?

Das geht! Eine Studie der State University of New York hat bewiesen, dass verschiedene Bestandteile des männlichen Samens (z. B. Testosteron, Prolaktin) eine antidepressive Wirkung auf die Frau haben.

Gut drauf dank Schlucken? Nun, bisher ist die positive Wirkung nur nach dem Abspritzen in die Vagina nachgewiesen worden. Aber es spricht nichts dagegen, zu testen, ob auch die Aufnahme über den Mund happy macht. Also tut euch keinen Zwang an, Frauen. Es finden sich bestimmt viele Typen, die sich und ihr Sperma zwecks »wissenschaftlicher Untersuchung« zur Verfügung stellen.

Um Himmels willen keine Jungfrau!

In Babylonien mussten in der Zeit um 1000 vor Christus alle Frauen vor ihrer Hochzeit den Tempel der Fruchtbarkeitsgöttin Mylitta betreten und es sich in den heiligen Hallen von einem fremden Typen ordentlich besorgen lassen. Erst danach durften sie heiraten.

Und der künftige Ehemann? Der spendete im Gegenzug Geld an den Tempel.

Sex? Na und!

Auch das soll's geben: Hat jemand kein Interesse an Sex bzw. verspürt er kein Bedürfnis danach, ist er asexuell.

Nicht zu verwechseln ist der Begriff mit einem freiwilligen Verzicht auf Sex aus zum Beispiel moralischen oder religiösen Gründen und der unfreiwilligen sexuellen Abstinenz als Folge einer Erkrankung oder eines Mangels an Chancen.

Da es bislang keine ernst zu nehmenden statistischen Untersuchungen gibt, ist die Anzahl der Asexuellen unklar. Schätzungen gehen jedoch von Zahlen zwischen 1 und 3 Prozent aus, denen Sex herzlich schnuppe ist.

Dildo-Neid

Ist der Dildo der Freundin größer als der eigene Penis, ist das kein Grund zur Sorge. Einen echten Freudenspender kann nichts ersetzen. Und warum das Problem nicht einfach mal selbst in die Hand nehmen und Spaß haben – »zu dritt«!?

Guck mal, wer da pimpert

Das Geschäft mit Pornofilmen ist schwierig geworden. Machten die Schmuddel-Filmchen in den 90er-Jahren noch bis zu 75 Prozent des Umsatzes der Pornobranche aus, sind es heute gerade mal rund 12 Prozent.

Kein Wunder aber auch, wer braucht schon eine DVD, wenn's im Internet alles, wirklich alles gibt, was der Schwanz begehrt?

»Tiefer!«

Die gute alte Missionarsstellung: Sie liegt unten, er darauf. Öde?

Tipp für Anfänger: Hat die Frau ein Kissen oder eine Decke unter dem Po, kann man sich noch näher kommen.

Tipp für Profis: Wenn sie die Knie zu sich heranzieht, kann er viel tiefer eindringen!

Sauber bläst sich's besser

Nein, Frauen, da irrt ihr euch: Genauso wenig wie eure Liebesgrotte nach Fisch müffelt, riecht und schmeckt ein brav gewaschener Schwanz wie Parmesan. Es sei denn, der Struller steckte den ganzen Tag in einer voll gepieselten und verschwitzten Unterhose.

Besonders anfällig für sogenannten Nillenkäse sind übrigens unbeschnittene Lümmelmänner. Denn in der Vorhaut sammelt sich Schweiß, dazu gesellen sich Talg und Urintröpfchen. Also, liebe Leserinnen: nicht zögern: Schickt Schatzi vorm Blasen unter die Dusche, wenn ihr's rein haben wollt.

Spermien können riechen ...

... und haben sogar spezielle Geruchsvorlieben: Schnuppern die kleinen Dinger den Duft von Maiglöckchen, schalten sie den Turbo ein und schwimmen doppelt so schnell in Richtung Eizelle! Süß, oder? Und eine sensationelle Entdeckung! Denn das, was Bochumer Forscher da gemeinsam mit amerikanischen Wissenschaftlern herausgefunden haben, kann neue Wege bei der Verhütung schaffen – indem man den Spermien quasi die Nase zuhält.

Ehret den Orgasmus!

Kein Witz, es gibt einen Tag des Orgasmus – jedes Jahr am 9. Mai in der brasilianischen Provinzhauptstadt Esperantina. Laut Beschluss des Stadtrates ist es sogar ein offizieller Feiertag, an dem nicht gearbeitet wird. Stattdessen wird gepimpert, dass sich die Balken biegen.

Alles Lüge!

Studien zufolge haben weltweit nur 5000 Männer einen Penis, der im steifen Zustand länger als 30 Zentimeter ist. Eine Meldung, die den Buchautor ziemlich überrascht. Schließlich ist seiner a-u-f -j-e-d-e-n -F-a-l-l so lang!

Idee für einen Katastrophenfilm

Wenn alle Männer dieser Erde gleichzeitig kommen und abspritzen würden, kämen rund 18 Millionen Liter Sperma zusammen. Das ist ungefähr so viel, wie die Bewohner einer 150 000-Einwohner-Stadt täglich an Wasser verbrauchen. Wahnsinn – das sollte man echt mal als Experiment in Angriff nehmen. Die Redaktion des *Guiness Buch der Rekorde* würde sich jedenfalls wie Bolle freuen! Oder wie wär's mit *Wetten, dass … ?* oder einem Katastrophenfilm mit Bruce Willis, der die Erde vor dem Sperma-Supergau rettet?

Ist das schon Betrug?

Rund jede fünfte Frau sieht in einem klitzekleinen, feuchtfröhlichen Zungenkuss schon einen unverzeihlichen Betrug. Unbestätigten Meldungen zufolge soll aber auch jede fünfte Frau eine überempfindliche Schnepfe sein …

Was Omi schon ins Haushaltsbuch schrieb

Nach dem Sex oder dem Wichsen ist Sperma im Bettlaken, den Socken oder der Unterhose? Die getrockneten Flecken lassen sich für gewöhnlich ohne Probleme mit lauwarmem Wasser (nicht heiß! – wegen der Gerinnung) entfernen. Sperma enthält zudem einen hohen Anteil an Eiweiß, das mit enzymhaltigen Produkten gut gelöst werden kann. Daher ist die erste Wahl ein mildes Wollwaschmittel.

Vorsicht, Langfinger!

Wird man am Morgen nach einem One-Night-Stand wach und muss feststellen, dass nicht nur die Eroberung weg ist, sondern auch der Geldbeutel, wurde man Opfer eines sogenannten Beischlafdiebstahls. Und der kommt in den besten Familien vor.

Sogar Helga Beimer kann ein Lied davon singen. In der *Lindenstraße*-Folge 246 aus dem Jahr 1990 lässt sich die TV-Mutter der Nation in Paris auf ein Techtelmechtel ein – und am Ende ist alles weg: ihre eheliche Unschuld und ihre Kohle.

Klosex all over the world

Drei von vier Deutschen geben zu, schon einmal eine Nummer auf der Toilette geschoben zu haben. Sehr zum Ärger der Gastwirte! Die meisten sind von derartigen WC-Quickies ganz schön angepisst.

Doch es gibt auch berühmte Ausnahmen. Pete Wentz, der Ex von Ashlee Simpson, eröffnete 2007 den New Yorker Club *Angels and Kings,* der seine Gäste zum Toilettensex animierte. Und das kam so gut an, dass es mittlerweile auch in Chicago, Los Angeles und Barcelona eine *Angels und Kings*-Bar gibt.

Los jetzt, ficken!

41 Prozent der Frauen meinen, die Initiative zum Sex sollte gleichmäßig von beiden ausgehen. Na dann, Ladys, Schluss mit der vornehmen Zurückhaltung! Die Männer warten nur darauf, von euch zum Poppen aufgefordert zu werden. Ganz, ganz sicher.

Bis(s) aufs Blut

Schon mal einen Schmerzkuss bekommen? Die Freunde der gepflegten Quälerei können ihn wärmstens empfehlen. Denn dabei wird das an sich zärtliche Küssen mit einem leichten bis gepfefferten Biss in Lippen, Zunge oder Halsader verbunden.

Ähnlich, aber eher für die Blümchensex-Anhänger, kommt das sogenannte Nippen daher: Dabei wird am Ende des Küssens noch einmal nach den Lippen des anderen geschnappt, was zwar romantisch sein soll, für Beobachter aber einfach nur total bescheuert aussieht.

Wenn der Vater mit dem Sohne

In vielen Ländern Arabiens sowie in Teilen Kolumbiens ermutigen Väter noch heute ihre pubertierenden Sohnemänner, es mit einem Esel zu treiben. Das gehöre zum Erwachsenwerden dazu und mache das Wiener Würstchen zur Salami von ordentlicher Größe. Im Internet gibt es sogar einen seriösen Dokumentarfilm über die Donkey-Bumserei. Einfach die Wörter »Esel« und »ficken« googeln – und staunen!

Wohin mit den Armen beim Knutschen?

Kaum ist die Zunge drin, stellt sich die Frage: Wohin beim Küssen mit den Armen?

Die Antwort, die jeder Mann am liebsten geben würde: »Na, ist doch klar: an die Brust und dran rumschrauben!« Doch dieser Schnellschuss geht nach hinten los. Wetten, dass euch eure Flamme schon beim ersten Zwicken in die Brüste vom Sofa wirft und ihr am Ende auf dem Trockenen sitzt, statt auf der Frau zu reiten? Denn das Ja zum Zungenkuss bedeutet nicht zwangsläufig auch das Ja zum Grapschen.

Die Arme also einfach schlapp herunterhängen lassen? Auch das ist keine gute Idee. So knutscht nur ein Gesichtshorst.

Wohin also mit den Pranken? Am besten ist, ihr legt eine Hand ganz romantisch auf ihre Wange oder auf ihren Kopf und fahrt ihr dann gefühlvoll durch das Haar. Die andere Hand platziert ihr brav auf ihrem Knie.

Zu bieder? Unsinn. Ist doch nur Trick 17 – keine fünf Minuten später lässt sie euch zwischen ihre Beine. Und dann geht er los, der Schweinkram, der so richtig Spaß macht. So sind sie halt, die Frauen …

Zu steif

Auch wenn es bei ebensolchen Angelegenheiten zum Einsatz kommt: »Kondom« klingt irgendwie steif. Doch zum Glück gibt's zahlreiche originelle Synonyme: Lümmeltüte, Nahkampfsocke, Rammelbeutel, Regenmantel, Taucheranzug, Helm, Hütchen …

Und besonders nett: »Liebling, bist du so lieb und holst, bevor du deine Blüte in mein Feuchtbiotop steckst, die Spermavase?«

Nicht mit Zunge

Zungenküsse unter 14 Jahren sind in Deutschland strafbar, und hier ist nicht die Dauer der Knutscherei gemeint. Und bitte merken für den nächsten Holland-Urlaub: In den Niederlanden gilt ein aufgezwungener Zungenkuss als vollendete Vergewaltigung. Wer dort nicht in den Knast wandern will, sollte seine Urlaubsbekanntschaft daher freundlich um Erlaubnis bitten, seine Zunge einführen zu dürfen.

Und noch 'ne Pille für den Papa

Potenzpillen sind in Deutschland verschreibungspflichtig. Nach offiziellen Angaben gehen dennoch jährlich rund zwei Millionen Packungen in unseren Apotheken über den Ladentisch. Umsatz: rund 115 Millionen Euro. Doch die Zahl dürfte noch viel höher liegen, da unklar ist, wie viele Pillen auf anderen Wegen – etwa übers Internet – vertickt werden.

Unwahrscheinliche Verwechslung?

Kleiner Tipp für Camper: Niemals, selbst nicht beim *Rock am Ring*-Katerfrühstück, aus einer Mondtasse trinken! Denn die sieht vielleicht aus wie ein Plastikbecher, doch darin landet statt Kaffee oder Tee die Regelblutung der Frau. Im Gegensatz zu einer Binde und einem Tampon saugt eine Mond- bzw. Menstruationstasse die Blutung nämlich nicht auf, sondern speichert sie.

Anstatt zu wechseln, wird die Tasse aus der Scheide genommen, geleert, ausgespült und wieder eingesetzt – hoffentlich bevor ein Suffkopf seinen Schnabel reinhängt!

Vorhang auf fürs erste Mal

Die Pennsylvania State University hat herausgefunden, dass der erste Sex das Selbstwertgefühl der Jungs stärkt. Die meisten männlichen Heranwachsenden denken nach dem ersten Mal »Jippie! Ich hab's getan, ich bin der Beste!« – und klopfen sich selbst auf die Schulter.

Doch wie sollte es anders sein: Bei den Mädels ist genau das Gegenteil der Fall. Wenn sie ihre Unschuld verloren haben, zweifeln sie in der Regel an sich und trauern ihrer Kindheit nach.

Tipp an alle Jungs mit Samenstau, die auf ihre Premiere warten: der Freundin, die noch rumzickt, bloß nichts von dieser Studie erzählen.

Ein praller Po macht Männer froh

Frauen, die sich wegen ihrer Cellulite oder ihres ausladenden Hinterns schämen, bitte nicht weiterlesen! Und für alle Männer, die eine solche Partnerin haben, gilt leider dasselbe. Alle anderen werden dem Autor für diesen Tipp die Füße küssen: Versucht euch beim Oralverkehr doch mal im Perspektivenwechsel.

Soll heißen: Sie setzt sich rückwärts auf seine Brust, beugt sich dann nach vorne und nimmt das gute Stück in den Mund. Das bringt sie in die Lage, die Sache besser kontrollieren zu können, und beweist ihm, dass nicht nur ein schöner Rücken, sondern auch ein praller Arsch entzücken kann.

Sonst noch Hobbys?

Dass Dschingis Khan ein schlimmer Finger war, ist allgemein bekannt. Krass aber ist, dass der legendäre mongolische Herrscher der Urahn von 16 Millionen Menschen sein soll. Da stellt sich die Frage, wann der Gute zwischen all dem Pimpern Zeit zum Kämpfen gefunden hat.

Keine halben Sachen, bitte!

Eine Bitte an alle Frauen, die schlucken: wenn, dann richtig! Denn: Hat sie seinen Samen im Mund und fängt daraufhin an zu würgen, weil ihr schlecht wird, findet auch der Mann den Sex zum Kotzen.

Der kleine, aber feine Unterschied

Koprophilie bezeichnet die sexuelle Lust, die Menschen dabei empfinden, wenn sie andere beim Kacken beobachten oder wenn ihr Körper mit Kot in Kontakt kommt. Als Koprophagie wiederum bezeichnet man die sexuelle Vorliebe, sich Kot schmecken zu lassen.

Die wenigsten von uns tun das. Schon klar. Aber die meisten essen Schweine, Hühner und Ziegen, die sowohl ihren eigenen als auch fremden Stuhlgang fressen, wenn sie die Chance dazu haben. Guten Appetit!

Hicks!

Zwei Drittel aller Deutschen hatten schon mal ungeschützten Sex, weil sie zu viel getrunken hatten. Was natürlich keine gute Idee ist. Erstens, weil man sich dabei schnell was Böses einfangen kann. Und zweitens? Wenn man schon so besoffen ist, dass man vergisst, den kleinen Willy ins Regenmäntelchen zu stecken, hat man sich garantiert auch seine Eroberung schön gesoffen. Fazit: Mit klarem Kopf rammelt sich's besser!

Rutschpartie

Wer's gerne unter der Dusche treibt, sollte sich in Acht nehmen vor peinlichen Pannen. Auf dem glitschigen Duschboden sind schon so manche Liebestolle dahingerafft worden. Ist man während der Nasszellen-Nagelei auch noch in Schatzis Armen, kann der gemeinsame Abrutsch besonders böse Folgen haben.

Also ruhig weiterrammeln – aber immer schön vorsichtig in der Nasszelle, und vorher bitte die Haare aus dem Abfluss nehmen. Die sind im Badezimmer, neben in der Ecke liegenden Unterhosen mit Bremsspur, nämlich der Lustkiller Nummer eins.

Braun oder blass?

Ja, ja, wir wissen alle, wie ungesund es ist, ins Solarium zu gehen. Und da trifft es sich doch gut, dass folgendes Studienergebnis der Universität Toronto für Aufsehen sorgte: Je blasser ein Mann ist, umso attraktiver finden Frauen ihn.

Und was lernen die Herren daraus? Asi-Toaster meiden = Geld sparen = Krebs vorbeugen = Frauen rumkriegen.

Wenn der Chef das Sexleben rettet

In Australien gibt es die Bulga-Mine. Wer dort arbeitet, bekommt einen Kurs zum Thema »Geschicktes Vorspiel«. Wieso? Weil Mitarbeiter, so die Argumentation der Firmenleitung, besser arbeiten, wenn sie mit ihrem Sexleben zufrieden sind.

Schatzi beim Pornodreh

73 Prozent aller deutschen Frauen würden laut Gewis-Umfrage ihrem Partner verzeihen, wenn er in einem Porno mitgespielt hätte. Wie Männer das umgekehrt sehen, wurde sicherheitshalber nicht gefragt.

Sex und weg

Ein Filmstudent der renommierten Bilgi-Universität in Istanbul ist mit seiner Abschlussarbeit über Nacht berühmt geworden. Kein Wunder aber auch! Denn Deniz Özgün drehte einen waschechten Porno auf dem Unigelände und sorgte so dafür, dass drei Lehrkräfte entlassen wurden – die hatten nämlich ihre Erlaubnis für das Schmuddelfilmchen gegeben. Und ganz ehrlich: Man kann die drei Profs gut verstehen. Schließlich ist so ein Sexfilm eine willkommene Abwechslung zu den sonst üblichen Abschlussarbeiten: Titten statt Thesen – das hat was!

Rhythmus, Baby!

Bei Frauen beginnt der Orgasmus mit heftigen rhythmischen Kontraktionen im äußeren Drittel der Scheide, die kurz darauf das gesamte Becken erfassen.

Ort (poetischer) Ergüsse

Fast zwölf Prozent der Graffiti auf Damen-Klos drehen sich laut Uni Wien um die Liebe. Auf dem Männer-Lokus befasst sich nicht mal ein Prozent der WC-Sprüche mit diesem Thema. Bei den Kerlen geht's viel versauter zur Sache. Beispiele gefällig? Hier zwei Klassiker:

»Die Möse ist kein Radio
und singt auch keine Lieder.
Sie ist nur ein Erholungsort
für steif gewordene Glieder.«

Auch gern genommen:
»Herangepirscht auf leisen Sohlen
sah ich neulich ganz verstohlen
auf'm Pferdemarkt ein junges Fohlen
sich tierisch einen runterholen.«

Alles frisch?

Jährlich erkranken rund 600 deutsche Männer an Peniskrebs, der sich in bösartigen Tumoren an Eichel und Vorhaut äußert. Ursache? Studien weisen auf einen Zusammenhang zwischen schlechter Hygiene und der Erkrankung hin. Beschnittene Männer tragen zwar ein geringeres Risiko für die seltene Krebsart. Aber selbstverständlich müssen auch sie sich regelmäßig unten herum frisch machen – sonst gibt's Entzündungen und Ekelblicke der Frauen.

Scheiß Kondom!

Jedem vierten Mann hat ein Kondom schon mal die Erektion zunichte gemacht. Doch das muss nicht sein! Um Stress und überhastetes Handeln zu vermeiden, lässt sich das Ding ja bekanntlich auch ins Liebesspiel mit einbeziehen.

»Herr Doktor, mich sticht der Hafer«

Die Klinikerotik ist immer mehr im Kommen und ganz schön vielseitig: Sie deckt zum einen einfache Spielarten ab, bei denen sich einer der Partner schlicht einen schicken Arztkittel anzieht, sie schließt zum anderen aber auch den Einsatz medizinischer Gerätschaften mit ein. Erlaubt ist, was gefällt! Ob Spritzen, Blasenkatheter, Gummihandschuhe, Zäpfchen, Fieberthermometer, Einläufe oder gar eine kleine Operation – wenn's der liebe Onkel Doc empfiehlt, wird es schon seine Richtigkeit haben. Also, ruhig schon mal frei machen!

Schön die Hände aus dem Höschen lassen!

Krankheiten, die nach Auskunft des Schweizer Arztes Simon-André-David Tissot (18. Jahrhundert) durch Masturbation hervorgerufen werden: Schwindsucht, Rückenmarkschwund, Furunkel, Augenringe, Haarausfall, Lidzucken, Fresssucht.

Gut, dass sich der Mann da getäuscht hat. Sonst wären wir längst alle zu hässlichen, verkrüppelten, haarlosen Zombies mutiert.

Doppelt hält nicht besser

Nicht wenige Männer haben eine solche Panik, sich beim Sex eine Geschlechtskrankheit einzufangen, dass ihnen ein Kondom nicht genügt. Was tun sie also? Sie stülpen sich zwei Gummis über – und setzen sich damit einer ungleich höheren Gefahr aus als mit nur einem Verhüterli. Denn das sogenannte Doppelkondom birgt aufgrund der Reibung ein großes Risiko zu reißen.

Schweinereien mit Brad Pitt

Hatten nach alten Studien Männer nachts fünfmal so viele Sex-Träume wie Frauen, so sind inzwischen bei beiden Geschlechtern genauso viele Träume erotischer Natur. Das, so Forscher, habe mit der veränderten sozialen Rolle der Frau zu tun. Allerdings träumten Frauen am liebsten von Sex mit Stars und Promis, Männer dagegen trieben es im Schlaf gern mit mehreren Frauen. Und die müssen keine Sängerinnen oder Schauspielerinnen sein. Die dickbusige Nachbarin tut's auch.

Neidische Blicke

Drei von vier Männern bekommen Minderwertigkeitskomplexe, wenn sie sich die Muskeltypen auf den Titelseiten von Männerzeitschriften ansehen. Und die Frauen? Die bekommen Stielaugen!

Stets zu Diensten

Das ECO-Umweltinstitut nahm im Auftrag der Zeitschrift *Stern* verschiedene Dildos aus Kunststoff unter die Lupe. Mit erschreckendem Ergebnis, denn die anspruchslosen Dauerfreude enthielten erhebliche Konzentrationen an schädlichen Weichmachern. Dabei gilt bereits ein Weichmacher-Anteil von nur 0,1 Prozent als unzulässig.

Doch »die Verwendung von gefährlichen Stoffen für die Herstellung von Erotikartikeln ist kein auf Deutschland begrenztes Problem«, heißt es in Regierungskreisen. Und so drückt man sich vor einer Lösung des Problems.

The sweetest taboo

82 Prozent der Männer möchten nicht wissen, wie sich ihre Partnerin selbst befriedigt. Warum eigentlich nicht? Ist doch eine geile Sache!

Von Frauen besessen

Mit 1000 Frauen hat der Schauspieler Klaus Kinski nach eigenen Angaben im Laufe seines Lebens geschlafen. Er war so sehr von ihnen besessen, dass er sich angeblich sogar einmal einen Zahn ausschlug, nur um seiner Freundin, die einen Zahnarzttermin hatte, von den Dreharbeiten folgen zu können.

Die lieben Nachbarn

Sonne macht geil, schon klar! Doch wer auf einer einsehbaren Terrasse ein Nümmerchen schiebt, riskiert eine Abmahnung vom Vermieter. Und laut Amtsgericht Bonn ist die Abmahnung rechtens, weil Sex unter die »Störung des Hausfriedens« fällt.

Pumps up your sex

Fast jeder Mann wird rattig, wenn eine Frau sexy in Pumps durch die Gegend stöckelt. Nun hat eine italienische Urologin bewiesen, dass Stöckelschuhe nicht nur scharf aussehen, sondern auch den Sex verbessern. Wirklich!

Der Grund: Frauen, die Schuhe mit hohen Absätzen bevorzugen, trainieren den Beckenboden und fördern damit das Lustempfinden. Je besser dieser Lust-Muskel an- und entspannt werden kann, desto schneller kommen Frauen nämlich zum Höhepunkt.

Infos für Frauenversteher

Sexualwissenschaftler haben herausgefunden: Zwischen 20 und 30 haben Frauen ihre Experimentierphase, zwischen 30 und 40 sind sie in der Lage, richtig zu genießen, zwischen 40 und 50 gehen viele ein Sexabenteuer ein, und ab 50 sind ihr Körper und ihre Seele in Balance.

Sammlerwert

Madonnas Buch *SEX* war bereits kurz nach der Veröffentlichung im September 1992 weltweit ausverkauft – trotz eines Verkaufspreises von 99 DM. Heute werden die Bücher bei Online-Auktionshäusern zu Preisen von durchschnittlich 150 Euro verkauft.

Penis ohne Mann

Eine US-Studie hat bewiesen: Frauen träumen nicht oft von einem Penis, sie erträumen sich meist einen ganzen Mann. Aber träumen Kerle denn von Mösen ohne die dazugehörigen Frauen? Also, mit was sich Forscher manchmal so befassen – verrückt!

»Fräulein, bitte Fuffzcher!«

In der DDR nannte man Kondome auch Mondos oder Gummi-Fuffzcher, nach dem Preis von 50 Pfennig. Erhältlich waren die Präservative in Apotheken, Drogerien – und Friseurgeschäften. Wem es zu indiskret war, sich Dauerwellen legen zu lassen und bei der Gelegenheit neben einem Haarspray ein paar Verhüterlis mitzunehmen, bestellte beim »H. Kästner Versand« aus Dresden, der bis zu zwei Millionen Kondome pro Jahr verschickte und so ordentlich Pep ins sozialistische Sexleben brachte.

Die Männer-Spritze

Eine Anti-Baby-Spritze für den Mann? Kein Scherz: Die gibt es wirklich! Und die Weltgesundheitsorganisation hat sie auch schon mehrmals unter die Lupe genommen. Angeblich soll das Verhütungsmittel so sicher sein wie eine Durchtrennung der Samenleiter. Doch Jahr für Jahr vergeht, ohne dass die Männer-Spritze wirklich auf den Markt kommt. Die Pharmaindustrie scheint daran so interessiert wie die Kosmetikbranche an einer Botoxspritze für Bello. Dabei kamen Umfragen zum Ergebnis: Viele Männer würde ein solches Präparat nehmen, um ihre Partnerin zu entlasten.

Programmkino der anderen Art

Lust, zwei oder mehreren Frauen beim Sex zuzugucken? Dann schnell die DVD *One Night Stand* von Emilie Jouvet besorgen! Das ist einer der berühmtesten Pornos, in dem nur lesbischer Sex gezeigt wird – und das an verschiedenen Orten, z. B. in Bars, auf dem Klo und natürlich auch zu Hause im Bett. Und das Beste: Die Schauspielerinnen sind keine professionellen Pornodarstellerinnen, sondern alle »echt«.

Wer sich den Streifen reinziehen will, kann dies sogar mit dem Vorwand tun, Kultur sehen zu wollen. Denn *One Night Stand* ist mehrfach prämiert – was gerade bei Frauen zieht: »Liebling, ich hab' uns für heute Abend Chips, Eis und einen preisgekrönten Film besorgt. Dann können wir's uns mal wieder so richtig gemütlich machen!«

Fünfmal Skandal

Fakten zu Madonnas Buch *SEX*

Skandal 1: Der 1992 veröffentlichte Bildband zeigte sadomasochistische Spielchen und wurde vielfach als Pornografie eingestuft. Trotzdem war die Erstauflage von 1,5 Millionen innerhalb von drei Tagen ausverkauft – *SEX* wurde zum erfolgreichsten Coffee-Table-Book aller Zeiten, sodass weltweit Moralapostel wieder einmal vom Verfall der guten Sitten sprachen.

Skandal 2: In Japan landete das Buch auf dem Index, denn Madonna weigerte sich, die von der Zensur beanstandeten Stellen schwärzen zu lassen.

Skandal 3: In den USA sahen sich etliche staatliche Büchereien gezwungen, ihre Buchbestellungen zu stornieren, weil die Gemeinden auf die Barrikaden gingen.

Skandal 4: In Indien wurde sogar die Einfuhr des Buchs untersagt.

Skandal 5: Weil das Buch die Jugend verderbe, wurde Madonna in Frankreich von katholischen Gruppen verklagt.

70 Orgasmen täglich

Die Orgasmuslüge der Frauen? Ehrlich: Wer kann das noch hören? Irgendwann ist jedes Thema durch. Oder vielleicht doch nicht? Ein Fernsehbeitrag macht jedenfalls nach wie vor im Internet die Runde. Und das zu Recht, denn was darin geschildert wird, ist einfach zu köstlich. Zu sehen ist Sandra Gabelsberger, 29. Eine Frau mit einem seltenen Defekt: Sie hat am Tag bis zu 70 unkontrollierte Orgasmen. In der U-Bahn, am Arbeitsplatz und im Theater – wo sie auch hinkommt, kommt sie.

Klar, dass das ein Fake ist – aber ein echt witziger! Lust, Frau Ständig-Stöhn zu sehen? Einfach ihren Namen in Google eingeben!

Nutten zum Nulltarif

Im Puff eine geile Nummer schieben und nichts dafür bezahlen? Das ging bis 2010! Im »Big Sister«, einem Bordell in Prag. Dieser Puff war für die männlichen Gäste tatsächlich kostenlos – wenn sie sich beim Ficken filmen ließen. Denn das »Big Sister« stellte den Sex rund um die Uhr live und auch als Aufzeichnung ins

Internet. 58 Kameraeinstellungen und 17 Live-Streams präsentierten die akrobatischen Verrenkungen der Kunden des ältesten Gewerbes der Welt. Es wurde gepoppt, geschlagen und gepisst – alles zum Nulltarif, aber mit dem Risiko, im Internet von den Nachbarn erkannt zu werden.

Kirche statt Kiste

Also, wenn das der Pfarrer wüsste, würde er sich vor Freude glatt einen runterholen: Regelmäßige Kirchgänger sind sexuell zurückhaltender als Gläubige, die ihre Religion nicht aktiv ausüben. Und nicht nur das: Wer sonntagmorgens brav im Gotteshaus das Vaterunser aufsagt, ist laut einer kalifornischen Studie auch treuer als jemand, der lieber im Bett bleibt und dort seinen ehelichen Pflichten nachkommt.

Polizeialarm beim Parkplatzsex

Ruckeln auf der Rückbank, während die Vorzeigefamilie, die gerade auf der Fahrt in den Nordseeurlaub ist, ein Päuschen einlegt und an der Parkbank des Rastplatzes ihre Stullen auspackt: Ist das strafbar? Ein kurzer Blick ins Strafgesetzbuch zeigt: Laut Paragraph 183a ist öffentlicher Sex ein öffentliches Ärgernis und somit pfui, pfui, pfui!

Doch ganz so einfach ist's dann doch nicht! Denn wer – wie auch immer – die Scheiben ordentlich zuhängt und dazu noch schön leise ruckelt, umgeht den Tatbestand der Öffentlichkeit.

Nur: Wie verklickert man das dem Polizisten, der einen in flagranti erwischt und zu seinem Rotzbremsen-Kollegen sagt: »Rudi, nimm die Personalien auf!«?

Stress lass nach

Und das soll man(n) verstehen können: 80 Prozent der Frauen sind zu gestresst zum Poppen und halten zudem den Sex selbst für Stress auslösend. Eine Sackgasse! Denn Psychologen der Universität Göttingen haben bewiesen, dass auch zu wenig Sex zu Stress führt. Wie man's macht, macht man's verkehrt.

Das Wettschwimmen der Sexpuppen

In Russland findet alljährig das große Sexpuppen-Rafting statt. Beim letzten Mal nahmen mehr als 400 Teilnehmer an dem spritzigen Vergnügen im Fluss Vuoksa teil. Sehr zum Vergnügen der Zuschauer! Sie erfreuten sich an den Schwimmern, die mit den aufblasbaren Sexdolls über 1000 Meter im Wasser zurücklegten. Besonders witzig: Jeder Mann war dazu aufgefordert, seine eigene Gummipuppe mitzubringen. Nur im Notfall konnten gebrauchte Ersatz-Dolls ausgeliehen werden.

Kultige Traci

Traci Lords. Ein Name. Ein Riesenskandal. Denn ab dem Alter von 16 Jahren spielte sie in etwa 100 Hardcore-Pornos mit und war bald weltweit eine der populärsten Darstellerinnen des Genres. Doch 1986 flog auf, dass die Gute noch minderjährig war. Die Folgen: Die Filme mit Traci Lords wurden in den USA als Kinderpornografie verboten. Und der Skandal stürzte die Pornoindustrie in eine große Krise. Millionen von Dollar gingen flöten, da Produzenten und Handel sämtliche Filme und Heftchen mit Traci Lords aus dem Programm nehmen mussten, um nicht wegen Verbreitung von Kinderpornografie verklagt zu werden.

Kult wurde Traci Lords trotzdem – später auch als Sängerin und als Duett-Partnerin der Manic Street Preachers und der Ramones.

Kräftig genug?

Viele Patienten haben nach einem Herzinfarkt oder einer Herzoperation Angst, ihr Sexleben weiterzuleben. Doch in der Regel gilt: Jeder, auch ein Herzkranker, der ohne Schwierigkeiten zwei Treppenetagen steigen kann, hat genug körperliche Kräfte für die Liebe.

Keine Pornos? Da stimmt was nicht!

Hier ein wichtiger Tipp an die männlichen Leser: unbedingt Pornos auf der Festplatte speichern! Denn wer heutzutage als Kerl keine Sex-Filmchen auf seinem Computer hat, ist verdächtig und macht die Polizei auf sich aufmerksam.

Kein Scherz: Bekannt geworden ist der Fall eines Rechtsanwalts und Lehrbeauftragten der Fachhochschule Düsseldorf. Nachdem der Computer eines seiner Mandanten von der Kripo untersucht worden war, stand im amtlichen Bericht: »Während der Untersuchung fiel auf, dass die Partition D frei von jeglichen pornografischen Darstellungen pp. ist. Dies ist auf der einen Seite genauso ungewöhnlich wie das Vorhandensein kinderpornografischer Dateien auf einem PC.«

Also schnell mal ein paar Titten-Filmchen runterladen!

Scheiß Verhütung!

Beim Sex und Verhüten kommen die Menschen auf die seltsamsten Ideen. Das war schon immer so. Die Inderinnen zum Beispiel schmierten sich vor 3000 Jahren vor dem Poppen frischen Krokodil-Kot in die Muschi. Und auch im alten Griechenland hatten die Frauen ihre helle Freude daran, Krokodil-Kot in gegorenem Pflanzenschleim zu zerstoßen und als Zäpfchen einzuführen. Das soll angeblich gewirkt haben – was auch kein Wunder ist: Kein Mann steckt seinen Schwanz freiwillig in eine mit Tierscheiße vollgesaute Möse.

Alle Penisse der Welt ...

... sind vom Kartendienst »targetmap« auf der ersten Pimmelkarte festgehalten worden. Die sogenannte *World Penis Size Map* ist eine Weltkarte der Penislängen und verrät auf einen Blick, wo es sich für schwanzgeile Frauen und Schwule lohnt, Urlaub zu machen.

Na, wo wohl? Kurz bitte mal in der Schublade nach Vorurteilen suchen! Denn das, was alle Welt denkt, stimmt: Die Schwarzen haben die längste Praline der Welt! Die Einwohner Kongos können sich mit 17,93 Zentimeter das Wort »Sieger« auf die Fahne schreiben. Aber auch Platz 2 gebührt Respekt: Die Ghanaer überzeugen mit 17,31 Zentimetern Manneskraft, während die Südkoreaner mit 9,66 Zentimetern das Schlusslicht bilden.

Schraube locker

Jede vierte Frau findet es unmännlich, wenn ihr Partner es nicht schafft, eine Schraube in die Wand zu drehen. Und da dachte man immer, wichtiger sei, dass man als Mann seine Schraube in die Dose kriegt.

Immer auf dem Sprung

69 Prozent der Männer können sich vorstellen, ihre jetzige Partnerin zu betrügen. Frauen müssen sich einfach damit abfinden: Die Herren der Schöpfung waren schon immer Jäger und Sammler.

Nomen est omen?

Mit dem Nachnamen »Ficker« muss man sich täglich dumme Sprüche anhören. Dabei steckt nichts Versautes dahinter. Vielmehr geht der Name auf das mittelhochdeutsche Verb »ficken« zurück – und das bedeutete ursprünglich nichts anderes als »hin und her bewegen«. Demnach war ein Ficker einst einfach nur eine unruhige, aufgeregte Person.

Übrigens tragen rund 1600 Deutsche diesen Namen, wobei Maria der häufigste Vorname zu Ficker ist. Auf Platz 2 bis 10 in den Ficker-Charts: Heinrich, Hermann, Werner, Gerhard, Heinz, Josef, Gerold, Hans, Andreas.

Und noch was zum Kichern: Es gibt tatsächlich auch Herrn Schupisser, Frau Poppen, Frau Rescheiße, Herrn Latte, Frau Möse, Herrn Ständer und Frau Lutscher ...

Antike Nutten

Im antiken Pompeji kostete eine Nummer mit einer Nutte nicht die Welt. Gerade mal so viel wie zwei Laibe Brot musste man dafür hinblättern, sodass sich selbst die Armen und Sklaven einen kleinen Quickie leisten konnten.

Doch warum der Sparpreis? Zum einen, weil die Prostitution allgegenwärtig war. So wie man heute in der Mittagspause seinen Stress im Fitnessstudio loswird, sprang man damals zwischen zwei Terminen in den Puff. Zum anderen gab es unendlich viele Frauen, die als Sklavinnen zum Anschaffen gezwungen werden konnten. Es herrschte also ein regelrechtes Überangebot, das zu Schnäppchenpreisen führte.

Hochgenuss

Wer Mitglied im »Mile High Club« werden will, muss Sex in einem Flugzeug haben, während es sich mindestens 1852 Meter über dem Boden befindet. Abgehoben! Dennoch bieten mittlerweile mehrere kleine Airlines Flüge in speziell eingerichteten Flugzeugen an, in denen man diskret Mitglied werden kann. Andere Fluggesellschaften machen ihre Gäste darauf aufmerksam, dass der Sex über den Wolken nicht erlaubt ist. Singapore Airlines beispielsweise hielt nach der Einführung des Airbus A380 ihren First-Class-Passagieren einen kleinen Vortrag: Sämtliche Erste-Klasse-Abteile hätten zwar ein Bett, seien jedoch nicht schallisoliert. Man möge daher Rücksicht auf die anderen Fluggäste nehmen und das himmlische Ruckeln sein lassen.

War Hitler schwul?

Das jedenfalls behaupten einige Experten. Nach Meinung des Historikers und Buchautors Lothar Machtan *(Hitlers Geheimnis)* ist Adolf Hitler zumindest homosexuell veranlagt gewesen. Hitler habe homoerotische Freundschaftsbeziehungen gepflegt, wovon einige homosexueller Natur gewesen seien könnten.

Kein Sex mit Fleischessern

Man kann's auch übertreiben! Immer mehr Veganer meiden nach einer Studie der neuseeländischen Canterbury Universität Sex mit Fleischessern. Veganer hielten sich ans Motto »Man ist, was man isst« und würden Fleischesser daher als »Friedhof für Tiere« ansehen.

Alles Amateure?

Die meisten Filmchen auf Pornoseiten machen den Anschein, privat aufgenommene Aufnahmen zu sein. Tatsächlich ist aber nur ein kleiner Teil des Wichsmaterials von Amateuren hergestellt. Stattdessen stecken hinter den Pornoschnipseln zumeist Werbetrailer und Raubkopien, vor allem aber PR von Kleinunternehmer(-innen), die zusammen mit Bekannten jede Woche ein paar kurze Beiträge drehen und damit ihre Dienstleistungen bewerben, die sie auf ihren Websites anbieten.

Die Aufnahme von der schüchternen Blondine, die sich, weil sie sich unbeobachtet fühlt, im Solarium unten rumfingert, ist also in Wirklichkeit gar nicht so geheim. Wobei das den meisten Usern schnuppe ist – Hauptsache, sie kriegen was zu sehen.

Toll: Tantra

Jeder hat schon mal davon gehört. Und wenn ein Pärchen freimütig erzählt, dass es zum Tantra-Kurs geht, wird ruck, zuck das Thema gewechselt. Denn ob waghalsige Verrenkungen oder Kamasutra-ähnliche Spielchen – jeder stellt sich etwas anderes, in jedem Fall aber etwas Verruchtes, darunter vor.

Doch was ist Tantra genau? Kernstück von Tantra-Übungen sind erotische Massagen, die sich jedem Teil des Körpers widmen, auch dem Intimbereich. Zum Einsatz kommen dabei die Hände, der ganze Körper, aber auch Federn, Felle, weiche Stoffe oder duftende Öle. Ziel ist aber kein Orgasmus, sondern ein orgiastischer Zustand, der die Energieströme im Körper frei fließen lässt.

Klingt gut, oder? Sollte man eigentlich mal ausprobieren – man muss es ja nicht gleich den Nachbarn erzählen.

We are family!

Familienbande: Zwei von drei Männern zwischen 18 und 50 verdächtigen ihren Vater, ihre Mutter schon einmal betrogen zu haben. Ebenso viele deutsche Männer behaupten laut einer Umfrage von *Men's Health* aber, selbst noch nie fremdgegangen zu sein. Irgendetwas stimmt da also nicht.

Kleine Kostprobe?

Für einen Mann, so wird behauptet, gibt es beim Sex nichts Größeres, als der Frau ordentlich ins Gesicht zu schlonzen. Die Herren der Schöpfung empfinden das Abspritzen offenbar als Inbegriff der Männlichkeit. Dabei sind auch Frauen dazu im Stande. Aristoteles berichtete bereits um 300 v. Chr. von einer flüssigen, samenlosen Absonderung beim weiblichen Orgasmus.

Wissenschaftlich nachgewiesen wurde weibliches Abspritzen aber erstmals 1981. Seitdem weiß man: Das Sekret, sozusagen das weibliche Sperma, geben die neben der Harnröhre befindlichen Skene-Drüsen ab. Bei rund jeder zweiten Frau ist das laut Umfragen so, wobei die Zahl noch höher liegen dürfte, da die meisten Frauen ihr Ejakulat mit Urin verwechseln.

Sperma und der Sonntags-Tatort

In der Rechtsmedizin spielt der Nachweis von Sperma eine Rolle bei der Aufklärung von Sexualverbrechen. Denn selbst eingetrocknetes Ejakulat, und ist es noch so wenig, leuchtet bei Ultraviolett-Bestrahlung, was zu kriminalistischen Untersuchungen genutzt werden kann. Aber das kennen wir ja alle aus *Tatort* und Co.

Pornobalken ...

... war ursprünglich ein meist schwarzer Balken, mit dem bei Abbildungen von nackten Frauen aus moralischen Gründen die Brust und die Schamgegend abgedeckt wurde. Ob in den Schaukästen der Varietés, Nachtclubs oder Sexkinos – überall blieb bis zur Sexuellen Revolution der 60er-Jahre das Interessanteste verborgen.

Heute feiert der Pornobalken ein Comeback: als umgangssprachliche Bezeichnung für einen Schnauzbart, der – und da müssen wir uns nichts vormachen – trotz aller vermeintlichen Trends echt beschissen aussieht.

Noch 'ne Spezialität

Selbst Lieschen Müller gibt sich heutzutage weltoffen und liebt Mongolische Buffets. Blöd nur, wenn sie eines Tages von einem netten Kerl gefragt wird, ob sie – wie er – auf Mongolisch steht und sich daraufhin fürs Essen schick in Schale wirft.

Denn: Wenn es ein Typ gern mongolisch mag, hat er mit Buffets nichts am Hut. Vielmehr rubbelt er seinen Schwanz am liebsten zwischen zwei Pobacken, ohne ihn wie beim Analverkehr ins Loch zu stecken.

Anti-Sex-Maßnahmen

Die US-Regierung gibt der BBC zufolge 176 Millionen Euro pro Jahr für Maßnahmen aus, die Kids von vorehelichem Sex abhalten sollen. Eine Studie hat aber gezeigt: bringt nix! Die Jugendlichen poppen trotzdem fast alle vor der Hochzeit.

Panik!

Ein Panikhaken ist ein Verschluss, der sich, anders als der Karabinerhaken, auch unter starkem Zug noch leicht öffnen lässt. Einsatz findet er unter anderem in der Landwirtschaft und im Reitsport, etwa beim Führen von Pferden. Scheut beispielsweise ein Gaul, kann man im Notfall den Panikhaken öffnen und das Tier somit frei lassen.

Warum das hier erklärt wird? Weil ein solcher Panikhaken auch gerne mal beim Sex eingesetzt wird. Vornehmlich im SM-Bereich. Denn wenn Lady Pain nicht gerade zimperlich mit Mister Slave umgeht und der plötzlich einen Kreislaufkollaps kriegt, stellt der Haken sicher, dass die entsprechende Verbindung auch dann mit einem Handgriff geöffnet werden kann, wenn der Sklave mit einem Mords-Eigengewicht an der Kette hängt.

Das dauert ... und dauert ... und dauert ...

Ein durchschnittlicher Deutscher verbringt in 70 Jahren Lebenszeit etwa 110 000 Minuten mit Küssen – das sind mehr als 76 Tage.

Viel? Nun ja, er sitzt aber auch rund sechs Monate seines Lebens auf dem Klo!

Erst Currywurst, dann Sex!

Hamburger, Döner, Sandwich ... Sie hat alle Fast-Food-Trends überlebt: die Currywurst. Weil sie einfach schmeckt. Und weil sie anmacht. Zwar wird ihre an sich phallische Form zerstückelt, dafür aber wirkt ihre Würzmischung anregend. Das fand eine Studie des australischen Zentrums für Integrative Klinische und Molekularmedizin in Brisbane heraus. Die männliche Libido kann, so das Ergebnis, durch den Konsum des im Curry enthaltenen Bockshornklees um ein Viertel gesteigert werden.

Männer und die Morgendusche

Männer sind Schnellduscher. Und die Ausnahmen? Denken beim morgendlichen Brausen zu 42 Prozent an Sex. Am zweithäufigsten träumen sie im Bad von einem Lottogewinn. Erst an dritter Stelle: der Gedanke an die Arbeit und den bevorstehenden Tag. Doch wie in aller Welt sollen sich die müde Gesellen auch mit ihren zu erledigenden Aufgaben befassen, während sie sich einen von der Palme schütteln? Genau das tut nämlich jeder dritte Mann morgens unter dem Wasserstrahl, da die anschließende Sauerei dort schnell und einfach beseitigt werden kann.

Tipp für alle Hallo-wach-Wichser: ab und zu das Sieb reinigen, in dem doch so manches kleben bleibt. Dann muss Schatzi das nicht immer angewidert tun.

Die größten Sex-Hits

Früher hatte der Radiosender KFYE-FM aus Fresno (USA) nur religiöse Sendungen und christliche Musik im Programm. Seit 2006 spielt er aber ausschließlich Songs, die das Wort »Sex« enthalten, beispielsweise »I Want Your Sex« von George Michael. Personen unter 21 Jahren wird daher ans Herz gelegt, sich »Porn Radio« nicht anzuhören.

Sommer, Sonne, Samenstau

Je heißer der Sommer, desto heißer auch wir. Denkt man. In Wirklichkeit aber herrscht bei Hitze tote Hose. 32 Prozent der Deutschen haben im Juni, Juli und August weniger Sex als normalerweise, während nur neun Prozent öfter ins Bettchen hüpfen.

Doch was tun sie dann? Duschen. 68 Prozent brausen ihre Triebe mehrmals täglich in den Abfluss, 44 Prozent schlucken sie im Biergarten mit einem kühlen Bierchen runter – bis die tief dekolletierte Kellnerin fragt: »Kann ich sonst noch etwas für Sie tun?«

Nichts für Emanzen

Martin Luther verwendete in seiner Bibelübersetzung der Schöpfungsgeschichte noch das Wort »Männin« für Frau, was zum Ausdruck bringen sollte, dass sie aus dem Mann genommen wurde.

Traumjob?

Jeder dritte Mann würde für eine Sex-Hotline arbeiten, um Frauen geile Sachen ins Ohr flüstern zu können.

Tipp: einfach mal üben, wenn's das nächste Mal auf Geschäftsreise geht und Schatzi allein zu Hause bleiben muss. Laut einer Studie des Münchner Instituts für Rationelle Psychologie können solche Sex-Spielchen am Telefon sogar Fernbeziehungen retten.

Ein Porno-Muss

Noch nie *New Wave Hookers* gesehen? Das muss schnellstens nachgeholt werden. Denn der Streifen aus dem Jahr 1985 ist Kult! Der Film handelt von zwei Kerlen, die sich vor dem Fernseher Witze erzählen und über Frauen unterhalten. Dann schlafen die beiden ein und träumen davon, ein Luxusbordell zu besitzen, mit Nutten, die auf New-Wave-Musik stehen. Klingt abgefahren und ist es auch. *New Wave Hookers* läutete daher eine neue Porno-Ära ein und gehört laut *AVN* noch heute zu den »20 geilsten Filmen aller Zeiten«.

Elfmal in einer Nacht

Der US-amerikanische *Playboy*-Herausgeber Hugh Hefner brüstet sich damit, mit mehr als 2000 Frauen geschlafen zu haben. Sein Sexrekord liege bei elf Frauen in einer Nacht. Und auch nach seinem Tod will der 1926 geborene Sexfreak angeblich nicht auf heiße Mädels verzichten – daher hat er das Grab neben Marilyn Monroe auf dem Westwood Memorial Park in Los Angeles gekauft. Die Arme!

Ständig geil

47 Prozent aller Männer lassen sich im Büro ihre Sexwünsche durch den Kopf gehen. Ihre Partnerinnen müssen also wirklich Vorsicht walten lassen. Vor allem, wenn Schatzi mal wieder Überstunden macht: Laut Trend Research nutzt jeder Vierte seine Chance auf Bürosex, wenn bis spät in die Nacht gearbeitet wird. »Liebling, ich komme gleich« kann also durchaus auch das eine bedeuten!

Ehe ohne Sex

Eine Josefsehe ist eine keusch gelebte Ehe. Will sagen: Sex? Fehlanzeige! Namensgeber ist der biblische Josef, Marias Ehemann, denn der hat seine Frau nach Ansicht mancher Kirchenlehrer ja bekanntlich nie richtig beglückt.

Die Sache mit dem Ausziehen

Typische Situation: Man knutscht leidenschaftlich, geht mit seinen Händen forsch auf Wanderschaft, und schwups ist klar, dass da noch mehr geht: Gleich gibt's richtigen Sex. Gleich fließen die Körpersäfte. Freu! Doch bis es so weit ist, gibt's noch was zu tun: sich irgendwie von den Klamotten befreien! Und das kann schnell zur peinlichen Nummer werden. Denn wie stellt man das an, ohne dass die Stimmung flöten geht? Wie zieht man einer sitzenden Frau die Jeans aus? Oder: Wie streift man einem liegenden Typen sein T-Shirt über den Kopf, um an seinen Sixpack und seine Brustmuskeln zu kommen?

Klare Antwort: Am besten geht das, wenn beide kurz aufstehen. Wer trotzdem lieber sitzen oder liegen bleiben will, sollte das Ausziehen zumindest beherzt erledigen. Also bitte nicht so tun, als würde man ganz zufällig am Hosenlatz des anderen rumschrauben, sondern die Sache schnell über die Bühne bringen. Denn ganz ehrlich: So romantisch wie im Hollywoodfilm ist das gegenseitige Ausziehen selten. Schon gar nicht, wenn es eine halbe Ewigkeit dauert und der Hosenknilch nicht länger warten kann.

Auf die Knie, Chef!

SMler üben laut Internet-Umfrage am häufigsten diese beiden Berufe aus: Führungskraft und Sekretär(in) bzw. Büroangestellte(r). So weit, so gut. Zu hoffen ist nur, dass wenigstens bei diesem Machtspielchen der Chef mal der Maso und der Angestellte der Sado ist. Wäre nämlich eine gute Gelegenheit, dem Boss mal so richtig eins über die Rübe zu ziehen.

Stinkt das wie im Pumakäfig?

Cougar ist die englische Slang-Bezeichnung für ältere Frauen, die am liebsten Frischfleisch zwischen ihren Beinen haben, und bedeutet eigentlich »Puma«. Doch bitte keine voreiligen Schlüsse daraus ziehen! Auch in die Jahre gekommen, müffeln Frauen im Höschen nicht wie Pumakäfige. Es ist nur so, dass die Haarfarbe der werten Damen dem silbrig-grauen Fell der Wildkatzen ähnelt. Daher der gemeinsame Begriff.

Darf's noch etwas Schokosoße sein?

Eine Abkürzung, die's in sich hat: Beim A2M (»Ass to Mouth« oder »Anal to Mouth«) wird der Schwanz erst in den Hintern der Partnerin oder des Partners gesteckt und direkt danach als Schokostäbchen in den Mund.

Tipp: Wenn die braune Sauerei vermieden werden soll, empfiehlt es sich, zuvor eine Darmspülung zu machen.

Kein Ende in Sicht

24/7 ist ein Sex-Spiel, bei dem alle Beteiligten dauerhaft ihre Rolle behalten. In der Regel heißt das: Die Sklavin oder der Sklave gibt sein bisheriges Leben auf, um nur noch der Herrin oder dem Herrn zu dienen. Jede Sekunde des Lebens. Daher auch der Begriff 24/7: 24 Stunden am Tag, sieben Tage die Woche. Da hat man vom anderen schnell mal die Schnauze voll, aber genau das macht für 24/7er ja den Reiz aus.

Anderen an die Gurgel gehen

»HOM« klingt wie eine Unterhosen-Marke für Männer. In Insiderkreisen ist es aber die Abkürzung für »Hand Over Mouth« und eine Form der Atemreduktion: Der Top hält mit einer oder beiden Händen sowohl die Nase als auch den Mund des Bottoms zu. Wie sich das anfühlt? Silke S.: »Ich steh' voll drauf, wenn mich mein geiler Freund reitet und mir die Nase und das Maul stopft oder sich mit beiden Händen auf meinem Hals abstützt. Ich war schon mal kurz vorm Kollabieren, weil er es zu gut gemeint hat. Aber geil war's trotzdem!«

Geschwindelt!

Drei Prozent aller Frauen spielen ihrem Partner jedes Mal beim Sex einen Orgasmus vor. Noch viel interessanter: Auch Männer schwindeln. Laut einer Studie der Universität Kansas hat jeder vierte Kerl schon mal einen Höhepunkt vorgetäuscht.

Wie das gehen soll? Na, wie anfangs bei den Frauen auch. Hechel, hechel. Stöhn, stöhn. Zuck, zuck. Und dann ist das vermeintliche Sperma fix im Kondom eingetütet und noch schneller entsorgt. Doch selbst ohne Gummi ist die Orgasmuslüge möglich: Wenn sie während des Verkehrs Ausfluss hat, kann der dem Sperma ähneln – und alles scheint wie immer.

Das gönn ich mir!

Ob hetero oder schwul: Beim Wichsen haben viele Männer das Verlangen, das eigene Sperma zu schlucken. Blöd nur, dass die Geilheit flöten geht, sobald das schleimige Zeug das Tageslicht erblickt und dann doch im Tempo statt im Mund landet. Doch wo ein Wille, da ein Weg – zeigt der Blick in einschlägige Internetforen, in denen das Problem leidenschaftlich diskutiert wird. Einhellige Meinung: Kreativ muss man sein. Dann klappt's auch mit dem Schlucken.

Einfachste Lösung: die Wichse aus der Kerzenstellung in den Mund spritzen – drin ist drin! Da aber Vorfreude die schönste Freude ist, legen sich die meisten dieser Schluckspechte einen regelrechten Spermavorrat an. Zum Beispiel, indem sie ihre Wichse regelmäßig einfrieren und bei ausreichender Menge dann wieder auftauen lassen. Oder indem sie sich einen Samencocktail zubereiten: Ob in Bier, in Wasser, in Urin oder als Kondensmilchersatz in Kaffee – für so manchen rundet die eigene Sahne einfach jedes Getränk aufs Köstlichste ab. Oder jede Speise: Auch Joghurt mit Blubb wird immer wieder gern genommen. Nun ja, über Geschmack lässt sich streiten.

Damit es keinem stinkt

In Amerika gibt es eine Internet-Partnervermittlung, die ihre Kunden anhand ihres Körpergeruchs verkuppelt. Und so müssen die Mitglieder zusätzlich zum Beantworten von Fragen einen Speicheltest abgeben. Per genetischer Analyse werden die Paare dann so zusammengestellt, dass sie geruchlich zusammenpassen. Das soll eine höhere Trefferquote und treuere sowie sexuell aktivere Paare garantieren.

SMS? Kein Sex!

Ein No-Go beim ersten Date: Zwei von drei Deutschen würden sich kein zweites Mal mit jemandem treffen, der beim ersten Kontakt nebenbei SMS schreibt. Aber apropos Daten und Simsen: Flirt-Experten raten Frauen davon ab, dem Mann gleich nach dem ersten Kennenlernen eine SMS zu schicken. Sie verweisen darauf, dass der Mann erobern und die Frau erobert werden will. Daher sollte die erste SMS stets von ihm geschrieben werden.

Übertrieben

In Pornoheftchen ist immer von ganzen Ladungen von Sperma die Rede: »... und dann schleuderte ich ihr den heißen Samen literweise in ihre geile Maulfotze ...«, und so weiter und so fort. Doch hallo? Das ist natürlich gelogen! Eine Ladung Männlichkeit ist kaum mehr als ein Esslöffelchen Haferbrei und beträgt zwischen 2 und 6 Milliliter. Aber da sieht man mal wieder, wie sehr die Hengste der Schöpfung von sich überzeugt sind.

Heißer Löffelspaß

Schon immer waren Männlein und Weiblein auf der Suche nach wirksamen Aphrodisiaka. Der Potenzhit im 16. Jahrhundert: Gemüsesuppe mit Brot und halb garen Eiweißen. Doch die Sache hatte einen Haken: Der sehr nahrhafte Eintopf sollte mindestens eine Woche lang gegessen werden – und zwar morgens und abends vor der eigentlichen Mahlzeit. Und wer dies tat, hing am Ende eher über der Schüssel als am Hals der Liebsten.

Berühmte Lesben-Nummer

Die berühmteste Ausgabe der Erotik-Zeitschrift *Penthouse* war das Septemberheft 1984, in dem die damalige Miss America und heutige Sängerin Vanessa Williams (»Save The Best For Last«) beim simulierten Lesben-Sex zu sehen war. Einige Jahre später sorgte die Ausgabe sogar ein zweites Mal für Aufsehen, da bekannt wurde, dass die ebenfalls darin abgebildete Pornodarstellerin Traci Lords zum damaligen Zeitpunkt 15 Jahre jung gewesen war.

Schnell mal nachgucken: Wer das Heft noch in irgendeiner Schublade hat, sollte es dringend von Staub und Wichsflecken befreien. Es ist heute nämlich bis zu 250 Euro wert!

Schuhe und Pornos

Frauen, immer schön locker bleiben! Männer wollen Porno-Darstellerinnen, die zu 99 Prozent aus Silikon und Make-up bestehen und außer »Blowjob« kein Fremdwort kennen, nicht dauerhaft – statt euch – im Bett haben. Vivian Schmitt, Jasmine La Rouge und Co. sind halt einfach nur nett anzusehen. Und das ist für Kerle eine nette Belohnung – wie für euch das Kaufen neuer Schuhe.

Wenn Mausi keine Gnade kennt

Sich mit der neuen Internetbekanntschaft zum anonymen Poppen verabreden? Schatzi wird schon nicht dahinterkommen – und selbst wenn? Vorsicht! Nur jeder fünfte Deutsche würde einen Seitensprung verzeihen. Bei jedem zweiten hieße es stattdessen: »Pack deine Koffer!«

Grenzfälle der Wissenschaft

Noch zu Beginn des 20. Jahrhunderts behaupteten Forscher, Nymphomaninnen seien in Wahrheit frigide oder aber unglücklich mit Sex-Nieten verheiratet und deswegen stets auf der Suche nach dem nächsten Kick.

Älteste Mutter der Welt

Ihr Kinderwunsch war so stark, dass sie den Ärzten ihr Alter verheimlichte. Umso glücklicher war María del Carmen Bousada, als sie nach einer künstlichen Befruchtung 2006 im Alter von 66 Jahren gesunde Zwillinge gebar. Übertroffen wurde sie 2008 von Rajo Devi, einer Inderin, die mit 70 Jahren Mutter wurde.

Feder-Tampon gegen Spermien

Das älteste überlieferte Schriftstück zum Thema Verhütung ist das Papyrus Kahun aus der Zeit um 2100 vor Christus. Darin war der Tipp zu lesen, Akazienspitzen mit Datteln und Honig auf einen Federbausch zu streichen und diesen dann in die Scheide zu stecken. Die für heutige Begriffe sehr ungewöhnliche Tamponart sollte die Spermien am Vordringen zur Gebärmutter hindern.

Hoppe hoppe Reiter

Wie die Reiterstellung geht, ist kein Geheimnis: Er liegt auf dem Rücken, sie sitzt auf seinem Schwanz. Das gibt ihr die Kontrolle über seine Lust und ihm einen geilen Ausblick. Doch es geht noch besser!

Tipp für die Frau: Erziehen Sie Ihren Lover. Geben Sie Tempo und stoppen Sie, bis er Sie anbettelt, kommen zu dürfen. Oder so: Statt sich hinzuknien, hocken Sie sich ruhig mal vorsichtig auf ihn. Das kommt gut. Doch bitte schön auf seine Latte Acht geben – die braucht er noch mal!

Modernes Schlussmachen

Status ändern, wieder Single sein: Jeder zehnte Jugendliche beendet seine Partnerschaft auf Facebook.

Penicillin-Sex

Rund 100 Jahre lang glaubte man, dass sich der Penicillin liefernde Schimmelpilz nur ungeschlechtlich über Sporen vermehrt. Jetzt hat ein internationales Forscherteam gezeigt: Er hat doch Sex! Und bei dieser Entdeckung hüpften die Wissenschaftler vor Entzückung schier in die Luft. Denn für die Zucht neuer, wirksamer Penicillin-Lieferanten ist die sexuelle Fortpflanzung tatsächlich ein großer Vorteil.

»Sag mal, wird das noch was?«

Strike! Endlich ist es so weit: Das Spiel der Leidenschaft beginnt. Doch dann geht das Rumgerutsche los. Wo genau geht's rein? Hier? Nö. Vielleicht hier? Auch Fehlanzeige. Und wenn man den Eingang zur Glückseligkeit schließlich gefunden hat, ziert sich der kleine Mann auch noch, in die dunkle Höhle vorzudringen … Das haben wir alle schon erlebt. Und auf weitere Wiederholungen des Eiertanzes verzichten wir liebend gern. Deshalb machen wir es beim nächsten Mal so: Wir erinnern uns daran, dass der liebe Gott uns zwei Hände geschenkt hat – und davon nehmen wir eine, packen unseren Schwanz, führen ihn die Gegend abtastend zum Ziel unserer Wünsche – schon ist alles geritzt.

Blond bumst besser

Der amerikanische Arzt Joseph Howe war im 19. Jahrhundert der Meinung, blonde Frauen seien öfter nymphoman als Dunkelhaarige.

200 Jahre später ergab eine Studie der britischen Universitäten St. Andrews und Central Lancashire: Blonde Frauen angeln sich

tatsächlich schneller einen Lover, dafür haben sie es eher schwerer, den Mann fürs Leben zu finden. Denn Blondinen werden von Männern nur fürs Nümmerchenschieben bevorzugt.

Kleiner Kuss mit Folgen

Schon ein harmloser Kuss kann unseren Organismus voll auf Touren bringen, denn die Lippen zählen zu den Körperregionen mit den meisten berührungsempfindlichen Nerven. Wenn wir knutschen, schicken sie Signale Richtung Gehirn und lösen so ein Feuerwerk an Emotionen und Körperreaktionen aus. Im Nu steigen Blutdruck und Puls an, die Atmung wird tiefer, und das rationale Denken lässt nach – wir wollen nur noch eines: Sex!

Und zum Nachtisch Eiweiß à la carte

Eine Ladung Sperma enthält etwa fünf Kalorien. Eine Tafel Schokolade schlägt dagegen mit sage und schreibe 550 Kalorien zu Buche. Es darf also ruhig geschluckt werden, wenn der eigene Partner die Ladung verliert. Bei allen anderen sollte man sich in vornehmer Zurückhaltung üben. Aber das versteht sich eigentlich von selbst – man stopft sich ja auch nicht die Schoki von Fremden rein.

Mein Freund, der Baum

So stark! So archaisch! So erotisch! Wenn Dendrophilisten einen schön gewachsenen Baum sehen, können sie nicht anders, als sich auf der Stelle einen von der Palme zu wedeln. Denn Dendrophilie ist die erotische Liebe zu Bäumen. Nicht zu deren Früchten, in die man ja durchaus noch etwas reinstecken könnte, nein, zum Stamm und zu den Ästen.

Unglaublich? Deswegen wird diese sexuelle Vorliebe auch oft für eine urbane Legende gehalten. Dabei gilt als gesichert, dass Xerxes (ca. 519–465 vor Christus) dendrophil veranlagt war. Eine

Platane in Lydien soll ihn so erregt haben, dass er sie mit Frauenschmuck behängen und ihr dann die Ehre einer Ehefrau zukommen ließ. Ein wahrer Naturliebhaber!

Echt bombig, der Vibrator!

In Australien ist die Dichte an Vibratoren weltweit am größten. Kein Wunder also, dass gerade in Down Under wegen eines solchen Spielzeugs ein ganzer Flughafen gesperrt wurde. Bombenalarm!, hieß es am Airport von Mackay, als ein Mülleimer plötzlich verdächtig zu brummen anfing. Ein halbe Stunde lang ging daraufhin nichts mehr. Erst kurz bevor die Sicherheitsbeamten das Bombenräumkommando alarmierten, meldete sich ein Fluggast und gab sich als Besitzer des Sextoys zu erkennen. Über die Identität des Passagiers ist bis heute nichts bekannt – um ihm Peinlichkeiten und bohrende Fragen der Ehefrau zu ersparen.

Tor! Tor! Tor!

Der Schwanz schrumpft nicht nur bei Kälte. Auch sobald Männer erregt sind, wird ihr Hosenporsche zum Mini. Ja, wirklich! Und zwar, wenn sie durch nicht sexuelle Dinge erregt werden. Also zum Beispiel, wenn ihre Lieblings-Fußballmannschaft ein Tor schießt.

Also Frauen, bei der nächsten *Sportschau* ruhig mal testen! Keine Sorge: Das kriegt Schatzi ganz sicher nicht mit, solange sich der Ball im Fernsehen dreht.

Telefonsex war gestern

Heute macht man SMS-Sex. Laut Sozialwissenschaftlern ist das Sich-gegenseitig-Aufgeilen am Apparat immer mehr im Kommen. Ursache: unsere schnelllebige Zeit, in der viele Paare auf Distanz leben und lieben. Was man für die Handy-Nummer braucht? Den Mut, seine sexuellen Fantasien preiszugeben, und natürlich eine freie Hand zum Tippen.

Bloß nicht runterkommen

Endlich Urlaub? Endlich Zeit, Fünfe gerade sein zu lassen? Gut, dass wir im 21. Jahrhundert leben. Denn noch bis Mitte des 19. Jahrhunderts glaubte man, dass gepflegtes Chillen und Relaxen bei Männern Satyriasis hervorrufen kann: einen krankhaft gesteigerten Sextrieb.

SOS-Tipps der damaligen Experten: eiskalt baden, in die Kirche gehen oder ein säuerliches Getränk trinken – und damit war kein Caipirinha gemeint!

Verhütung mit Schildkröten

Kondome gab es schon im 10. Jahrhundert vor Christus. Doch die sogenannten Kabutogata waren alles andere als gefühlsecht, denn sie wurden aus getrocknetem Schildkrötenpanzer hergestellt. Da flutschte nichts – selbst wenn man schon Gleitgel gekannt hätte. Aua!

Spritz-Rekord

Der kanadische Pornostar Peter North (geb. 1957) spritzt vor laufender Kamera rund zehnmal pro Höhepunkt ab. Ergussdauer: zwischen 20 und 30 Sekunden. Klar, dass der Gute seine Fähigkeiten in seinen Sexfilmen für extreme Gesichtsbesamungen der Partnerinnen nutzt. Was natürlich super ankommt. Weniger bei seinen Kolleginnen, die der kostenlosen Feuchtigkeitskur fürs Gesicht trotz beachtlicher Schauspielkünste merklich weniger abgewinnen können. Dafür umso mehr bei der männlichen Zielgruppe. Und so gewann Peter North dreimal in Folge den »Fans of X-Rated Entertainment Favorite Male Award«, der maximal dreimal an einen Darsteller verliehen werden darf. Ein Sp(r)itzen-Talent, der Bursche!

Ein etwas anderer Sexshop

Das Darchadidscha (»Das Haus der Chadidscha«) im Königreich Bahrain ist der erste Sexshop, der in den Arabischen Golfstaaten eröffnet wurde. Geführt wird er von einer streng anmutenden Frau in Schwarz. Doch der geheimnisvolle Look soll keine Fetischisten anlocken, vielmehr ist die Store-Managerin eine Muslima mit langer Abaja und vorschriftsmäßigem Schleier. Und auch sonst ist es kein Sexshop, wie wir ihn kennen, stattdessen soll er die Ehe stärken. Zugang haben daher nur verheiratete Paare, und zu kaufen gibt es rosa Lämpchen statt Latexkleidung und Co. Perversionen sucht man in dem Geschäft vergeblich, heißt es. Auch eine Einstellung.

Kondomzwang

In Bayern gilt ein Kondomzwang. »Weibliche und männliche Prostituierte und deren Kunden sind verpflichtet, beim Geschlechtsverkehr Kondome zu verwenden. Die Verpflichtung zur Verwendung von Kondomen ist in Räumen, die zur Prostitution genutzt werden, durch einen deutlich sichtbaren und gut lesbaren Aushang bekannt zu machen«, heißt es in der Hygieneverordnung.

Ei, ei, ei, wie wissenswert!

Der männliche Hoden kann bei Erregung um 50 Prozent wachsen – was großartig aussieht und großartigen Sex verspricht. Ganz im Gegenteil zu XL-Klöten durch zu viel Radfahren. Aufpassen sollten laut Boston University Medical Center vor allem passionierte Mountainbiker. Bei ruppigen Geländefahrten seien die empfindlichen Weichteile einem permanenten Aufprallstress unterworfen. Mögliche Folge: Impotenz.

Die fruchtbaren Tage

Nur jeder fünfte deutsche Mann kümmert sich um die Verhütung. Dabei wissen die wenigsten, wann die Frau ihre fruchtbare Phase hat: Fast zwei Drittel der Männer gaben in einer Umfrage zu, keinen blassen Schimmer zu haben. Dabei ist des Rätsels Lösung ganz einfach: Rund zwei Wochen nach dem Beginn der letzten Periode gilt es, aufzupassen. Es sei denn, man kann es nicht abwarten, Babybrei zu kochen und Windeln zu wechseln.

Länger als vermutet

Untersuchungen deuten darauf hin, dass die – samt Eichel, Wurzel und Schaft – rund elf Zentimeter lange und daher auch innerlich stimulierbare Klitoris selbst beim vaginalen Orgasmus eine Rolle spielt.

Der fremde Penis

Die erste Penis-Transplantation wurde 2006 in China vorgenommen. 15 Stunden dauerte die Operation, bei der Blutgefäße und Nervenstränge einzeln zusammengefügt wurden, ehe das Spender-Glied eines Hirntoten am Stumpf des Patienten festgenäht wurde. Nicht ohne Risiken, doch alles verlief bestens.

Ein Happy End? Weit gefehlt. Denn sowohl der Mann als auch seine Frau wehrten sich gegen das fremde Organ. Der angenähte Penis hat bei beiden große psychische Probleme hervorgerufen, und so schnitten ihn die Ärzte zwei Wochen später auf den ausdrücklichen Wunsch des Patienten wieder ab.

Berühmte These

Für einen kleinen Jungen kommt der Entdeckung des Geschlechtsunterschieds laut Sigmund Freud eine wichtige Bedeutung zu. Wenn er bemerkt, dass einigen Menschen der Penis fehlt, andere sowie er selbst aber einen haben, so glaubt er, das

Geschlechtsteil sei bei manchen durch Kastration abhandengekommen. Daher sieht er auch sich selbst vom möglichen Verlust bedroht. Die Folge: Kastrationsangst.

Juckt's?

Muss man nicht wissen, ist aber witzig: Rund 25 Prozent aller Männer kratzen sich beim Sex gelegentlich die Arschbacken.

Anzeigen-Alarm

Sex sells. Aber Sex sorgt auch immer wieder für Ärger, und so wurden in den ersten 30 Jahren seit der Gründung über 2000 Anzeigen gegen Beate-Uhse-Geschäfte eingereicht. Unter anderem von Michael Ballack und Oliver Kahn. Denn das Erotik-Unternehmen hatte über eine Tochterfirma Vibratoren mit den Aufschriften »Michael B.« und »Olli Kahn« angeboten. Das passte den Profifußballern natürlich gar nicht, und so klagten sie. Mit Erfolg: Je 50 000 Euro musste Beate Uhse an sie abdrücken.

Kleines Missverständnis

Wenn die Nachbarin erzählt, dass sie in ihrer Freizeit Frivolitätenarbeit macht, bitte bloß nicht weitertratschen, dass die Gute ihr Haushaltsgeld mit Schmuddelkram aufbessert. Denn das stimmt nicht. Frivolitätenarbeit ist nichts anderes als eine historische Handarbeit – wobei auch das schon wieder eindeutig zweideutig ist …

Frühreifes Flittchen

In England war 2009 der 13-jährige Alfie Patten, der mit seiner 15-jährigen Freundin als jüngster Vater Englands präsentiert wurde, das große Medienthema. Kurz darauf staunten jedoch alle, als sich gleich mehrere andere Jungs aus der Nachbarschaft meldeten und ebenfalls Anspruch auf die Vaterschaft erhoben.

Am Ende wurde ein 15-Jähriger als der echte Papa ausgemacht. Kinder, Kinder, in dem Alter haben wir noch über Dr. Sommer gekichert!

Charity für Sexhotline

Chad Ochocinco, ein Football-Star aus Cincinnati, staunte nicht schlecht, als seine Charity-Aktion nach hinten losging! Auf Müsli-Packungen warb er für ein Kinderhilfswerk. Doch wer spenden wollte und die auf den Packungen abgedruckte Telefonnummer wählte, landete wegen eines Druckfehlers bei einer Telefonsex-Hotline und wurde von einer Frauenstimme heiß gemacht.

Knutschen im Tierreich

Vögel schnäbeln miteinander. Fische berühren sich am Mund. Lamas können sich nicht nah genug kommen. Doch ist das Küssen? Fest steht: Schimpansen haben eine gewisse Kusskultur, und ihre niedlichen Verwandten, die Bonobos, sind ganz verrückt nach Zungenküssen. Aber die treiben es sowieso gern wild: Ob Oralsex oder Petting – es gibt nichts, was die Äffchen nicht tun. Sogar die gute alte Missionarsstellung bereitet ihnen einen Heidenspaß, und das ist eine kleine Sensation. Denn eigentlich unterscheidet die Missionarsstellung Mensch und Tier voneinander: Tiere sehen sich beim Sex nicht an.

Feuchte Träume im Sand

Wo findet man die meisten Gaffer? Auf der Autobahn, wenn es gekracht hat. Und am Strand, wenn Beach-Volleyball gespielt wird. Laut einer Umfrage eines Kondomherstellers ist das nämlich die erotischste Sportart. Jeder dritte Deutsche muss sich beim Zusehen jedenfalls auf den Bauch legen, damit die anderen Badegäste nichts von der Beule in der Badehose mitbekommen.

Nachgeholfen

Wenn bei einem jungen Kerl der Schniedel nicht wachsen will, ist die Panik groß. Doch dass die Pubertät durch äußere Einflüsse, wie Stress, gehemmt ist, kommt gar nicht mal so selten vor. Abhilfe kann dann eine sogenannte HCG-Spritze helfen. Deren Hormon (Humanes Choriongonadotropin) lässt den kleinen Willy auf die genetisch vorbestimmte Rambo-Größe anwachsen. Jedoch klappt das nur bei jungen Männern bis zum 17. Lebensjahr.

Einer geht noch, einer geht noch rein

Eine Fahrt mit der DB gehört nicht gerade zu den großen Abenteuern unseres Lebens. Eine Runde DP sehr wohl. Denn bei einer Double Penetration lässt sich die Frau von einem Mann vögeln, während ein zweiter durch ihr Hintertürchen kommt. Doch natürlich ist auch das noch steigerungsfähig.

Wie wär's zum Beispiel mit einer Double Vaginal oder Double Anal Penetration, bei der zwei Männer gleichzeitig in die Muschi oder in den Hintern der Frau eindringen? Selbst eine Triple Penetration ist möglich – wenn alle vier Beteiligten ein hohes Maß an Körperdisziplin und Risikobereitschaft mitbringen.

Superstar-Schlampen

Auf 100 Erotik-Darstellerinnen kommt nur eine Ladung Sperma. Das ist natürlich völlig aus der Luft gegriffen. Doch wenn man beim Pornogucken sieht, dass es den werten Damen derart nach einer Extraportion Eiweiß gelüstet, dass sie sich dafür gegenseitig die Augen auskratzen würden, kann man schon den Eindruck gewinnen.

Fest steht jedenfalls: Weibliche Talente sind keine Mangelware. Und so schaffen es die wenigsten, in der Branche Fuß zu fassen. Für *Zehn.de* hat die ehemalige Porno-Queen Kelly Trump dennoch eine Handvoll Darstellerinnen zusammenbekommen, deren Namen jeder kennt – oder zumindest deren Titten.

Hier die Top 5 der bekanntesten Porno-Queens aller Zeiten.

Platz 1: Anna Malle

Fleißig wie sie war, prägte die Amerikanerin in den 90er-Jahren die gesamte Branche: Sie wirkte in über 300 Filmen mit, unter anderem den Klassiker *Snoop Dogg's Doggystyle*, bei dem der Rap-Star Snoop Dogg Regie führte. 2006 verstarb die Gute bei einem Verkehrsunfall – wohlgemerkt im Straßenverkehr.

Platz 2: Ashlyn Gere

In den frühen 90ern gab es kaum einen Mann, der nicht zu ihren Filmen wichste. Doch noch viel interessanter: Sie war in dem Film *Basic Instinct* das Körper-Double von Sharon Stone.

Platz 3: Asia Carrera

Bis 2003 sorgte die Tochter einer deutschen Mutter und eines japanischen Vaters zehn Jahre für verklebte Pornoheftchen, Fernbedienungen und Computertastaturen. Dabei wurde die Amerikanerin in ihrer Kindheit als Musikgenie gefeiert: Mit ihren Klavierkünsten trat sie bereits im Alter von 15 Jahren unter anderem zweimal im renommierten New Yorker Konzerthaus Carnegie Hall auf.

Platz 4: Tera Patrick

Durch ihre thailändische Abstammung brachte die Amerikanerin seit 1999 Exotik in die Branche. Letzte Lebenszeichen: Von 2006 bis 2008 beantwortete Patrick Leserfragen in der deutschsprachigen Ausgabe des *FHM*-Magazins, 2010 erschien ihre Biografie *Sinner Takes All* – doch für die interessierte sich kein Schwanz.

Platz 5: Dru Berrymore

Eine Deutsche! Die gute Dru wurde in Berlin geboren und verdankt ihren Namen ihrer verblüffenden Ähnlichkeit mit der Schauspielerin Drew Barrymore. Kein Wunder, dass sie weltweit den Taschentuch-Verbrauch steigerte. Gern zitiert wird, dass sie auch in seriösen Filmen wie *Stirb langsam 2* und David Lynchs *Lost Highway* mitspielte. Vergessen wird dabei aber oft die Dauer des Auftritts. Sagen wir's mal so: So mancher Camshot dauert länger …

Kleine Sexualkunde

Sex ist zwar ein englisches Wort, es leitet sich jedoch vom lateinischen »sexus« ab, was auch im Englischen nichts anderes als »Geschlecht« bedeutet. Das ist vermutlich auch der Grund, wieso es im App-Store unzählige Apps mit eindeutigem Namen gibt, obwohl Apple offiziell keine Schweinkram-Programme zulässt.

Verräterische Mode

Wer als Mann wissen will, ob die Freundin gerade fruchtbar ist, muss nicht unbedingt ihren Regel-Kalender zu Gesicht bekommen. Es reicht schon, einen Blick auf ihr Outfit zu werfen. Zur Zeit des Eisprungs tragen Frauen nämlich mehr Schmuck und auffälligere Kleidung, ergab eine Studie der Universität von Kalifornien in Los Angeles. Sie ziehen dann anstelle von Hosen eher mal einen Rock an, lassen mehr Haut blitzen und kleiden sich generell verführerischer. Doch das Forschungsergebnis behält man besser für sich. Sonst könnten Frauen, die kein offenes Buch sein wollen, ganz schnell ihren Schlabberpulli aus dem Schrank holen.

Orgie ohne Sex

Als eine Orgie wird bezeichnet, was so ausschweifend und maßlos ist, dass es das Fassungsvermögen der Sinne sprengt. Ursprünglich hatte die Orgie also keine so starke sexuelle Bedeutung wie heute – daher auch die Begriffe »Farborgie« und »Fressorgie«.

Total versaut

Alle mal aufzeigen, bitte! Wer ist zwischen 30 und 50 Jahre alt und legt großen Wert auf Sex? Diejenigen, die sich angesprochen fühlen, dürfen sich ab jetzt einen High Performer schimpfen. So nennen Trendforscher hetero-, bi- und homosexuelle Paare sowie Singles im genannten Alter, für die Sex eine wichtige Funktion für ihr Selbstbild hat. Egal, ob im Sexshop, in der Bar, auf der Erotikmesse, im Swingerclub oder im einschlägigen Internetforum – auf der Suche nach dem nächsten sexuellen Kick sind High Performer überall anzutreffen. Dabei kennen sie keine Spielregeln und keine Grenzen – und wenn doch, reizt es sie umso mehr, sie zu missachten.

Fazit: Hat man einen High Performer als Partner, ist das Leben voller Höhepunkte.

Natürlich steif

Ginseng soll als neues Wundermittel Impotenz bekämpfen. Laut Wissenschaftlern des Yonsei University College of Medicine bringt die Pflanze neuen Schwung ins Liebesleben träger Männer. Und so könnten bald schon Ginseng-Beeren-Tabletten fürs Stehvermögen erhältlich sein.

Natürliche Potenzpillen ohne Chemie und Nebenwirkungen? Abwarten und Tee trinken!

Die Kuss-Falle

Psychologen des Albright College in Reading, Pennsylvania haben herausgefunden, dass etwa 60 Prozent der Frauen und 65 Prozent der Männer schon einmal scharf auf einen anderen Menschen waren – bis zum ersten Kuss, der dann jedes weitere Interesse verpuffen ließ.

Ob das jetzt heißen soll: erst reinstecken, dann knutschen? Kein Kommentar!

Gut gekontert

»Schatz, nimm doch bitte meinen Schwanz ganz in den Mund – bis zum Anschlag«!

Ja, Männer können von Deep Throating den Hals nicht voll genug kriegen. Frauen, das ist nun mal so. Da hilft kein Jammern und kein Flehen, nur Schlagfertigkeit. Wer clever ist, sagt einfach: »Klar doch! Wenn du mir mit einem Rettich zeigst, wie es geht!«

Wetten, dass danach ganz schnell von dem Wunsch abgelassen wird?

Immer wieder gut

Wir alle kennen die Missionarsstellung. Doch woher hat sie eigentlich ihren Namen? Laut landläufiger Meinung geht er auf Südseevölker zurück, die beim Sex sehr fantasievoll waren und ihn in allen möglichen Stellungen zelebrierten. Bis christliche Missionare die Inseln heimsuchten und angesichts des wilden Treibens so empört waren, dass sie die »die einzig wahre christliche Sexstellung« verbreiteten: Frau auf dem Rücken, Mann oben. Denn das entsprach dem traditionellen Rollenbild der Geschlechter … Nette Geschichte – auch wenn sie, wie man heute weiß, auf einem Fehler im weltberühmten *Kinsey-Report* beruht.

Die Eltern poppen mit

Warum in aller Welt flirtet diese heiße Braut ausgerechnet mit dem Typen mit der breiten Nase und der hohen Stirn? Und wieso versucht der muskulöse Traummann, die Tussi mit den dunklen Augenringen abzuschleppen? Das Geheimnis des Beuteschemas lüfteten ungarische Wissenschaftler: Dafür verantwortlich sind die Eltern. Männer halten unbewusst Ausschau nach Partnerinnen, die ähnliche Gesichtszüge wie ihre Mutter haben, Frauen fühlen sich zu Kerlen hingezogen, die sie an ihren Vater erinnern.

Vermuteter Grund: Jeder prägt sich das Gesicht des andersgeschlechtlichen Elternteils von klein auf ein und sucht sich später ein Ebenbild. Das ist ganz normal, sagen die Forscher. Doch Vorsicht, wenn Schatzi beim Sex »Ja, Mami, gib's mir!« ruft. Denn dann stimmt ganz, ganz sicher etwas nicht.

Haarige Wahrheit

Wäre da nicht dieser doofe Turm gewesen, hätte Rapunzel jeden Typen haben können. Eine von »Hair Talk« in Auftrag gegebene Studie ergab nämlich: Frauen mit XL-Haaren haben öfter Sex als Kurzhaarige. Ihnen kann kein Mann widerstehen – dafür sorgt der Urinstinkt des Mannes, der sagt: Eine Frau mit langen Haaren ist gesund, gebärfähig und damit die perfekte Partnerin zum Fortpflanzen.

Eine kranke Geschichte

Unglaublich, aber wahr, was sich einst in San Francisco abspielte: 1964 raste eine junge Frau nach einem Bremsdefekt in einem Waggon der berühmten Cable Cars bergab. Sechs Jahre später verklagte sie die Betreiber der Straßenbahnen auf Schadensersatz. Grund: sexuelle Spätfolgen! Seit dem Unfall sei sie leicht rumzukriegen – inzwischen habe sie mit mehr als 100 Männern geschlafen.

Total verrückt! Aber die Lady kam damit durch! Das Gericht sprach ihr eine halbe Million Dollar zu!

Twitter dir einen!

Wer heutzutage im Gespräch bleiben will, twittert. Und da machen die Pornostars keine Ausnahme. So manches fleißige Lieschen lässt sogar während eines Drehs geistige Ergüsse auf die Welt los – selbst wenn das Sperma gerade die zarten Wangen herunterläuft. Hauptsache, die Follower bleiben bei der Stange.

Ganz besonders eifrig dabei: Sinnamon Love und Marie Luv. Zusammen haben die beiden fast 200 000 Kurznachrichten gesendet – und die sind durchaus lesenswert.

Doch Vorsicht: Viele Tweets verlinken auf Websites, die der Chef besser nicht sehen sollte …

Wenn der Callboy zweimal klingelt …

… öffnet in der Regel ein Mann die Tür. Denn die meisten Callboys bieten ihre Dienste Schwulen an, die wenigsten sind auf Frauen spezialisiert. Aus gutem Grund: Es gibt kaum Frauen, die einen Mann für Sex bezahlen. Gefragter sind beim weiblichen Geschlecht Callgirls … für Lesbensex oder einen flotten Dreier mit dem Partner.

Lauter gute Gründe für Sex

Warum haben wir eigentlich Sex? Um darauf eine Antwort zu erhalten, haben Psychologen der Universität Texas in Austin fast 2000 Menschen befragt. Mit überraschendem Ergebnis, denn die Liebe schaffte es weder bei den Frauen noch bei den Männer unter die drei wichtigsten Gründe.

Hier die Top 10 der Frauen-Gründe:

Platz 1: »Ich fühlte mich zu der Person hingezogen.«
Platz 2: »Ich wollte körperlichen Spaß.«
Platz 3: »Es fühlt sich gut an.«
Platz 4: »Ich wollte meine Zuneigung zeigen.«

Platz 5 : »Ich wollte meine Liebe zeigen.«
Platz 6: »Ich war sexuell erregt und suchte Befriedigung.«
Platz 7: »Ich war scharf.«
Platz 8: »Es macht Spaß.«
Platz 9: »Ich habe gemerkt, dass ich verliebt bin.«
Platz 10: »Ich war im Eifer des Gefechts.«

Und die Kerle? Hier die Top 10 der Männer-Gründe:
Platz 1: »Ich fühlte mich zu der Person hingezogen.«
Platz 2: »Es fühlt sich gut an.«
Platz 3: »Ich wollte körperlichen Spaß.«
Platz 4: »Es macht Spaß.«
Platz 5: »Ich wollte meine Zuneigung zeigen.«
Platz 6: »Ich war sexuell erregt und suchte Befriedigung.«
Platz 7: »Ich war scharf.«
Platz 8: »Ich wollte meine Liebe zeigen.«
Platz 9: »Ich wollte einen Orgasmus.«
Platz 10: »Ich wollte meine Partnerin beglücken.«

Am seltensten antworteten die Befragten mit »Ich wollte jemanden mit einer sexuellen Krankheit anstecken, zum Beispiel mit Herpes oder Aids«. Und auch »Ich wollte Gott naher sein«, »Ich wollte mich bestrafen« sowie »Ich wollte den Job« wurden kaum genannt.

Sex mit Sting

Nichts gegen Sting. Mit seinen Lieder macht man nichts falsch. Doch ein bisschen dröge ist der Kerl schon. Dabei soll er mit seiner Frau stundenlange Orgasmen haben. Dem *Guardian* verriet er, dass der Sex jedoch mehr einer Reise gleicht und weniger ein ewiges Gerammel sei. Das Geheimnis seiner sexuellen Ausdauer? Tantra.

Und wirklich: Die alte indische Lehre kann ein frisches Lüftchen ins Schlafzimmer bringen.

Tripper an Bord

Tripper-Clipper sind Flüge aus Ländern, die als Ziele von Sextouristen gelten. Motto: Mit dem Bums-Bomber in den Süden, mit dem Tripper-Clipper zurück. *Der Spiegel* berichtete bereits in den 80er-Jahren von dem Phänomen.

Seitdem hat sich wenig geändert. Hauptziele sind nach wie vor Thailand und die Philippinen. Aber auch Kambodscha, Kuba, die Dominikanische Republik, Jamaika, Brasilien und Osteuropa sind heiß begehrt. Überall gibt's exotische Schönheiten zum Schnäppchenpreis. Oft kann man sich schon für 10 Euro die Stunde amüsieren, ein ganzer Tag kostet meist nicht mehr als 60 Euro. Dass man weder den Prostituierten noch sich selbst damit etwas Gutes tut, versteht sich von selbst. Schließlich geht's mit dem Tripper-Clipper zurück nach Hause – wobei ein Tripper heute, 30 Jahre nach dem ersten Sextourismus-Boom, noch das harmloseste Souvenir ist.

Die ewige G-Punkt-Diskussion

Ach ja, der viel zitierte G-Punkt. Doch wer ihn sucht, sucht vergeblich. Zu diesem Ergebnis kam jedenfalls eine Studie des King's College der Londoner Universität. Der G-Punkt sei nur ein Produkt der Medien und Sexualtherapeuten. Wenn, dann existiere er nur im Kopf und habe nichts mit Übung zu tun.

Gut zu wissen: Namensgeber für die mysteriöse Zone ist der Gynäkologe Ernst Gräfenberg (1881–1957). Er gab vor, den G-Punkt, der Frauen in Windeseile zum Orgasmus bringen soll, in den 50er-Jahren entdeckt zu haben. Fünf Zentimeter hinter dem Scheideneingang, an der Vorderwand der Scheide, also zur Bauchdecke hin, hinter dem Schambein soll er liegen – genau zwischen Lummerland und Wolkenkuckucksheim.

Kleiner Abstecher

Ganz ohne Grund will der gierige Schwanz beim Blasen allein im Mittelpunkt stehen. Doch Männer haben in der Leistengegend noch ganz andere erogene Zonen: Hoden, Damm, Bauchnabel, Oberschenkel – all das ist, liebe Frauen, einen kleinen Ausflug wert. Also ruhig mal die flinke Zunge auf Wanderschaft schicken. Der Partner wird sich für diese außergewöhnliche Leistung sicher gebührend bedanken und den Sekt nur so spritzen lassen.

Alles Labertaschen!

Schon mal von der Studie gehört, die besagt, dass eine Frau am Tag 20 000 und ein Mann nur rund 7000 Wörter spricht? Die ist überholt!

Neue Untersuchungen ergeben Folgendes: Frauen sprechen täglich im Schnitt 16 000 und Männer 15 500 Wörter. Kein großer Unterschied. Doch im Bett gibt's einen. Laut Forschern neigen Kerle eher zum Dirty Talk als Frauen.

Auf den Zahn gefühlt

Achtung, jetzt folgt eine Panikmache: Nicht nur Sex kann gefährlich sein, auch schon das Küssen hat mitunter schlimme Auswirkungen. Sich mit Parodontitis und Karies anzustecken, nimmt manch einer noch gerne in Kauf. Aber bei der großen Speichel-Austausch-Aktion können auch Hepatitis B und Syphilis übertragen werden. Gegen Hepatitis B kann man sich impfen lassen, die einzige zuverlässige Vorbeugung gegen Syphilis ist der vollständige Verzicht auf Küsse und Sex.

Achtung, Zicke!

Forscher haben jetzt herausgefunden, warum Frauen häufiger gestresst sind und daher seltener Lust auf Sex haben als ihre Partner. Die simple Antwort: Es liegt an den Hormonen. Wie amerikanische Wissenschaftler in Versuchen zeigen konnten, sind Frauen nämlich rein genetisch wesentlich stressanfälliger als ihre männlichen Mitstreiter. Jedenfalls sind die biochemischen Vorgänge, die bei Stress ablaufen, je nach Geschlecht auffällig andere. Das weibliche Gehirn reagiert demnach nicht nur sensibler auf plötzliche ausgeschüttete Stresshormone, sondern es bleibt auch der Gewöhnungseffekt aus.

Verräterisches Zeichen

Wie's zu einem Knutschfleck kommt? Ganz einfach: Das Saugen führt zu einem Unterdruck, woraufhin Blutgefäße platzen und Blut ins Gewebe geschossen wird – ein blauer Fleck entsteht. Was hilft? Ein hochgeschlossenes Hemd und viel Geduld! Denn bis alles abgeheilt ist, vergehen bis zu 14 Tage.

Tipp: Mit einer Heparin-Creme aus der Apotheke geht's ein bisschen schneller!

Dessous für Anfänger

Kleine Dessous-Nachhilfe gefällig? Hier alles, was der Herr von Welt heute wissen muss.

Body: Einteiler
Bustier: eng anliegendes Kurzhemd, das dafür sorgt, dass das Holz vor der Hütte ordentlich an seinem Platz ist
Cup: Körbchengröße als Bestandteil der Größe eines BHs
Corsage: enges, schulterfreies Oberteil mit Haltevorrichtungen, die dafür sorgen, dass keine Träger und kein BH nötig sind
Korsett: durch Einlagen versteiftes Kleidungsstück, das besonders eng geschnürt werden kann und so eine schmale Taille zaubert
String: Slip mit hinten nur einem Band, sodass der Po frei ist
Negligé: erotisches Nachthemdchen

Gib Gummi!

Wer als Mann was auf sich hält, hat immer ein paar Kondome im Geldbeutel – man weiß ja nie. Dumm nur, wenn am Ende Nachwuchs dabei rauskommt. Und das kann schnell passieren, wenn man die Gummis im Portemonnaie durch die Gegend trägt. Falsch aufbewahrte Verhüterlis sind nämlich schnell beschädigt, oft ohne dass man es sieht, und lassen so Samen oder Viren durch. Die kleinen Dinger also immer schön vor Druckbelastung und starker Hitze schützen!

War's das schon?

Was? Die Spermamenge nimmt ab? Nee, oder? Nun, da spritzt wohl jemand zu oft ab. Denn wie bei den meisten Dingen im Leben gilt auch beim Sex: Man kann's auch übertreiben! Wer ständig sein Rohr durchpustet, muss sich nicht wundern, wenn am Ende nichts mehr drinsteckt und der ganze Körper schlapp macht.

Da hilft nur eine kleine Pause – und regelmäßiger Sport. Der bringt auch den erschöpften Body wieder auf Vordermann, sodass ruck, zuck wieder auf der Flöte gespielt werden kann und am Ende was Ordentliches dabei rauskommt.

Mann mit Pferdeschwanz gesucht ...

... Frisur egal! Nein, jetzt kommen keine weiteren Sexwitze. Der hier hatte nur gerade so gut gepasst. Stattdessen geht's um eine haarige Angelegenheit: Jede vierte Frau findet Männer mit lange Haare erotisch. Auf dem Kopf, wohlgemerkt, nicht an Eiern oder Schwanz!

Zu unchristlichen Zeiten

Im Gegensatz zum echten Pornofilm gibt es in Softpornos keine steifen Schwänze oder geöffneten Vaginas zu sehen. Auch wird der Sex nur simuliert. Wer also darauf wartet, dass das ein oder andere Löchlein gestopft wird, kann lange warten. Und das gilt auch für die Sendezeit von Softpornos im Fernsehen. Denn obwohl nichts zu sehen ist, dürfen die Filme in Deutschland erst zu einem von den Landesmedienanstalten bestimmten Zeitpunkt gesendet werden. In der Regel zwischen 23 und 3 Uhr nachts – was in den 80ern vielleicht noch ein Grund war, bis in die Puppen wach zu bleiben. Heute zieht man sich nach der *Tagesschau* mir nichts, dir nichts ein paar Internet-Titten rein und huscht dann brav ins Bettchen. Schließlich ist der Schlaf vor Mitternacht der wichtigste!

Pimpern auf dem Kopierer

Laut einer Umfrage kommt es in Griechenland, den Niederlanden und in Spanien am häufigsten zu Bürosex. Doch auch die Deutschen schieben tagsüber gern mal eine ruhige Kugel – und wenn der Chef dann weg ist, ein Nümmerchen. Für 28 Prozent gibt's nichts Geileres. Kein Wunder aber auch, die Arbeitsbedingungen werden schließlich immer härter.

Erster 3D-Porno

Der 3D-Hype hat nun auch die Welt des Sexfilms revolutioniert: In Hongkong wurde der erste Porno-Streifen im 3D-Format gedreht. *Extreme Ecstasy*, so der Titel des Films, der im Frühling 2011 Premiere feierte. Produzent Stephen Shiu lobte die »besonders realistisch wirkende dreidimensionale Darstellung« Ob's bei den Zuschauern ankam? Für die Antwort auf die Frage hätten wir nach der Vorführung einen kurzen Blick in die Mülleimer des Kinos werfen müssen. Denn zu der 3-D-Brille gab's für jeden Zuschauer eine Packung Taschentücher!

Hauptsache, anders

Auf Namenssuche für das Baby? Tipp für alle, die keine Lust auf 0815-Namen wie Paul und Paula haben: Wie wär's mit Yoni (weiblich) und Lingam (männlich)? So heißen die Nachbarskids garantiert nicht, denn das sind im Tantra die Bezeichnungen für die Geschlechtsorgane.

Hokuspokus, geil!

Vor der Schniedelschwäche hatten Männer schon immer Muffensausen. Bereits im Mittelalter machten daher Pillen für mehr Standhaftigkeit die Runde. Diasatirion beispielsweise – gewonnen aus der Zwiebel eines Orchideengewächses, das man im Volksmund Geilwurz nannte. Die Wirksamkeit konnte nie bewiesen werden, aber der Glaube versetzt ja bekanntlich Berge und verhilft auch dem schlappsten Schwanz zu einem kleinen Hoch.

Klebrige Angelegenheit

Der pH-Wert des Spermas entspricht mit 7,2 bis 8,1 dem von Shampoo. Es wird dennoch dringend davon abgeraten, sich damit die Haare zu waschen.

Schlange im Sperma

Minos, der sagenumwobende Kreta-König, soll um 1500 vor Christus die Harnblase einer Ziege als Kondom benutzt haben. Verrückterweise, um eine Schwangerschaft herbeizuführen, statt zu verhindern. Aufgrund eines fiesen Zaubers seiner unsterblichen und tierisch eifersüchtigen Ehefrau Pasiphae ejakulierte der arme Minos nämlich Schlangen und Skorpione, woraufhin seine Geliebten allesamt ins Gras bissen.

Die rettende Idee hatte schließlich Prokris, die vor ihrem ebenfalls eifersüchtigen Gatten zu Minos geflüchtet war. Sie fackelte nicht lange und fing das todbringende Sperma mit einem Harnblasen-Kondom ab. Der Effekt: Sie überlebte den One-Night-Stand und brach damit den Sperma-Bann.

Gar nicht mal so dumm

Wer kennt das nicht: Der Sex ist so geil, dass man seinem Seitensprung gerade die ewige Liebe schwören will, doch schwups ist's vorbei – mit dem Sex, der Anziehungskraft und den Versprechen. Warum das so ist? Damit wir nicht sexsüchtig werden und uns auf die wahre Liebe besinnen. Dazu steigt nach dem Orgasmus im Blut der Prolaktin-Wert an, der unsere sexuelle Erregung in Schach hält. Dieser Mechanismus verschiebt unsere Aufmerksamkeit. Plötzlich haben wir nicht mehr nur noch Titten oder Schwänze im Kopf, sondern denken wieder ans Bügeln, Kochen, Arbeiten – und an Schatzi, der zu Hause auf uns wartet.

Nichts für Saubermänner

Lecker, werden Natursekt-Liebhaber jetzt sagen: Jahrtausende lang nutzte man Urin als Reinigungsmittel. Im alten Rom stellte man sogar an belebten Straßen Pinkelbecken auf, um Urin für die Wäscher zu sammeln. Und nicht nur das: Kaiser Vespasian erhob darauf auch eine spezielle Urinsteuer. Sehr zum Ärger seines Sohnes Titus, der ihm vorwarf, stinkende Geschäfte zu machen. Die Reaktion seines Vaters: Er soll Titus eine Münze unter die Nase gehalten und »Pecunia non olet« (»Geld stinkt nicht«) geantwortet haben.

Besser als Sex

Das ist beruhigend: Es gibt keine wissenschaftliche Studie, die beweist, dass der Sex von Paaren im Laufe der Jahre zwangsläufig langweilig werden muss. Die Leidenschaft nimmt nur ab – und das macht nichts. Denn bei Paaren, die sich einander nahefühlen, wird die körperliche Nähe dafür im Zeitenlauf umso stärker wahrgenommen. Wahre Liebe eben!

Allein unter Swingern

Wer Spaß am Partnertausch hat, muss seiner Leidenschaft nicht unbedingt in biederen Swingerclubs mit Häppchen-Buffet nachgehen. Angeboten werden auch spezielle Swinger-Reisen. Zum Beispiel auf einem Segelboot, wo nicht nur in See gestochen wird. Aber auch Hotels mit entsprechenden Angeboten sind keine Seltenheit. Egal, ob mit einem uneinsehbaren Garten, mit Whirlpools und Jacuzzis oder mit verspiegelten Liebesnestern – es gibt nichts, was es nicht gibt. Sogar FFK-Restaurants, in denen das Nacktsein Pflicht ist. Wem's gefällt …

Geschlecht egal

»Gleichklang« ist das erste Dating-Portal, das seinen Mitgliedern eine pansexuelle Partnersuche ermöglicht. Neben der klassischen geschlechtsspezifischen Suche haben die Mitglieder also eine Suchoption, bei der allein der Lebensstil zählt. Ob das andere Mitglied eine Frau oder ein Mann, transsexuell oder ein Zwitter ist, spielt keine Rolle. Hauptsache, man versteht sich. Im Alltag und im Bett.

Nicht normal

Wenn einen nicht nur der Hafer sticht, sondern im Bauch auch noch Schmetterlinge flattern, fühlt man sich nicht selten wie krank. Experten der Freien Universität Berlin berichten sogar von Völkern, die den Zustand der Verliebtheit tatsächlich als Krankheit betrachten, die dringend bekämpft werden muss. Bei den auf der indonesischen Insel Sulawesi lebenden Makassar sei das beispielsweise der Fall. Wenn aus Sex Liebe wird, würden die Stammeszugehörigen mit der Bitte um Heilung sofort einen Arzt aufsuchen.

Was man in Latein nicht lernt

Pornografische Darstellungen, auch solche, die steife Schwänze, Muschis und erigierte Nippel zeigen, gab es schon im antiken Rom. Dabei gab sich die römische Republik sehr prüde und sittenstreng. Noch 184 vor Christus wurde ein Politiker aus dem Senat ausgeschlossen, da er etwas Skandalöses tat: Er gab seiner Frau vor den Augen der Tochter einen Kuss. Und bis ins 5. Jahrhundert durfte eine Frau, die man beim außerehelichen Sex erwischte, an den Stadtrand verschleppt und dort von Hinz und Kunz der Reihe nach vergewaltigt werden.

Fruchtbare Einnahmequelle

Kellnerinnen und Stripperinnen bekommen in den Tagen vor ihrem Eisprung mehr Trinkgeld als an anderen Tagen.

Fake

Bis vor ein paar Jahren kannte kein Mensch den Ausdruck »Squirting«. Heute ist die weibliche Ejakulation, die es tatsächlich gibt, in aller Munde – und Bestandteil viele Pornofilmchen. Wer's noch nicht gesehen hat: Wenn die Ladys mit dem Abspritzen loslegen, machen sie den Fontänen des Trevi-Brunnens Konkurrenz. Es brennt im Zimmer? Tatütata, die Pornoqueen ist da – und spritzt einfach drüber! Und das sieht nicht nur unnatürlich aus, es ist auch tatsächlich ein Fake!

Insider wissen: Die Darstellerinnen drücken sich vorher mit einer Plastikflasche Wasser unten rein, halten es kurz und lassen es dann unter Druck herausspritzen, sobald die Flasche aus dem Kamerabereich ist.

Zur Brust genommen

Was ein Tittenfick ist, wissen wir alle. Aber natürlich würden wir so ein Wort nie in den Mund nehmen. Gut also, dass es Synonyme wie Mammalverkehr, Spanische Massage und Notarkrawatte gibt. Gut auch, dass die Praxis spannender ist als diese Aufzählung. Und das finden, entgegen weitläufiger Meinung, übrigens nicht nur Männer. Auch viele Frauen stehen auf die Busennummer.

Anke (34): »Also, wenn ich eines beim Sex geil finde, dann ist es, meine Brüste mit beiden Händen zusammenzudrücken, um den Schwanz meines Partners einzuklemmen. Echt, wenn der Typ dann zu stoßen beginnt, ist es das beste Gefühl der Welt. Die Reibung seines harten Ständers an meiner weichen Tittenhaut: Das ist der Hammer. Und für den Extrakick lecke ich mit meiner Zunge dann meistens noch an seiner Eichel, bis mir sein Sperma ins Gesicht spritzt.«

Unverbesserlich

Laut einer deutschen Umfrage geben rund 84 Prozent aller Männer zu, mindestens einmal im Leben im Puff gewesen zu sein. Die meistgestellte Frage der Sex-Kunden: »Geht's auch ohne Gummi?«

Da staunt das Känguru

Wer in Australien einen Job in der Sexbranche hat, kann seine Ausgaben für Kondome, Dildos, Gleitgel, Reizwäsche und sogar fürs Arbeitszimmer von der Steuer absetzen.

Aus Scham

Männer mit vorzeitigem Samenerguss ziehen meist den Kürzeren und leiden unter ihrem Problem. Trotzdem sind nur rund zehn Prozent der Betroffenen in Behandlung, so eine Studie der University School of Medicine in Ohio.

Blauer Dunst

Eine Studie aus Hongkong hat anhand von 700 Probanden gezeigt, dass Männer mit Potenzstörungen wieder ihren Mann stehen, wenn sie mit dem Rauchen aufhören. Der *Marlboro Man* macht also nur auf dicke Hose! In Wirklichkeit haben rauchende Großstadtcowboys einen kleinen Piephahn im Schlüpfer.

Hairy Pussy

Auch wenn sich die jüngeren Leser jetzt vor Schock an ihrer Bionade verschlucken: Früher, in den 80ern, sogar noch zu Beginn der 90er, fanden wir Schamhaare okay und kamen nicht mal auf die Idee, dass der Urwald im Höschen störend sein könnte. Heute fickt man unten ohne.

Doch keine Bewegung ohne Gegenbewegung. Und so hat sich für die meist männlichen Schamhaar-Freaks ein fetischistischer Nischenmarkt gebildet, in dem es haarig zugeht. »Frauen absolut unrasiert. Ob unter den Armen oder an der Fotze«, »Unsere naturgeilen Girls lassen die Haare wachsen, wie sie kommen« – so preisen Websites erfolgreich ihre Frauen an. Ganz schön wolllüstig!

All meine Liebestöter

Nur jede dritte Frau achtet bei der Auswahl ihrer Unterwäsche auf den Erotik-Faktor – was ein heimlicher Blick auf die Wäscheleinen der Nachbarinnen bestätigt! Aber um ehrlich zu sein: Wir Männer betten unseren Schniedel ebenfalls in alles, was wir beim Griff in die Schublade zwischen die Finger kriegen. Boxershorts mit Bart Simpson? Gibt Schlimmeres! Sieht doch eh keiner … Nur am Wochenende, wenn's auf die Pirsch geht, flitzen wir vorher noch mal schnell zu H&M und investieren 5 Euro in einen feschen Schlüpfer – den wir hoffentlich nicht allzu lange anhaben.

Da erblasst selbst Daniel Düsentrieb vor Neid

»Pro familia« klingt wie Gesundheitsamt. Halt irgendwie nach Spaßbremse. Dabei sind deren Berater gar nicht so humorlos, wie man vielleicht denkt. Schließlich haben sie das Kondometto entwickelt – ein Gerät zum Messen der Schwanzlänge. Damit die Jugendlichen beim Kondomkauf nicht mehr raten müssen. Das Kondometto hat die Größe einer Scheckkarte, wird wie eine Schieblehre an das beste Stück angelegt und zeigt das Ergebnis auf einer Skala. Kurz: Ein Lineal hätt's auch getan.

Feuer und Flamme

Kanadische Wissenschaftler haben herausgefunden, dass der Anblick von Feuer manche Menschen in Wallung bringt. Wenn die Flex auf Metall Funken sprüht oder die Kerzen den Adventskranz erleuchten, brennen bei ihnen die Sicherungen durch. Laut Forschern könnten sogar Formen der Brandstiftung als Sexfetisch gelten. Also Vorsicht, wenn beim nächsten Date die Frage fällt: »Haste mal Feuer?« Nicht dass am Ende noch jemand in Flammen aufgeht.

Fuck For Forest ...

... ist eine etwas andere Porno-Internetseite. Denn das Geld, das die Betreiber damit verdienen, ist für die Rettung des Regenwaldes bestimmt. Doch bei den Aktivisten fließen nicht nur Gelder, sondern auch Körpersäfte. 2004 vögelten sie während eines norwegischen Rockfestivals auf der Open-Air-Bühne vor 3000 Zuschauern. 2011 trieben sie es während eines Gottesdienstes in einer Osloer Kirche. »Heilige Scheiße« riefen da sicher die Gläubigen, »Oh Gott, wie geil« die Hierophilen dieser Welt. Die treiben es nämlich am liebsten unter der Kanzel, in der Kapelle oder im Beichtstuhl. Und auch gerne mal im Nonnen- oder Priestergewand.

Sonst noch Hobbys?

Die kinderreichste Frau Deutschlands soll Barbara Stratzmann (ca. 1448–1503) aus Bönnigheim gewesen sein. Laut *Journal für Fertilität und Reproduktion* soll sie 53 Kinder zur Welt gebracht haben. Eine stolze Leistung! Doch übertroffen wurde sie angeblich von einer Frau Vassilijev (ca. 1707–1782) aus Russland: Sie hatte 69 Kinder! Dem *Guinness-Buch der Rekorde* zufolge bekam sie 16-mal Zwillinge, 7-mal Drillinge und 4-mal Vierlinge.

Zeigefreudig

Australischen Männern sagt man nach, dass sie Fremden gern ihren Penis zeigen. Aha. Genau wie sich deutsche Frauen gern ein Würstchen in ihr Sauerkraut stecken.

Es darf geritten werden

Wer glaubt, die Missionarsstellung sei die beliebteste Art der Deutschen, Sex zu haben, irrt sich. Laut einer Umfrage nimmt die Reiterstellung die Spitzenposition der Popp-Charts ein. An zweiter Stelle folgt die Hündchenstellung, und dann erst kommt der Blümchensex-Klassiker: sie unten, er oben.

Warum das Reiten so beliebt ist? Das Leben ist halt doch ein Ponyhof!

Die Waffen türkischer Frauen

Im türkischen Ort Kicaköy sind im Jahr 2008 die Frauen in einen Sexstreik getreten – weil sie das Trinkwasser aus 13 Kilometer Entfernung anschleppen mussten, ohne dass die Männer etwas dafür getan haben, das Wasserproblem zu lösen. Eine Aktion, die für Aufsehen und dicke Eier sorgte. Und siehe da: Kurz nachdem die werten Herren vor verschlossenen Schlafzimmertüren standen, wurde gemeinsam nach einer Lösung gesucht, die alle befriedigte.

Sag mir, wo die Frauen sind! Wo sind sie geblieben?

Wann wird man je verstehn, wann wird man je verstehn ... dass auf 20 SM-interessierte Kerle nur eine Frau kommt? Aber das Spiel um Macht, Gewalt und Unterwerfung ist halt einfach typisch männlich. Dabei sehen Typen in hautengen Latex-Korsagen nicht gerade sexy aus, oder?

Das wilde Studentenleben

Untersuchungen gibt's ... Eine amerikanische fand heraus: Studentinnen haben öfter Oralsex als Frauen ohne Uni-Ausweis. 96 Prozent von ihnen finden Blasen sogar besser als normalen Sex. Ja, ja, die Intellektuellen! Die nehmen den Mund eben gerne voll.

Geil gespritzt

Es gibt eine G-Punkt-Spritze für Frauen. Mit ihrer Hilfe wird der laut Hersteller vorhandene G-Punkt im Inneren der Vagina mit Hyaluronsäure oder Eigenfett auf das Doppelte seiner Größe aufgepumpt. Und das soll die sexuelle Erregbarkeit steigern. Kosten: zwischen 1700 und 2200 Euro.

Gut geflogen

Bevor sie Sexpertin wurde, war Beate Uhse Deutschlands erste und einzige Stunt-Pilotin. Doch als die Besatzungsmächte das Fliegen verboten, musste sie sich einen anderen Job suchen. Sie hielt sich mit Schwarzmarktgeschäften über Wasser und erfuhr in Gesprächen mit Hausfrauen von deren Dilemma: Auf der einen Seite sehnten sie sich nach mehr Sex, auf der anderen Seite wollten sie wegen Zukunftsängsten keine (weiteren) Kinder bekommen. Beate Uhse witterte ihre Chance und brachte eine Broschüre über Verhütungsmethoden heraus. Der Beginn einer großen Sexkarriere!

Mach mir die Feder

Eine klassische Tantra-Übung für noch geileren Sex ist die »Streichelnde Feder«. Lust, sie auszuprobieren und so zu kosmischer Erregung zu kommen? Dann runter mit den Klamotten und eine lange Feder besorgen (am besten vor dem Ausziehen, denn nackt sorgt man im Geschäft doch schnell für verwunderte Blicke!). Ist das erledigt, kann's auch schon losgehen. Der Gebende streichelt seinen Partner mit der Feder – und zwar so, dass sie kaum die Haut berührt: erst auf den Schultern und am Hals, dann am ganzen Körper – von oben nach unten zu den Füßen. Schließlich wieder aufwärts, bis zum Kopf. Danach tauscht das Paar die Rollen. Oder es fickt, was – seien wir ehrlich – doch in neun von zehn Fällen so ist. Tantra hin, Tantra her.

Sind das noch Schuhe?

Pony-Spiele sind für Freunde des gepflegten Animal-Plays der Gipfel des erotischen Rollenspiels. Und das machen sich clevere Geschäftsleute natürlich zunutze. Im Internet findet der geneigte Tierfreund daher unzählige Stores, in denen er das dafür nötige Outfit bestellen kann. Größter Verkaufshit: Pony-Boots. Darin steht der Fuß senkrecht wie in Ballettschuhen – mit dem Unterschied, dass diese Stiefel keine Hacken haben und die Fußspitze eine Hufeisenform hat. Anstelle einer Sohle können auch tatsächlich Hufeisen angebracht sein. Ziel: Der oder die Trägerin, ansonsten ganz in Schwarz gekleidet, soll einem Pony ähneln und bei sexuellen Spielchen im Wald abgehen wie ein wild gewordener Hengst oder eine rossige Stute.

Für Mini-Fans

Oh, wie süß: Nur 0,06 Millimeter lang ist ein durchschnittliches männliches Spermium.

Was ist eigentlich die Minipille?

Klar, jedes Kind kennt heutzutage die Pille. Doch was in aller Welt ist eigentlich die Minipille? Entgegen einer nicht repräsentativen Umfrage unter Männern handelt es sich dabei nicht um die Antibabypille für frühreife Mädels mit kleiner Mumu. Vielmehr enthält die Minipille, im Unterschied zur normalen Pille, keine Hormone vom Typ der Östrogene, sondern nur Gestagene. Daher ist sie für Frauen geeignet, die hormonell verhüten möchten, aber keine Östrogene vertragen oder meiden sollten. Wie beispielsweise starke Raucherinnen.

Motiv: Frau mit Pelz

Das 1866 veröffentlichte Bild »Der Ursprung der Welt« (»L' Origine du monde«) von Gustave Courbet (1819–1877) war eines der ersten Gemälde in der europäischen Kunst der Neuzeit, das eine Frau mit Schamhaaren zeigte. Und zwar in einer für die damalige Zeit skandalösen Weise. Heute würde man sagen: »Boah, ey, da sieht man ja alles!« Und deswegen ruft das Bild auch heute noch heftige Reaktionen beim Betrachter hervor. Ich jedenfalls wollte es nicht in meinen eigenen vier Wänden hängen haben. Schon gar nicht im Schlafzimmer. Aber vielleicht bin ich einfach nur ein Kunstbanause!?

Jeder kriegt sein Fett weg

Warum viele Frauen keine Lust auf Sex haben? Das kann daran liegen, dass sich mehr als jede zweite selbst nicht mag. 67 Prozent von ihnen finden sich jedenfalls zu dick. Doch sorry, Ladys: In 43 Prozent aller Fälle haltet ihr euch nicht nur für zu dick, ihr seid es laut Statistischem Bundesamt auch. Dass die Männer noch viel öfter (60 Prozent) eine Wampe vor sich herschieben, lassen wir jetzt einfach mal unter den Tisch fallen. Schließlich geht's an dieser Stelle ausschließlich um die Frauen. Gleichberechtigung muss sein!

Mmh, Fotzensaft!

Schon mal darüber nachgedacht, was der viel zitierte Fotzensaft ist? Voilà, die Erklärung: Wenn eine Frau auf Touren kommt, schwellen die Wände ihrer Vagina an und geben eine Flüssigkeit ab. Diese bleibt zunächst in der Vagina selbst, erst wenn die Frau weiter erregt ist, fließt der Körpersaft durch die Öffnung nach außen. Doch doppelt hält besser: Die an den kleinen Schamlippen sitzenden Bartholinischen Drüsen produzieren dann ebenfalls ein Sekret.

Und warum das alles? Weil's geil riecht? Oder geil zu lecken ist? Tse, tse, wer würde denn so etwas behaupten? Ach was. Die sogenannte Lubrikation macht Sexspielchen, die Vagina und Vulva miteinbeziehen, einfach angenehmer. Kurz: Damit flutscht's besser.

Viel beschäftigt

Das hören die Herren der Schöpfung gerne: Fast ein Drittel der Frauen zwischen 20 und 30 hat jeden Tag Sex – Selbstbefriedigung inbegriffen.

Vorhang auf für die Sex-Gourmets

Frauen und Männer über 50 sind mit ihrem Sexleben laut Universität Göttingen nicht weniger zufrieden als die jüngeren. Doch sie haben höhere Ansprüche. Mal eben kurz drüberrutschen? Ist nicht! Nee, nee, die sogenannten Sex-Gourmets wollen die Liebe zelebrieren. Champagner, klassische Musik, langsames Rantasten und so weiter und so fort. Wäre man kein Sozialwissenschaftler, der sich ständig neue Begriffe und Thesen ausdenken muss, könnte man auch sagen: Die sind halt in die Jahre gekommen – that's life!

Travel-Pussy fürs Rind

Manche Situationen sind einfach nur peinlich: Da zieht man sich auf dem Kneipenklo zum ersten Mal im Leben eine Travel-Pussy aus dem Automaten (ist schließlich Frühling, da sprießen die Hormone), und plötzlich ruft jemand »Mario? Bist du's? Mensch, das ist doch sicher 15 Jahre her …«

Erwischt! Peinlich!

Dabei könnte man ganz souverän antworten: »Ja, ich bin's. Und das hier ist Arbeitsmaterial. In den 15 Jahren ist nämlich viel passiert. Ich habe meinen Job als Creative Director an den Nagel gehängt und betätige mich seitdem in der Rinder-, Pferde- und Schweinezucht, wo zur Gewinnung von Samen des männlichen Zuchttieres eine solche Vagina benötigt wird. Beim sogenannten Blindsprung. Dabei wird das künstliche Geschlechtsteil in ein sogenanntes Phantom eingebaut, das von dem männlichen Tier begattet wird.«

Also merken! Mit dieser Ausrede ist man fein raus – und zudem noch Trendsetter. Denn während In-Werbung-Machen so was von 90er ist, kommt ein eigener Bio-Hofladen heute supi an.

Lust auf Latex

Beyoncé, Fergie und Lady Gaga zeigen sich in ihren Musikvideos gerne in Latexklamotten. Die dürfen das! Doch Herr und Frau Mustermann stoßen mit ihrem Faible für Gummikleidung noch immer auf Vorurteile. Frauen, die so etwas tragen, werden für Prostituierte gehalten, Männer in Latex bekommen den Schwulenstempel aufgedrückt. Daher wird Latexkleidung oft versteckt unter normalen Jeans und Co. getragen. Kleiner Trost für alle Freunde der zweiten Haut: Immer mehr Gummifreunde trauen sich raus in Discos und Clubs. Doch bis sich der Wunsch vieler Fetischisten erfüllt und die ersten Catwomen und Rubbermen in Fitness-Studios gesichtet werden, werden wohl doch noch einige Jahre vergehen.

Das Frenulum, das Frenulum, das haut den stärksten Freddy um!

Schon mal was vom Frenulum gehört? Das ist der schmale Streifen unter der Eichel auf der körperabgewandten Seite, das oft auch Bändchen genannt wird. An dieser Stelle sind manche Männer so empfindlich, dass sie sofort in die Luft gehen, wenn sie dort berührt werden. Für andere Typen aber ist die Liebkosung des Frenulum eine echte Offenbarung. Welcher der beiden Fälle zutrifft, muss eine Frau selbst herausfinden. Einige Sekunden züngeln reichen dafür aus.

Was guckst du?

In jeder Sekunde geben weltweit rund 400 Internet-User einen Sexbegriff in einer Suchmaschine ein. In derselben Sekunde erfreuen sich bereits 30 000 Surfer an Schmuddelfilmchen oder Sexbildern.

»Schatz, was machst du da?«

Tipp für alle Frauen, die die Schnauze davon voll haben, dass ihr Partner so weit abspritzt: einfach mal den Finger auf Erkundungstour schicken und Schatzi am oder im Hintern herumfummeln! Dann erfolgt die Ejakulation meist in einem leichten Strom, statt in rhythmischen Ausstößen. Heißt: Das Sperma fließt, statt zu fliegen. Grund ist die stimulierte Prostata.

»Yes, Sir!«

Bis Ende 2010 durften Gays in den USA zwar zur Army, aufgrund der Vorschrift »Don't ask, don't tell« mussten sie sich aber dazu verpflichten, ihr Schwulsein geheim zu halten. Und das ging natürlich oft nach hinten los. Denn wenn zwei Kameraden auf der Stube gegenseitig ihre eisernen Waffen auspacken und sie ordentlich durchladen, versteckt sich nicht selten ein Dritter unterm Bett, tobt vor Eifersucht und verpfeift die zwei strammen Rekruten anschließend beim Chef. Seit Inkrafttreten der Regelung 1993 wurden jedenfalls 14 000 Armeeangehörige entlassen, weil sie ihre Schussrohre nicht unter Kontrolle halten konnten oder wollten.

Vertrocknete Lehrerinnen

Von 1880 bis 1919 sowie von 1923 bis 1951 galt bei uns in Deutschland das sogenannte Lehrerinnen-Zölibat: Frauen, die an Schulen unterrichten wollten, mussten unverheiratet bleiben und außerdem teilweise eine Ledigensteuer zahlen. Der Grund: Ein Leben lang berufstätig zu sein, widersprach der bürgerlichen Frauenrolle. Die Frauen sollten schnellstmöglich heiraten und den Arbeitsmarkt freigeben. In Baden-Württemberg galt diese Regelung sogar noch bis 1956. Und so bürgerte sich übrigens auch das »Fräulein« als Bezeichnung für Lehrerinnen ein.

Böser Quickie

Laut einer Studie der Universität Münster können Quickies starke Kopfschmerzen auslösen – durch einen zu schnell in die Höhe schießenden Blutdruck. Das Problem ähnelt dem der Migräne. Nicht jedoch, was die Verteilung der Geschlechter betrifft: Viermal mehr Männer als Frauen sind betroffen. Was tun? Da gibt's nur eines: mehr Zeit lassen!

Die traut sich was!

In *Gute Zeiten, schlechte Zeiten* spielt sie die Rolle der Physiotherapeutin Ayla Özgül. Im wahren Leben sorgte Sila Sahin für einen Skandal. Denn im Mai 2011 konnte man sie als erste Türkin auf dem Cover des *Playboy* bewundern. In der *Bild* verriet sie: »Für mich sind diese Fotos eine Befreiung von den kulturellen Zwängen meiner Kindheit. Zu lange wollte ich es immer allen recht machen. Ich will mit diesen Fotos jungen Türkinnen zeigen, dass es okay ist, wenn man so lebt, wie man ist.« Und ob das okay ist, Sila!

Flaschensex

In Australien ist die Paarungszeit für australische Prachtkäfer nicht selten eine herbe Enttäuschung. »Endlich dürfen wir mal wieder ran«, denken sie, besteigen und begatten ihr Objekt der Begierde. Doch was sie nicht wissen: Sie vergnügen sich oftmals nicht mit einem Weibchen, sondern mit einer leeren Bierflasche. Denn das Sonnenlicht lässt die in den Müll geworfenen Glasflaschen so schimmern wie den Panzer einer potenziellen Partnerin.

Göttliche Selbstbefriedigung

Auch die Götter konnten ihre Hand nicht aus der Hose lassen! Pan ist in der griechischen Mythologie jedenfalls die Schutzgottheit der Masturbation. Hmm, und woher hat die Panflöte dann ihren Namen?

Was wirklich zählt

Was muss ein Mann haben, damit er bei einer Frau landen kann? Einen großen Schwanz? Einen Knackarsch? Oder einen Sixpack? Nichts von alledem! Laut ElitePartner legen Frauen am meisten Wert auf Bildung. Vor allem Akademikerinnen lassen nur Kerle mit vergleichbarer Bildung in ihr Bett: Für 67 Prozent kommt nur ein Mann in Frage, der ebenfalls einen Hochschulabschluss hat.

Wenn Spermien eine Runde schwimmen gehen

Wenn man ein junger Kerl ist und die Hormone zum ersten Mal Samba tanzen, kann schon eine flüchtige Berührung an der richtigen Stelle reichen – und der ganze angestaute Druck entlädt sich. Zum Beispiel mitten im Matheunterricht. Oder gern auch mal in der Badewanne, wenn die Freundin ihre Finger im Spiel hat. Und dann ist die Kacke natürlich am Dampfen, denn dann stellt sich die typische Dr.-Sommer-Frage, ob man von Sperma in der Badewanne schwanger werden kann.

Antwort: Ja, das geht – wenn der Samen direkt mit den Händen unten rein geschmiert wird. Zum Beispiel, wenn sie es ihrem Freund mit der Hand besorgt und dann zu ihrem rosa Tacostand greift, ohne ihre Hände zuvor im Badewasser gründlich abzuspülen. Doch ein Blick in die *Bravo* von früher beruhigt: »Das ist ziemlich unwahrscheinlich. Schon deshalb, weil beim Baden die Scheide unter Wasser ist.«

Gewagte Wortwahl

Unter dem Titel »Dreck am Stecken« überprüfte die Zeitschrift *Ökotest* für ihre Novemberausgabe 2006 Dildos und Vibratoren.

Poppen ohne Schönheitsmakel

Madonna hat ihn seit Jahrzehnten, Ryan Reynolds auch – den perfekten, durchtrainierten Körper. Doch kein normaler Mensch will seine komplette Freizeit im Fitnessstudio verbringen. Dann schon lieber mal gemütlich essen gehen – und schon hat man sein Fett weg. Doch was soll's? Niemand ist perfekt. Und so muss sich beim Sex auch keiner für seine Extra-Kilos schämen. Zumal es sowohl für Frauen als auch für Männer Stellungen gibt, die kleine Schönheitsfehler überspielen und den Körper richtig straff wirken lassen.

Eine Stellung, in der der Bauch der Frau schön straff wirkt: Sie legt sich lang gestreckt auf den Rücken und hebt das Becken an, als wollte sie eine Brücke machen. Der Mann kniet über ihr, umgreift ihre Hüften und zeigt ihr dann, was er so drauf hat.

Ein echtes Mimöschen

Also, wenn etwas empfindlich ist, dann der Kitzler! 8000 Nervenenden sitzen an der Spitze der Klitoris – mehr als an irgendeiner anderen Stelle im menschlichen Körper. Und vor allem mehr als am Penis. Dort enden nur 4000 Nerven.

Neidisch, Männer? Nicht nötig! Denn der Kitzler ist so empfindlich, dass viele Frauen eine direkte Stimulierung erst nach längerem Vorspiel oder sogar überhaupt nicht ertragen.

Kling, kling

Weltweit gehen 17 Prozent der Menschen auch dann ans klingelnde Telefon, wenn sie gerade Sex haben. Vor allem Frauen können es nicht lassen. Es könnte ja die beste Freundin sein, der man mal versprochen hat: »Wenn du mich brauchst, komme ich!«

Die Eichel des weiblichen Geschlechts

Frau mit Eichel – klingt zum Abgewöhnen! Dabei haben alle Frauen eine Eichel: an ihrer Klitoris! Es handelt sich dabei um einen Schleimhautbereich, der sehr empfindlich und leicht erregbar ist. Ein Ort also, an dem sich wunderbar der Beweis antreten lässt, dass Männer zwei Werkzeuge zum Verwöhnen haben: ihren Schwanz – und ihre Zunge.

Gruppensex mit Tradition

Die Menschen wussten schon immer, was Spaß macht: Bereits im 2. Jahrhundert vor Christus trafen sich Frauen und Männer, um den römischen Weingott Bacchus zu ehren. Und wo viel Wein getrunken wird, wird auch viel gepoppt. Heute wie damals! Also trieb es jeder mit jedem. Es war, als ob man das Münchner Oktoberfest sowie alle Swinger-, SM- und Gay-Clubs Deutschlands vereint: Es wurde gesoffen, psychedelisches Zeug wie halluzinogene Pilze und Tollkirschen zu sich genommen und gefickt, bis sich die Balgen bogen – und der Senat dem Treiben 186 vor Christus ein Ende setzte.

Schwule Soldaten

Die »Green Berets International« bieten schwulen Männern die Möglichkeit, die Fetische Uniform und Army in der Natur oder auf Camps auszuleben. Ihre Manöver beinhalten Musterungen, Drill und Geländespiele. Heißt konkret: Alle Gays tragen dort Uniformen und Stiefel, machen Soldaten-Rollenspiele und treiben's miteinander – eingebettet in gespielte Manöver unter schwulen Kerlen. Tunten sind hier also fehl am Platz!

Diättaugliche Nährwertangaben

Bei einem leidenschaftlichen Zungenkuss tauschen die Partner rund 60 Milligramm Wasser, je 0,7 Milligramm Eiweiß und Fett sowie 0,4 Milligramm Salz aus.

Auf den Punkt gebracht

Geschlechtsverkehr? Sagt kein Mensch! Höchstens in dem Fall, dass man dem Arzt – peinlich berührt – verklickern muss, dass man sich was eingefangen hat und »da unten jetzt Eiter ist«. Der Begriff klingt halt einfach dämlich. Und zudem gibt's so viele bessere Alternativen – auch zu den fast schon abgelutschten Begriffen ficken, bumsen, vögeln, nageln, rammeln, knallen und poppen.

Originell: aufbocken, ein Tor schießen, einen in die Spalte stecken, einen Dorn reinstoßen, knaddeln, möseln, undercovern, eine Latte versenken, die Rübe stecken, dippen, lunzen, hämmern, stopfen, schenkeln, bürsten, pötern, einen wegstecken, pudern, pümpeln, römern, würsteln, föckeln, dengeln, schnuffeln, kacheln, kegeln, latzen, eumeln, durchquirlen, durchstuttern, einzipfeln, dupsen, bommeln, bimsen, pamsen, tackern, bimmeln, reinlöffeln, plädern, wetzen, sexen, ranzen, Puller schubsen, ledern, übers Laken schrubben, abdochten, tunneln, rumslatten, durchwemsen, senkbeilen, bergern, reinhängen lassen, ochsen, hummeln, ficki-ficki.

Bloß nicht mittelmäßig!

Zwei von drei Frauen hätten laut einer Gewis-Umfrage lieber alle sechs Monate großartigen Sex als jeden Tag mittelmäßigen.

Hodenbaden für die Harten

Ein Mann sitzt halb nackt auf einem Stuhl, der statt einer Sitzfläche ein Wasserbecken mit Tauchsieder und Wärmeregler hat. Langsam taucht er seine Hoden ins heiße Wasser, woraufhin die Eier auf Tauchstation gehen. Denn: Der Mann hat Gewichte an seinen Klöten gefestigt.

Das sogenannte Hodenbaden sieht wie ein grausames SM-Spielchen aus, ist aber eine – zugegeben seltsame – Verhütungsmethode. Bei der schmerzhaften Prozedur wird die Hodentemperatur nämlich auf rund 37 Grad erhöht, was die Spermien außer Gefecht setzt.

Die Folge? (Temporäre) Unfruchtbarkeit. Einschätzung? Totaler Hirnschiss.

Echte Zerreißprobe

Aua! Da schmerzt allein schon das Darüberschreiben: Beim »Strong Men«-Wettbewerb in der indonesischen Hauptstadt Jakarta zog ein gewisser Jaja Stone einen 8,9 Tonnen schweren Bus über eine Strecke von 50 Metern. Und zwar mit seinem Penis! Am Steuer des Fahrzeugs: eine Frau. Die traute beim Anblick dieser einzigartigen Männlichkeit vermutlich ihren Augen nicht.

Die richtige Würze

Eine Frage des Geschmacks: Das Sperma-Aroma lässt sich beeinflussen. Knoblauch macht es säuerlich, Alkohol lässt es muffig schmecken, Aspirin bitter. Süß schmeckt Sperma, wenn man reichlich Erdbeeren isst oder 1,5 Liter Ananassaft trinkt. Na dann, Prost!

Volle Nuss

Jeder weiß: Wer sich gesund und ausgewogen ernährt, lebt länger. Und knattert auch besser.

Tipp für ihn: Zu Nüssen, Avocados und Oliven greifen – deren Omega-3-Fettsäuren zaubern schwindelerregende Erektionen!

Tipp für sie: Ein Stückchen Chili-Schokolade knabbern – und die Hormone tanzen Samba.

Immer schön bedeckt halten

Der Begriff Schamlippen ist hervorgegangen aus dem altdeutschen Wort »scama« bzw. dem angelsächsischen »scamu« – »das zu Bedeckende«.

Man muss die Feste feiern, wie sie fallen

83 Prozent aller Männer finden spontanen Sex erregend. Die restlichen 17 Prozent konnten keine Angabe machen, weil ihnen spontan was dazwischengekommen ist.

Hammer!

Die Anzahl der Huren in Deutschland wird auf rund 300 000 geschätzt, die Zahl der Freier auf eine Million – pro Tag.

Wenn sich zwei Hetero-Schwänze »Guten Tag« sagen

Wenn auch unbeabsichtigt – so mancher Hetero-Schwanz ist schon mit einem anderen Schwanz auf Tuchfühlung gegangen. Denn wenn zwei Kerle gleichzeitig eine Frau vaginal und anal beglücken, spüren sie ihre Penisse, da die Wand zwischen Vagina und Rektum sehr dünn ist.

Was ein starker Bartwuchs verrät

Haben Männer die Aussicht auf Sex, ist ihr Bartwuchs stärker als an anderen Tagen.

Film-Schocker

Sexuelle Zwangsfütterung findet immer mehr Anhänger. Und auch die gucken sich zur Stimulation gern mal das eine oder andere Filmchen an, in dem es ordentlich zur Sache geht bzw. viel gefressen wird. Regelrechten Kultstatus aber genießt der mit der Goldenen Leinwand ausgezeichnete Spielfilm *Das große Fressen (La grande bouffe)* aus dem Jahr 1973. Darin beschließen vier Männer, sich bei einem Sexgelage zu Tode zu fressen. Klar, dass der Streifen damals ein Riesenskandal war – auch wegen des längsten Furzes der Kinogeschichte. Also, mal reingucken in den Ekel-Film, das bringt reichlich Gesprächsstoff!

Weg mit dem Rollkragenpullover!

Die Beschneidung der männlichen Vorhaut ist der weltweit am häufigsten durchgeführte chirurgische Eingriff. Rund 25 Prozent der männlichen Weltbevölkerung sind beschnitten – aus medizinischen, in erster Linie aber aus kulturellen Gründen. Nicht immer mit zufriedenstellendem Ergebnis! Im August 2010 wurden statt der Vorhaut einem kleinen Jungen in der Türkei gleich zwei Drittel des Penis abgeschnitten. Medien zitierten die Mutter des Opfers mit den Worten, die Ärzte im Krankenhaus hätten ihr nichts von dem Unfall gesagt, dem Jungen eine Windel angelegt und sie heimgeschickt. Erst dort habe sie entdeckt, was geschehen war. Auuuuua!!!!!!!!!!!!

Moderne Liebesbeweise

Der Kollegin einen Liebesbrief schreiben oder sie zum Essen einladen? Nein, wer heute das Herz einer Frau erobern will, muss sich schon etwas Besseres einfallen lassen. Dachte sich ein Kalifornier. Was also tat der 32-Jährige? Er wichste in die Sprudelflasche seiner Arbeitskollegin, zu der er sich eigenen Angaben zufolge hingezogen fühlte. Zweimal versetzte er das Mineralwasser mit seinem Sperma, bis die ahnungslose Frau doch irgendwann beim Trinken einen seltsamen Geschmack feststellte. Die Strafe für den Übeltäter: sechs Monate Knast – wo er, wenn er Glück hat, einen Mithäftling findet, der auf derartige Liebesbekundungen abfährt.

Wenn der Apostel Andreas das wüsste ...

Das Andreaskreuz, ein x-förmiges Kreuz mit zwei diagonal verlaufenden, sich kreuzenden Balken, hat seinen Namen vom Apostel Andreas. Denn der soll einst an einem solchen Kreuz gekreuzigt worden sein. Heute kann der Meister zusammen mit seiner Sklavin – oder umgekehrt – daran den ultimativen Kick erleben: Wer an das Andreaskreuz gefesselt wird, ist seinem Sexpartner willenlos ausgeliefert.

Typisch, typisch!

Männliche Spermien sind schneller, weibliche leben dafür länger. Wie sollte es auch anders sein? Männer stehen ständig unter Druck, segnen im Schnitt mit 77 Jahren aber das Zeitliche, während ihre Frauen sich fünf Jahre länger einen Lenz machen und das Altersheim aufmischen.

Das zu lesen, tut Männern weh

Wird ein Junge kastriert, passieren nach dem Eingriff unschöne Dinge:

1. Der Junge kommt nicht in den Stimmbruch, sondern bekommt eine weiblich klingende Stimme.
2. Die Geschlechtsmerkmale entwickeln sich nicht weiter.
3. Er wartet vergeblich auf männliche Körperbehaarung.
4. Der Junge neigt zu Fettleibigkeit, vor allem mit Fettansatz an den Hüften, Oberschenkeln und am Hintern.

Und es gibt noch mehr, aber das zu hören tut wirklich weh. Also beenden wir es hier. Doch eine gute Nachricht haben wir: Eine Kastration Minderjähriger ist laut § 1631c des BGB verboten.

Die Maulfotze der Bayern

Facefuck ist der mit Absicht demütigende Ausdruck für Oralverkehr. Doch wer jetzt denkt, die bayerische Redewendung »eine Maulfotze geben« sei die deutsche Entsprechung, irrt sich! Denn hierbei handelt es sich nur um eine Ohrfeige.

Nipplegate reloaded

Ein Sexbuch ohne Janet Jacksons Busen-Blitzer? Undenkbar. Und damit der Nipplegate-Skandal ja nicht in Vergessenheit gerät, hier noch mal das, was ganz Amerika am 1. Februar 2004 in Aufruhr versetzte: In der Halbzeitpause des 38. Super Bowls trällerte Janet mit Justin Timberlake ihr Liedchen, das schnell in Vergessenheit geraten wäre, wenn Timberlake seiner Duett-Partnerin nicht einen Teil ihres Kostüms vom Leib gerissen und damit ein Brustwarzenpiercing zum Vorschein gebracht hätte. So aber folgten empörte Zuschaueranrufe, mehrere Bußgeldklagen, US-Kongress-Sitzungen und vieles mehr. Vor allem aber, und das wissen die wenigsten, wird seitdem sowohl die Oscar- als auch die Grammy-Verleihung um einige Sekunden verzögert ausgestrahlt, um ähnliche Fernsehskandale vermeiden zu können. Gerüchten zufolge soll auch der *Musikantenstadl* solche Vorkehrungen getroffen haben. Marianne und Michael sind bekanntlich immer wieder für eine Überraschung gut.

Der Preis ist heiß

Wie viel der werte Herr im Wohnungs-Puff hinblättert? Von etwa 25 Euro (Quickie) bis 100 Euro (Stunde) ist alles drin – im wahrsten Sinn des Wortes.

Perfekter Sex in 13 Minuten

20 Minuten nehmen sich die Deutschen im Schnitt für den Sex Zeit. Die Mexikaner bleiben mit knapp 23 Minuten am längsten bei der Stange. Und indonesische Paare machen bereits nach etwa einer Viertelstunde schlapp.

Versager? Nein, die machen's richtig! Denn Experten der Society for Sex Therapy and Research haben herausgefunden, dass der perfekte Sex – ohne Vorspiel – 13 Minuten dauert. Alles, was länger dauert, sei zu viel des Guten. Das heißt für uns: Die Ausrede, keine Zeit für Sex zu haben, zieht nicht mehr.

Haare ab!

Besser ist es, wenn Sie, werte Herren, noch mal duschen, ehe das Date losgeht – das finden 60 Prozent der deutschen Frauen.

Doch das war's noch lange nicht mit der Körperpflege: 55 Prozent der Ladys wollen zudem in ein glatt rasiertes Gesicht sehen, und für 32 Prozent ist die Entfernung der Achselhaare extrem wichtig. Der Rasierer muss also in jedem Fall vorher zum Einsatz kommen. Da führt kein Weg dran vorbei, Männer! Tja, die Zeiten ändern sich eben.

»Ein Glas Domina, bitte!«

Dass eine Domina für Zucht und Ordnung sorgt, ist allseits bekannt. Doch Domina war ursprünglich die Bezeichnung für die Vorsteherin eines Frauenklosters. Und: Domina ist auch eine Rotweinsorte – gezüchtet aus Portugieser und Spätburgunder, beliebt bei allen, die es gerne etwas kräftiger und intensiver mögen. Und so schließt sich der Domina-Kreis wieder …

Sex ist kein Wunschkonzert

Ist das Rohr beim Sex erst einmal versenkt, geht's bekanntlich los mit den Bauarbeiten. Dann gilt: stoßen, rutschen, Druck ausüben. Eine schweißtreibende Sache, die vor allem eines erforderlich macht: sich mit beiden Armen sicher abzustützen, um einem drohenden »Verkehrs«-Unfall vorzubeugen.

Dumm nur ist Folgendes: Wenn die Frau beim Rein-raus-Spielchen unten liegt, wünscht sie sich, an allen möglichen Stellen angefasst und gestreichelt zu werden. Laut Umfragen ist das ihr sehnlichster Wunsch im Bett. Aber wie ist das noch mal mit Wünschen? Nicht alle gehen in Erfüllung. So wie der Traum eines jeden Mannes vom flotten Dreier mit der eigenen Partnerin und ihrer besten Freundin wahrscheinlich niemals Realität wird, muss sie halt auch akzeptieren, dass er sich beim Sex abstützt, statt sie mit romantischen Streicheleinheiten zu beglücken. That's life!

Schluss mit lustig

Laut Bundeszentrale für gesundheitliche Aufklärung lässt sich ein Viertel der 40- bis 49-Jährigen sterilisieren. Sicher ist sicher!

Und noch 'n Fremdwort

Die meisten Deutschen sind serielle Monogamisten. Sie bleiben nicht ihr ganzes Leben mit ein und demselben Partner zusammen, sondern haben nacheinander mehrere Langzeitbeziehungen. Allerdings rutschen heutzutage viele von der einen Drei-Wochen-Beziehung direkt in die nächste. Zu groß ist die Versuchung, sich nicht zu binden und neue sexuelle Kicks zu erleben. Mehr denn je scheint zu gelten: Drum prüfe, wer sich ewig bindet, ob sich nicht was Besseres findet.

Info für Klugscheißer

Fetisch heißt übersetzt »Zaubermittel«. Der Begriff stammt aus der Begegnung portugiesischer Seefahrer mit der westafrikanischen Kultur Ende des 15. Jahrhundert.

Lieb und teuer

Frauen lieben Edelsteine. Doch Smaragden sagte man einst nach, den männlichen Sexualtrieb zu hemmen. Sicher, weil beim Gedanken an die Kosten jede Geilheit flöten geht.

Hilfe, Samenstau

»Liebling, wenn wir nicht endlich mal wieder miteinander schlafen, krieg' ich einen Samenstau!« Frauen, aufgepasst: Wenn Schatzi das schon mal behauptet hat, war er wohl einfach nur notgeil. Denn wäre an diesem Märchen etwas Wahres dran, hätten sterilisierte Männer ein ganz gewaltiges Problem. Haben sie aber nicht! Nicht verwendeter Samen wird ganz einfach vom Körper abgebaut.

Der unheimliche Vibrator

In jedem fünften deutschen Haushalt brummt gelegentlich ein Vibrator. Tipp für alle Leserinnen: Wenn der Luststab seinen Dienst getan hat, immer schön die Batterien rausnehmen! Ansonsten kann der Freudenspender schnell Unheil anrichten.

So wie im Fall einer 23-jährigen Berlinerin. Deren Nachbarn

riefen besorgt die Polizei, weil sie mitten in der Nacht laute Geräusche in der Wohnung der jungen Frau hörten, diese aber nicht die Tür öffnete. Klar, dass die Sicherheitsbeamten nicht lange fackelten und die Eingangstür aufstießen, um die brenzlige Situation unter Kontrolle zu bringen. Doch sie sahen Unglaubliches: keine Einbrecher und auch keine Hinweise auf ein Verbrechen, sondern einen putzmunteren Vibrator, der laut übers Laminat knatterte. Auf mysteriöse Weise war der Plastik-Dödel in Betrieb gegangen, während seine Besitzerin gerade Nachtschicht schob. Peinlich!

Gay und glücklich

Das Statistische Bundesamt geht davon aus, dass es in Deutschland mindestens 67 000 gleichgeschlechtliche Lebensgemeinschaften gibt. Rund 27 000 seien zugleich eingetragene Lebenspartnerschaften – meist zwischen Männern: Gut zwei Drittel der eheähnlichen Partnerschaften werden von Schwulen geführt.

Lieber iPhone als Orgasmus

Jeder dritte US-Amerikaner ist geiler aufs Handy als auf Sex und würde ehe eine Woche aufs Rammeln verzichten als auf sein Smartphone. Grund: die zunehmende Abhängigkeit von Social Networks wie Facebook und Twitter.

Aber nicht nur auf Sex wird dafür verzichtet. Jeder Zweite würde lieber sieben Tage keinen Kaffee trinken, als ohne Mobiltelefon zu sein. Jeder Zwanzigste würde sich sogar eine Woche lang die Zähne nicht putzen und mit seinem Mundgeruch die Mitmenschen quälen, wenn er dafür nicht auf iPhone und Co. verzichten müsste. Gut, dass die Tweets bei Twitter (noch) geruchslos sind.

»Mach mir den Wallach!«

Viele Tiere, die kastriert werden, verlieren nicht nur ihre Zeugungsfähigkeit, sondern auch ihren Namen. So wird aus einem Hengst ein Wallach, ein Hahn heißt plötzlich Kapaun, ein Esel wird von einem Tag auf den anderen Macker gerufen und ein Widder wird zum Hammel.

Irgendwer verliebt sich immer

Gute Freunde sein und als Goody ab und zu miteinander ins Bett steigen: klingt verlockend? Klappt aber nicht, wie eine Untersuchung der Universität von New York herausfand. Zwar zeigte die Studie, dass solche Verbindungen beide Seiten sexuell befriedigen. Freundschaften mit Sex sind aber trotzdem zum Scheitern verurteilt, weil am Ende einer der Partner doch mehr von der Beziehung erwartet als der andere. Und dann fällt sie eben doch, die berühmte Frage: »Liebst du mich?«

Lieber Lesbensex

Laut einer Studie der University of Texas würden Männer homosexuelle Seitensprünge eher akzeptieren als Frauen. Nur 50 Prozent der Männer gaben demnach an, dass sie ihre Freundin verlassen würden, wenn diese Lesbensex gehabt hätte. Sollte ein Mann jedoch mit einem anderen Mann schlafen, würden 79 Prozent der Partnerinnen Schluss machen.

Sind Männer also toleranter? Nein, nur geiler. Die Forscher erklären das Ergebnis damit, dass Kerle die homosexuelle Affäre ihrer Freundin als Chance für sich sehen, zwei Frauen gleichzeitig rannehmen zu können – so wie sie's im Porno ständig sehen.

Gleich kommt's ihm

Kurz bevor es beim Mann zum Orgasmus und zur Ejakulation kommt, schütten Prostata und Samenblasen ihre Sekrete in die hintere Harnröhre aus. Irgendwann hat sich dort so viel Sperma gesammelt, dass es zum Point of no Return kommt – und das weiße Lebenselixier aus dem Schwanz spritzt.

Augen auf!

Zugegeben, in einigen Stellungen ist es einer Frau fast unmöglich, dem Lover mit vollem Mund verliebt in die Augen zu sehen. Einen Versuch ist's aber immer wert. Denn nichts macht Männer mehr an, als gepflegt einen geblasen zu bekommen und dabei angehimmelt zu werden. Das ist zwar sicher nichts für *Emma*-Leserinnen, aber die haben ja sowieso keinen Schwanz im Mund.

Sieben Minuten langes Abspritzen

Es gibt Pornofilme, die muss man gesehen haben. *Behind the Green Door* zum Beispiel. Der heutige Sexfilm-Klassiker lief 1972 im Zuge der Porno-Chic-Welle in normalen Kinos und spielte bei einem Budget von 60 000 US-Dollar sage und schreibe 25 Millionen Dollar ein. Natürlich nicht, ohne einen Skandal ausgelöst zu haben. Denn der Streifen brach jedes Tabu. In der damals heiß diskutierten Schlüsselszene wird beispielsweise auf das Gesicht der Hauptdarstellerin gespritzt: Ganze sieben Minuten lang fliegt das Sperma psychedelisch inszeniert durch die Luft, bevor man als Zuschauer sagen kann: Die hat's wirklich kommen sehen!

Bitte mit Schuhen!

Auf zwei Dinge wollen Frauen nicht verzichten: Schokolade und Schuhe. Und obwohl ihr Schuhtick Männer oft in den Wahnsinn treibt, gibt es durchaus auch Momente, in denen Kerle die Aussicht auf ein paar neue Treter sehr verlockend finden. Im Bett zum Beispiel – wenn ihr Mäuschen plötzlich zur Katze wird und Thigh-Highs trägt. Das sind sehr hochgeschnittene Stiefel aus Stretchlack oder Latex, die wegen ihres Fetisch-Potenzials auch als Bettstiefel bezeichnet und verkauft werden. Aber ob Schatzi die im Kopf hat, wenn sie wieder einmal sagt: »Duuuu, ich brauche dringend neue Schuhe!«?

Opi nimmt sie alle?

Senioren wollen sehr wohl noch regelmäßigen Sex, können aber nicht mehr so, wie sie wollen. Das wurde bislang mit dem Älterwerden begründet. Doch australische Wissenschaftler konnten nun das Gegenteil beweisen: Der männliche Sexualtrieb lässt auch im Alter nicht wesentlich nach. Grund des Libidoverlusts seien zunehmende gesundheitliche Probleme und nicht das Lebensalter an sich, sagen die Forscher.

Einfaltspinsel?

Nur jeder sechste Mann schenkt seiner Partnerin ab und zu Unterwäsche. Dabei würde sich die Hälfte aller Frauen über ein verführerisches Wäscheset freuen. Aber passen sollte es schon, und genau da liegt das Problem: Jeder zweite Dessous-Kauf muss umgetauscht werden, weil die Größe nicht stimmt oder Madame Mauerblümchen die vom werten Gatten ausgesuchten Schlampen-Strapse so gar nicht entzückend findet …

Slash für Anfänger

Klar, Slash war der Gitarrist von Guns N' Roses. Aber was in aller Welt sind diese Slash-Storys, über die gerade jeder spricht, der etwas auf sich hält? Es handelt sich um Geschichten über das schwule Treiben zwischen bekannten Serien- und Filmfiguren.

Beispiele?

Star Trek: Kirk/Spock

Der Herr der Ringe: Pippin/Merry und Frodo/Sam

House M.D: House/Wilson

Harry Potter: Harry/Draco und Harry/Snape bzw. Remus/Sirius

Heißt: In den kultigen Storys treibt's zum Beispiel Harry Potter mit Snape.

Strenge Regeln

Im Mittelalter verboten die Priester an 140 Tagen im Jahr den Sex.

Kann ins Geld gehen

Männer, die eine Frau fürs Bett oder Herz suchen, greifen tief in die Tasche: 43 Euro lassen sich Singles ihr erstes Date durchschnittlich kosten. Dabei könnte es auch billiger gehen! Die Gesellschaft für Konsumforschung (GfK) hat herausgefunden, dass knapp ein Drittel der Frauen nichts gegen ein Rendezvous im Fastfood-Restaurant hätte.

Die Männer zeigen sich hier scheinbar romantischer: Nur jeder vierte bevorzugt beim ersten Date Fastfood. Und die restlichen 75 Prozent? Die würden am liebsten gleich drauflos rammeln, ohne vorher etwas essen zu gehen. Doch das ist natürlich nur eine Vermutung …

Vernichtet die Männer!

Mit manchen Frauen legt man sich besser nicht ins Bett – und schon gar nicht an. Valerie Solanas (1936–1988) war so eine Frau, die mit Vorsicht zu genießen war. Die US-Schriftstellerin gab an, bereits mit 13 Jahren sexuelle Erfahrungen gesammelt zu haben. Doch nach dem frühen Rumgebumse hatte sie scheinbar einen an der Klatsche. Jedenfalls gründete sie die »Gesellschaft zur Vernichtung der Männer« und machte als Radikal-Feministin die Männer für alle Übel der Welt verantwortlich.

Einer, der durch ihre Wut fast gestorben wäre, war Andy Warhol, auf den sie 1968 dreimal schoss.

Eigene Erfahrungswerte

Um hier auch mal ein bisschen aus dem Nähkästchen zu plaudern: Wer als Mann im Liegen kurz vor dem Abspritzen die Beine anhebt und die Beckenmuskulatur anspannt, geht beim Orgasmus besonders gut ab.

Die Sache mit dem Vorsaft

Hinsichtlich einer Übertragungschance von HIV allein durch den Lusttropfen beim Ficken oder Blasen, ohne dass Sperma in den Körper kommt, gibt es weder über die darin möglicherweise enthaltene Virusmenge noch über das in dem Fall gegebene Infektionsrisiko gesicherte Erkenntnisse. Die Aids-Hilfe sagt zwar, dass das Risiko, sich durch den Vorsaft zu infizieren, zu vernachlässigen sei. Doch wer ganz auf Nummer sicher gehen will, verzichtet aufs Abschlecken des Vorsafts und trinkt nach dem Sex lieber ein Gläschen frischen O-Saft.

Was Studenten den lieben langen Tag tun

Jetzt ist geklärt, wieso trotz Studiengebühren noch immer viele Studenten eine ruhige Kugel schieben und ihren Eltern weiter auf der Tasche liegen: Sie sind sexsüchtig. Und damit befinden sie sich in illustrer Gesellschaft. Denn schätzungsweise eine halbe Million Menschen gelten als sexsüchtig. Über 80 Prozent davon sind Männer, insbesondere junge zwischen 20 und 30 Jahren sind betroffen – und überdurchschnittlich viele Studenten.

Für einige Sozialwissenschaftler ist die viel zitierte Sexsucht jedoch eine bloße Erfindung der Medien oder eine Ausrede für chronisches Fremdgehen zwischen den Vorlesungen. Und auch streng medizinisch betrachtet ist sie keine Krankheit. Denn zur klassischen Sucht gehört eine Substanz wie Heroin oder Alkohol. Kaufzwang, Glücksspielsucht, Pyromanie und Internetsucht gelten zusammen mit Verhaltenssüchten als abnorme Gewohnheiten und Störungen der Impulskontrolle, die Sexsucht wird unter die Sexualstörungen eingeordnet. Und das Dumme ist: Die Kassen zahlen die Therapie nicht. Arme Studenten!

Kunst oder Porno?

Wissenschaftliche Schriften können nicht pornografisch sein. Dagegen ist eine strikte Trennung zwischen Kunst und Pornografie nicht möglich, wie das Bundesverfassungsgericht in seiner Mutzenbacher-Entscheidung festgestellt hat. Kunst kann demnach pornografisch sein und dennoch das Recht auf Kunstfreiheit genießen. Im Einzelfall sei zu prüfen, ob der Kunstfreiheit oder dem Jugendschutz Vorrang einzuräumen ist.

So weit, so gut. Doch worum ging es in der Mutzenbacher-Entscheidung? Um den erstmals 1906 erschienenen Roman *Josefine Mutzenbacher. Die Geschichte einer wienerischen Dirne.* Der wurde in den 60er-Jahren von der Bundesprüfstelle für jugendgefährdende Schriften in die Liste der jugendgefährdenden Schriften aufgenommen, was immer wieder für Diskussionen sorgte. Will heißen: Es lohnt sich, das Buch über das Leben einer Prostituierten zu lesen. Manche Stellen haben noch heute den Uff-Effekt.

Applaus für Beate

Von wegen Schmuddel-Image: Beate Uhse bekam 1989 das Bundesverdienstkreuz verliehen, 1999 wurde sie zur Ehrenbürgerin der Stadt Flensburg ernannt.

Sex hinter Klostermauern

Frühere Nonnen und ehemalige Priester rückten endlich raus mit der Sprache und machten bei einer Umfrage des Baylor College of Medicine Angaben zu ihrem Sexleben. Das Ergebnis: 82 Prozent von ihnen hatten in ihrem Leben Sex – 15 Prozent auch in der Zeit als Nonne oder Priester.

Fingern für Feiglinge

Petting ist kein richtiger Sex, sondern Kinderkram? Mag schon sein. Trotzdem kann man von dem Kinderkram Kinder kriegen. Denn ruck, zuck wird dabei aus Versehen mit Spermafingern in der Muschi rumgefummelt. Und dann ist der Braten in der Röhre, weshalb der gute alte Dr. Sommer in der *Bravo* rät: »Auch beim Petting ein Kondom benutzen!« Doch das ist natürlich Unsinn. Zumindest macht es dann ungefähr so viel Spaß, wie mit Helm Fahrrad zu fahren oder mit Bademütze schwimmen zu gehen.

Geil oder gruselig?

Und jetzt die 100 000-Euro-Frage: Was ist ein Sock? Nein, in dem Fall kein Strumpf! Sondern: Reizwäsche für ihn – und zwar ein Herrenslip, der nur aus einer Hüftschnur besteht, an der sich ein Beutelchen für den Schwanz und die Eier befindet. Der Hintern ist also frei. Urteil der Jury: nicht gerade sexy, sondern für'n Arsch. Aber jedem Tierchen sein peinliches Pläsierchen.

Zustände sind das!

Die Heckenbraunellen sind eine Vogelart mit ungewöhnlichen Paarbeziehungen. Da auch die Weibchen Reviere besetzen und diese sich mit den Revieren von zwei Männchen überlappen können, gönnen sich die Weibchen oft zwei Männchen als Partner. Umgekehrt haben Männchen genauso oft mehrere Weibchen. Aber auch dass ein dominantes Weibchen-Paar ein Territorium in Besitz nimmt, in dem unterlegene, aber ebenfalls verpaarte Männchen bei der Brutpflege helfen, ist keine Seltenheit. Alles klar?

Echt dufte?

Das Riechen an getragenen Unterhosen ist eine klassische Form des Geruchsfetischismus. Ob Piss-Aroma oder Kot-Duft: Schnüffel-Fans können nicht genug davon bekommen. Doch wo finden sie welche? Sexshops bieten zum Teil getragene Unterwäsche an – bitte charmant nachfragen, sodass sich die Verkäuferin nicht auf den S(ch)lip(s) getreten fühlt!

Darüber hinaus werden im Internet durch einzelne Anbieter und spezialisierte Online-Versandhandlungen benutzte Slips, aber auch getragene Strümpfe, Nylons, Socken und Schuhe zum Verkauf angeboten. 3, 2, 1 – meins!

Ja, wo sind sie denn?

Bei den meisten Frauen werden die inneren Schamlippen durch die äußeren verdeckt, sie sind also nur sichtbar, wenn die Frau ihre Beine öffnet oder die äußeren Schamlippen gespreizt werden. Aber, wie in allen Dingen, gibt es Ausnahmen, sodass die inneren Schamlippen bei einigen Frauen durchaus auch bei normaler Körperhaltung bewundert werden können – wenn sie es denn zulassen! Und auch dann muss man schon ganz genau hingucken, um etwas zu entdecken. In einer amerikanischen Untersuchung an rund 3000 Frauen fanden sich zwar Längen von sage und schreibe sechs Zentimetern, doch beim Großteil der Frauen (ca. 90 Prozent) waren die Labia minora pudendi, so der Fachbegriff für die kleinen Schamlippen, weniger als zwei Zentimetern groß. Bei vielen musste gar die Lupe eingesetzt werden. Aber auch das kann ja seinen Reiz haben …

Verhasste Trockenzone

Der männliche Körper steuert die Erektion, den Orgasmus und die Ejakulation über Nervenbahnen. Diese können aber auch defekt sein und zu einem Verschluss des *Ductus ejaculatorius* führen. Richtig arme Kerle bekommen dann keinen Samenerguss, obwohl ihr Penis normal steif wird und sie einen Orgasmus haben, und sind damit unfruchtbar.

Bis(s) zum Orgasmus

Beim Sex ging's heiß her – und einer hat zugebissen? Keine Seltenheit. Doch Vorsicht: Bisswunden sind nicht ohne, denn im Mund tummeln sich unzählige Bakterien. Also: reinigen, desinfizieren, Pflaster drauf! Und sollte die Wunde in den nächsten Tagen anschwellen oder sich röten, müssen Antibiotika her.

Für Geld macht man alles

100 000 Euro für ein Jahr Sexverzicht? Laut *Welt.de* würden 83 Prozent der Frauen auf dieses Angebot eingehen, und auch 71 Prozent der Männer könnten es sich vorstellen.

Preis für null Erotik

Seit 1993 vergibt die britische Zeitschrift *Literary Review* den »Bad Sex in Fiction Award« für die schlechteste Sexszene in der Literatur. Ins Leben gerufen wurde der Preis 1993 von den Literaturkritikern Rhoda Koenig und Auberon Waugh, dem Sohn des Satirikers Evelyn Waugh. Bisherige Gewinner waren beispielsweise Jonathan Littell, Philip Kerr und Norman Mailer. Sie alle erhielten eine Skulptur, die vage Sex andeutet.

Von Brüsten und Selbstmorden

Laut einer schwedischen Studie tendieren Frauen, die sich die Brust vergrößern ließen, eher zu Selbstmord als Frauen mit naturbelassenen Brüsten.

Affengeil

Schimpansen brauchen nur sieben bis zehn Sekunden, um zum Orgasmus zu kommen. Gorillas und Orang-Utans lassen sich etwas mehr Zeit: etwa 15 Minuten – ungefähr so lange wie wir Menschen.

Was bin ich?

Nein, ein Kofferdam legt man nicht am Flughafen aufs Laufband. Es sei denn, man möchte zum Gesprächsthema der anderen Fluggäste werden. Denn ein Kofferdam ist ein Lecktuch, das man beim Sex auf der Muschi oder dem Arschloch des Partners platziert, um sich beim oralen Spaß vor Geschlechtskrankheiten zu schützen. Das ist natürlich gut zu wissen. Doch in der Praxis sorgt so eine Folie schon für erstaunte Blicke – im Bett wie am Flughafen.

Klein, aber oho

Eigentlich ist es höchst unwahrscheinlich, während der Periode schwanger zu werden, aber in seltenen Fällen ist es doch möglich. Denn Spermien sind kleine Rambos. Sie kämpfen bis zum Geht-nicht-mehr und können im weiblichen Körper fünf Tage lang überleben. Aus diesem Grund kann es bei Sex gegen Ende der Regel durchaus zu einer erfolgreichen Befruchtung kommen.

Mein Teekesselchen ...

Teekanne ist auf Jamaika ein anderes Wort für Penis.

Diogenes, der alte Wichsmichel

Im antiken Griechenland war die Selbstbefriedigung selbstverständlich. Ob auf der Parkbank oder in der Taverne: Wenn einen die Lust packte, fackelte man nicht lange und bereitete sich selbst eine kleine Freude – und niemand störte sich daran.

Klingt zu schön, um wahr zu sein? Zugegeben, etwas dick aufgetragen war die Schilderung schon. Aber im Kern stimmt's: Die Masturbation war gesellschaftlich so akzeptiert, dass man nicht sonderlich aneckte, wenn man Hand anlegte. Sogar der berühmte Philosoph Diogenes von Sinope tat es öffentlich und sagte, die

Masturbation sei so herrlich, dass er am liebsten auch seinen Hunger durch Magenreiben stillen würde.

Irgendwas stimmt da nicht

Morgens zwischen acht und neun Uhr ist die Konzentration unserer Sexualhormone am höchsten. Also immer genau dann, wenn die Arbeit oder – schlimmer noch – der Chef ruft.

Feine Schnuppernäschen

Frischer Achselschweiß wirkt auf Frauen erregend. Und nicht nur das: Wissenschaftler aus Philadelphia haben zudem bewiesen, dass sich das weibliche Geschlecht beim Schnuppern nicht durch Parfüms, Bodylotions und Deos vom natürlichen Männergeruch ablenken lässt.

Freiheit für die Schamlippen

Die beliebteste Schamhaar-Frisur der Frauen ist der Irokese.

Grund: Damit macht man auch bei spärlicher Schambehaarung eine gute Figur. Flächige Formen wie das Dreieck oder das Herz sehen nur bei dichtem Haarwuchs sexy aus.

Wenn er feucht wird

Manche Dinge nimmt man einfach als gegeben hin. Den Lusttropfen zum Beispiel. Die Flüssigkeit, die in mehr oder weniger großer Menge vor dem Orgasmus aus dem Penis fließt, gehört halt einfach irgendwie zum Sex dazu.

Doch wieso eigentlich? Aus einem ganz praktischen Grund: Der Vorsaft dient als ein natürliches Gleitmittel und reinigt zudem die Harnröhre, bevor die Spermien ihren Weg dorthin antreten.

Was sich Schlampen merken sollten

Das Wort »Luder« kommt eigentlich aus der Jägersprache und bezeichnet einen Tierkadaver, der als Köder benutzt wird, um Raubtiere anzulocken.

In der Hauptschule geht's wild zu

67 Prozent der Hauptschülerinnen hatten mit 14 Jahren schon mal Sex, aber nur 31 Prozent der 14-jährigen Gymnasiastinnen.

Insider-Wissen für den nächsten Hauptstadt-Trip

In Berlin hat man zwischen 10 000 Huren die Qual der Wahl. 30 000 Männer können sich trotzdem jeden Tag für eine Dame ihrer Wahl entscheiden und sorgen so dafür, dass die Berliner Puffs rund 300 Millionen Euro pro Jahr erwirtschaften.

Aufschlussreiches Tiefkühlfach

Wer nicht nur auf einen One-Night-Stand aus ist, sondern Mr. oder Mrs. Right sucht, sollte einen Blick in das Tiefkühlfach der neuen Eroberung werfen. Laut Gesellschaft für Konsumforschung (GfK) gibt der Inhalt des Eisschranks nämlich Aufschluss über den Charakter. Mehrere Single-Typen haben die Meinungsforscher ausgemacht – am häufigsten den spontanen Typ: Bei ihm findet man neben Komplettgerichten auch Produkte zum Verfeinern und Abwandeln eines Gerichts in der Truhe. Grund: Er liebt die Abwechslung – beim Essen und beim Sex.

Den besten Treffer landet man laut Experten aber mit dem Gourmet, der Leckereien wie Garnelen und Muscheln im Tiefkühlfach bunkert. Mit einem solchen Fang werde man von morgens beim Frühstück bis nachts im Bett nach Strich und Faden verwöhnt.

Ist das schon nackt?

Ich bin dann mal so frei, denkt sich so manch einer und geht, nur mit Turnschuhen und Socken bekleidet, eine Runde um den Block joggen. Weit kommt er aber nur selten. Denn noch ehe sich sein bestes Stück ans luftige Bommeln gewöhnt hat, macht die Polizei dem Spaß ein Ende. Und das darf sie auch, wie der Verwaltungsgerichtshof Mannheim entschieden hat. Gut so!, sagen da die einen. Spielverderber!, die anderen.

Ein Fall für die Klapse

Ein US-Pharma-Unternehmen brachte 1951 Neurosine, ein bromhaltiges, triebdämpfendes Beruhigungsmittel heraus – speziell für Nymphomaninnen. Es sollte für Ruhe und Zurückhaltung sorgen. Doch Fräulein Nimmersatt war auch mit Arznei nicht zufriedenzustellen und galt zunehmend als Fall für Psychologen. Krass: Viele Frauen, die aufgrund ihres sexuellen Verlangens Schuldgefühle hatten, ließen sich freiwillig in die Nervenheilanstalt einweisen.

Geld stinkt manchmal doch

Wo's das teuerste Sex-Spielzeug der Welt gibt? In der Stadt der Liebe natürlich! Ein Pariser Juwelier am Place Vendome hat einen 40 000 Euro teuren Dildo aus Weißgold im Angebot, zu dem auch ein 18-karätiger Diamant gehört. Ein Sextoy für Reiche, die eine besondere Liebeserklärung machen wollen, meint der Inhaber. Werde der Luxus-Dildo auseinandergenommen, zeige sich der Diamantring.

Man gönnt sich ja sonst nichts! Höchstens Toilettenpapier mit Goldprägung. Ja, auch das gibt's wirklich. Wer 404 Euro pro Rolle locker macht, kann sich also erst Weißgold ins Loch schieben und danach die Sauerei mit 24-Karat-Klopapier wegmachen.

Das waren noch Zeiten

In Zeiten des Internet, in denen sich 14-Jährige schon die heftigsten Filmchen reinziehen, kann man über *Eis am Stiel* nur noch lachen. Doch in den späten 70ern bis frühen 80ern sorgten die Softerotik-Streifen schon für so manchen Steifen. Schließlich ging's um Teenagersex, was damals noch Seltenheitswert hatte und – mal wieder – für heftige Diskussionen sorgte. Trotzdem erhielt der erste Teil 1979 eine Golden-Globe-Nominierung in der Kategorie »Bester Ausländischer Film«.

Die spinnen, die Römer

Die alten Griechen und Römer glaubten, dass sich im männlichen und weiblichen Ejakulat Samen befinden.

Gib mir Saures!

Das Diaphragma ist eines der ältesten Verhütungsmittel der Welt. Schon im Mittelalter schoben sich Frauen eine Zitronenscheibe in die Scheide, in Osteuropa griff man noch bis ins 20. Jahrhundert zu ausgepressten Zitronenhälften, um mit der Fruchtsäure Spermien abzutöten.

Böse Zungen würden jetzt sagen: Passt doch – kein Fisch ohne Zitrone!

Bequemer blasen

2004 kam ein Spielzeug in die Sexshops, das den Oralsex bequemer machen sollte. Der Lazy Thing (faules Ding) war ein Mund-Vibrator, den sich die genervte Bläserin um den Kopf schnallen sollte. Sein vibrierender Latex-Zylinder passte exakt in den Mund und befriedigte den Mann, ohne dass die Frau ihren Kopf bewegen musste. So könne sie beim Blasen ganz entspannt sein und an Shopping denken – oder an alles, was ihr sonst gerade so in den Sinn käme, priesen die Hersteller das

Sextoy an. Doch das Ding lag wie Blei in den Regalen, denn wenn es für etwas gut war, dann höchstens für einen »Haste-schon-gehört?«-Smalltalk.

Viel Lärm um nichts

Der Radiosender Energy Hamburg musste 10 000 Euro Bußgeld abdrücken, weil er die Sendung *Morning Live aus der Herbertstraße* ausgestrahlt hatte, die wegen »der jugendbeeinträchtigenden Darstellung sexueller Praktiken und Angebote von Prostituierten« in die Kritik geraten war. Dabei hatte die Studiomoderatorin nur mehrfach in die Herbertstraße zu zwei Reportern und zwei Prostituierten geschaltet, die angaben, von Tuten und Blasen viel Ahnung zu haben. Das mag am frühen Morgen vielleicht wirklich zu viel des Guten gewesen sein, doch ist kaum anzunehmen, dass sich die jungen Hörer deswegen vor Schreck am Kaffee verschluckt haben.

Gelegenheit macht Triebe

Trennungen sind endgültig. Bis man sich irgendwann über den Weg läuft und das Wiedersehen im Bett endet … Was nach einer Hollywood-Schmonzette klingt, ist für viele ein feuchter Traum. Laut Umfrage würden sich 60 Prozent der Männer auf einen One-Night-Stand mit ihrer Verflossenen einlassen. Und auch die Frauen sind nicht abgeneigt: Etwa jede dritte würde sich nicht zweimal bitten lassen, jede vierte hat die Reunion schon zugelassen. Da heißt es also: Neuer Partner, sei wachsam!

Tabu-Satz Nummer eins

Frauen reden gerne. Manche sind sogar richtige Quasselstrippen – und das soll hier auch gar nicht kritisiert werden. Doch schlimm wird's manchmal, wenn diese Labertaschen auch im Bett den Mund nicht halten können und genau das sagen, was ein Mann in diesem intimen Moment partout nicht hören möchte.

Tabu-Satz Nummer eins: »Ist er schon drin?« Denn kriegt ein Kerl das zu hören, fühlt er sich seiner Männlichkeit beraubt. Ganz ehrlich: Schlimmer geht's nicht. Eine Frau, die das von sich gibt, muss sich nicht wundern, wenn sie die nächsten 100 Jahre mit Missachtung gestraft wird.

Tabu-Satz Nummer zwei

»Ja, Liebling, es war echt ganz nett!« Ganz nett? Frauen, ihr wisst doch sicher, was »ganz nett« ist: ein Kaffeekränzchen mit der besten Freundin, an Weihnachten *Drei Nüsse für Aschenbrödel* gucken oder sonntagmittags im Stadtpark spazieren gehen. Ja, das alles ist »ganz nett«. Doch die Sexleistung des Partners als »ganz nett« zu bezeichnen ist so frech, wie wenn er sagen würde: »Schatz, die Orangenhaut steht dir richtig gut!«

Tabu-Satz Nummer drei

Ob sie's wollen oder nicht: Männer haben ein ganz besonderes Verhältnis zu ihrer Mutter – auch die, die keine Muttersöhnchen sind. Kein Wunder also, dass es einen sprachlichen Lustkiller gibt, bei dem ihre Erektion in null Komma nichts flöten geht. Und zwar folgenden: »Ja, mach weiter – das hat die Mama gern!« Die Mama? Also Leute, die hat im ehelichen Bett nun wirklich nichts verloren. Auch nicht verbal.

Tabu-Satz Nummer vier

Ganzkörperbehaarung ist out. Die Zeiten, in denen Frauen ihrem Partner lüstern durch die Brustwolle gefahren sind, gehören statistisch gesehen der Vergangenheit an. Mit Brust-Flokati kann heute nicht mal mehr Robbie Williams punkten. Glatt muss er sein, der Mann. Und trotzdem gibt es Sachen, die zu weit gehen. Kommt einer Frau im Bett ein »Kann man sich eigentlich auch den Rücken rasieren?« über die Lippen, stehen die Chancen 1:100, dass der Mann noch weitersexeln will.

Tabu-Satz Nummer fünf

Keine Frage: Sex ist Gemeinschaftsarbeit. Und wenn die Frau bewegungslos wie ein Bügelbrett daliegt, hält sich der Spaß in Grenzen. »Mach doch auch mal was« sagt man trotzdem nicht. Denn das klingt, als ginge es darum, im Garten Unkraut zu zupfen oder im Büro Überstunden auf die lieben Kollegen abzuwälzen. Im Bett ist Fingerspitzengefühl gefragt. Wenn der Mann meint, sich zu sehr verausgaben zu müssen, sollte er ihr das nicht zum Vorwurf machen. Besser: eine neue Stellung ausprobieren, bei der beide in Aktion treten.

Tabu-Satz Nummer sechs

Ein Fauxpas, den ein Mann nur schwer wiedergutmachen kann, ist folgender Vergleich: »Meine Ex hat sich da nicht so angestellt wie du!« Frauen wollen im Bett unter keinen Umständen mit der Verflossenen verglichen werden. Zu Recht! Nur weil Lisa keine Probleme damit hatte, ihre Zunge spielen zu lassen, muss das bei Paula nicht auch so sein. Unterm Strich verdienen Männer, die sich erdreisten, eine sexuelle Gefälligkeit mit Hinweis auf eine andere Frau einzufordern, nur eines: einen Tritt in ihren Allerwertesten und die Worte »Bye, bye, Baby!«

Tabu-Satz Nummer sieben

Kerle surfen gern im Internet: Erst mal kurz die Mails checken, dann einen Blick auf die Nachrichten werfen und dann ... «Uupps! Da ist ja eine nackt, und wie gelenkig die ist ... boah ey ... und erst die Titten ...« So ist das nun mal. Typisch Mann, aber voll in Ordnung. Nicht okay ist hingegen, wenn ein Typ seiner Partnerin im Bett die unmöglichsten Dinge abverlangt und dies damit begründet, dass »die Frauen in Pornos das ja auch immer machen«.

Tipp für alle Partnerinnen, die das satthaben: ihn einfach mal darauf aufmerksam machen, dass die Typen in Pornofilmen auch besser aussehen und besser ausgestattet sind.

Tabu-Satz Nummer acht

Normalerweise haben es Männer nicht so mit der Kindersprache. Was sie wollen, sagen sie frech von der Leber weg. Immer raus mit der Sprache, so ihr Motto. Doch ab und zu glauben Frauen, ihren Ohren nicht trauen zu können. Hat er eben »Duuuu, sei doch mal ein bisschen lieb zu deinem Schmusebärchen!« gesagt? Ja, hat er! Und dafür, dass er plötzlich redet wie ein Fünfjähriger, gibt es drei mögliche Gründe.

Erstens: Er hat mächtig Druck und will sie derart rannehmen, dass sie anschließend nicht mehr weiß, wo vorne und hinten ist.

Zweitens: Er hat genau das mit einer anderen Frau getan, und nun quält ihn sein schlechtes Gewissen.

Drittens: Er hätte Lust auf einen Orgasmus, möchte es sich aber am liebsten auf dem Sofa bequem machen und von der Partnerin verwöhnt werden.

Für Frauen sind in der Regel alle drei Möglichkeiten echte Turn-offs.

Tabu-Satz Nummer neun

»Duuuuuuu, ich glaube, ich muss pupsen … Uups, zu spät!«

Tabu-Satz Nummer zehn

Wortgewandte Männer sind eine helle Freude. Keine Frage. Doch wenn ein Kerl sagt: »Schatz, der Elektriker hat angerufen: Wir sollen dringend mal wieder meinen Stecker in deine Dose stecken, sonst droht ein Kurzschluss«, klingt das einfach nur infantil. Beim Sex darf zwar auch gelacht werden, doch von Angesicht zu Angesicht kommen solche Sprüche gar nicht gut. Sie zeigen lediglich, dass der Mann ein seltsames Verhältnis zu seinem Schwanz hat. Zudem ist einem Typen, der so spricht, auch zuzutrauen, dass er sich vorm Sex als Eisenbahner oder Polizist verkleidet. Und dann bleibt der Frau nur, in die Rolle des genervten Schiedsrichters zu schlüpfen, der die rote Karte zückt.

Tabu-Sätze elf bis zwanzig

Und auch das sollte man sich im Bett verkneifen:
»Beeil dich, gleich kommt Fußball!«
»Sind die echt?«
»Wie viel schulde ich dir?«
»Nimm deinen Finger, der ist größer!«
»Ich will ein Kind von dir.«
»War's das?«
»Wenn du eine Nutte wärst, wärst du stinkreich!«
»Erster!«
»Und dafür hast du mich geweckt?«
»Hey, nicht sauer sein, dass ich lachen musste. Alle Menschen sehen nackt lustig aus.«

Ein U, bitte!

Der aus dem Englischen stammende Begriff Hogtie bezeichnet ursprünglich die Fesselung eines Schweins, das man durch das Zusammenbinden aller vier Beine an der Flucht hindert. Doch keine Sorge, jetzt kommen keine Einzelheiten über Animal Sex mit wehrlosen Rudi Rüsseln. Vielmehr geht's um solche Kandidaten, die beim Sex gerne die Drecksau spielen und wie dieselbige gefesselt werden wollen. Will heißen: Die Hand- und Fußgelenke sollen hinter dem Rücken zusammengebunden werden, sodass der Körper ein U beschreibt. Weglaufen ausgeschlossen!

Wer später pimpert, liebt sich länger

Ab welchem Zeitpunkt darf man versuchen, gemeinsam im Bett zu landen, ohne dass der andere das Schlimmste von einem denkt? Eine für jedes Paar verbindliche Antwort gibt es nicht. Doch fest steht: Es sollte nicht gleich am ersten gemeinsamen Abend geschehen. Denn je schneller die Hüllen fallen, umso größer ist die Gefahr einer Enttäuschung.

Eine Umfrage fand heraus: Der richtige Zeitpunkt für den ersten Kuss ist das dritte Date. Perfekt für den ersten Sex: das vierte oder fünfte Wiedersehen. Denn wer so lange warten kann, hat die besten Chancen, dass aus der neuen Bekanntschaft eine feste Partnerschaft und vielleicht sogar die große Liebe wird.

Jeder ist seines Glückes Schmied

Auch wenn sie nicht darüber reden: Laut einer Studie der Bonner Universität wedeln sich 90 Prozent aller Männer regelmäßig einen von der Palme. Da fragt sich doch der junge Leser: Wann fängt man damit an? Durchschnittlich im Alter von zwölf Jahren. Denn wie heißt es so schön: Früh übt sich, wer ein Meister werden will. Beziehungsweise: Es ist noch kein Meister von der Latte gefallen … oder so ähnlich.

Ist Zugfahren erregend?

Eine nackte Überraschung erlebten Kontrolleure am Münchener U-Bahnhof: Als sie einen Mann ansprachen, holte der plötzlich statt Fahrkarte seinen Schniedel hervor und onanierte. Ähnliches geschah in einem Regionalzug zwischen Bad Kissingen und Würzburg: Im Großraumabteil packte eine 29-Jährige ihren Vibrator aus und befriedigte sich vor den Augen der Mitreisenden.

Einzelfälle? Mitnichten. Auf viele wirkt die Gefahr, im Zug bei der Selbstbefriedigung erwischt zu werden, besonders reizvoll. Ein Blick in einschlägige Internetforen zeigt, dass das keine seltene Vorliebe ist. Im Gegensatz zum Fetisch eines Japaners, der sämtlichen Zeitschriften der Welt eine Mega-Story lieferte. Der mittlerweile berühmt-berüchtigte Typ wird dann rallig, wenn sich Frauen ekeln. Und so ist er dafür bekannt, Tausende von Würmern und Maden im Zug krabbeln zu lassen.

Kleine Zwerge, großer Ärger

In ihrem eigenen Garten können Hausbesitzer im Prinzip machen, was sie wollen. Außer dies und jenes, was den lieben Nachbarn nicht gefällt. Frivole Gartenzwerge aufstellen zum Beispiel. Ist deren nackter Hintern, oder gar Intimeres, für alle zu sehen oder zeigen sie den Mittelfinger, stellen sie eine Ehrverletzung dar und müssen laut Amtsgericht Grünstadt entfernt werden. Wer trotzdem Lust auf versaute Zwerge hat, wird im Internet fündig. Vom blasenden Homo-Paar über den Exhibitionisten mit (Fern-)Rohr bis hin zum devoten SM-Sklaven – es gibt nichts, was es nicht gibt.

Mausi liebt Bärchen

Die Deutschen lieben Kosenamen. Jeder zweite Deutsche spricht seinen Partner damit an – für Wissenschaftler Grund genug, sich der Thematik anzunehmen. Ihr Ergebnis: Am häufigsten gebraucht sind folgende zehn Kosenamen:

1. Schatz (37 Prozent)
2. Schatzi (9,6 Prozent)
3. Hase (3,9 Prozent)
4. Liebling (3,5 Prozent)
5. Schnuckel/Schnucki (3,1 Prozent)
6. Mausi (2,8 Prozent)
7. Bär/Bärchen/Bärli (2,2 Prozent)
8. Papa/Papi/Papilein (2,0 Prozent)
9. Abkürzung/Verniedlichung des Vornamens (1,5 Prozent)
10. Kleiner/Kleine/Kleines (1,7 Prozent)

Doch im Bett gelten andere Spielregeln. Ein »Na, mein Hase – Lust?« oder »Papi will jetzt schlimme Sachen tun« zerstört jedes Prickeln.

Gut, dass das geklärt ist

Wie die Nase des Mannes, so sein Johannes? Die koreanischen Wissenschaftler Dr. Jong Cheol Woo und Dr. Nam Cheol Park von der Pusan National University haben es untersucht. Sie vermaßen insgesamt 655 Männer – und gaben dann Entwarnung: Es besteht kein Zusammenhang zwischen Penis und Nase.

1000 Sexpartner in 30 Jahren

Die bisher berühmteste Nymphomanin der Welt ist zweifelsohne Valeria Messalina, die Frau des römischen Kaisers Claudius. Sie arbeitete seit ihrem 13. Lebensjahr als Prostituierte und hatte auch nach ihrer Hochzeit zahllose Lover. Historiker schätzen, dass sie, obwohl sie nicht einmal 30 Jahre alt wurde, mehr als 1000 Sexpartner beglückte. Ein echtes Luder, die Gute. Schade, dass man so etwas nicht im Geschichtsunterricht lernt.

Krallen zeigen

Frauen dürfen lange Fingernägel haben – wenn sie echt sind. Und auch im Bett wird die ein oder andere Raubkatze vom starken Geschlecht herzlich willkommen geheißen: Von sanftem Kitzeln bis hin zu wildem Kratzen ist beim Sex alles erlaubt!

Das erfreut Frauen

Warum Vibratoren immer wieder gern genommen werden? Die Höchstdrehzahl der meisten Geräte liegt bei 5000 Umdrehungen pro Minute!

Was ist pervers?

Längst ist nicht mehr alles pervers, was nicht streng hetero ist und der Fortpflanzung dient. Bei abweichendem sexuellem Verhalten spricht der Mediziner aus diesem Grund heute eher von Paraphilie als von Perversion.

Schlussverkauf der Alleinstehenden

Frauen geben seltener Kontaktanzeigen in Singlebörsen und Zeitschriften auf, erhalten dafür aber mehr Resonanz als Männer. Und unter denen, die überdurchschnittlich häufig auf Kontaktanzeigen antworten, sind mit neun Prozent vor allem Geschiedene und Verwitwete. Also keine Sahneschnitten.

Nicht weglaufen, Liebling!

Angenommen, der nächste One-Night-Stand fragt: »Bock auf 'nen Monohandschuh?« In dem Fall sollte man tunlichst Nein sagen. Es sei denn, man steht auf Taubheitsgefühle in Armen und Händen. Dazu kommt es nämlich schnell, wenn mit dem Monohandschuh, einem meist ledernen Sextoy zum Zuschnüren, die Arme und Hände auf dem Rücken fixiert werden – und zwar ausgestreckt und möglichst parallel angeordnet.

PS: Gibt's auch für die Beine – Raupen-Feeling garantiert!

Darauf fahren wir ab

Autos sind nach wie vor Statussymbole. Und mit der richtigen Marke kann man nicht nur tierisch Eindruck schinden, sondern auch die besten Schnecken und die tollsten Hengste abschleppen. Laut ElitePartner stehen Frauen auf teure Karossen. Ohne einen BMW, Jeep oder Mercedes werden flirtwillige Männer gerne ausgebremst. Smart- und Twingo-Fahrer brauchen an der roten Ampel erst gar nicht zu den Ladys rüberzuschielen. Umgekehrt haben Mini-Fahrerinnen die besten Chancen, zu zweit nach Hause zu düsen.

Ohh, uhh, ahh!

Rin-no-tama sind Kugeln, die in die Scheide eingeführt und in Richtung des Muttermundes geschoben werden. Während des Gehens oder sonstiger Körperbewegungen schwingen sie und sorgen für Vibrationen. Wenn Fernseh-Köchinnen also das nächste Mal ständig »ohh« und »mmh« sagen, obwohl ihre Nudeln nicht mal al dente aussehen, wissen wir, woran das liegt.

Der Tod steht dir gut

Sex mit Toten, die Zweite: Davon können viele Bands und Musiker ein Lied singen. So haben sich schon Alice Cooper, Christian Death, Jimmy Cross und Siouxsie & The Banshees der Leichen-Liebe gewidmet. Klar, das sind alles Rock- und Indie-Acts. Doch selbst ausgiebigste Recherchen über Nekrophilie-Texte im Schlager und der Volksmusik verliefen im Sande. Was, wenn man mal darüber nachdenkt, auch besser so ist: Anderenfalls könnten die scheintoten Fans plötzlich noch Gefühle kriegen …

Klar, Schatz, lass die Socken ruhig an!

80 Prozent aller Frauen klagen über kalte Füße. Aus Wehleidigkeit? Nein, aus gutem Grund: Der weibliche Körper stellt im Vergleich zu dem des Mannes weniger Wärme her. Daher konzentriert die Frau die Wärme im Körperkern – die Füße kühlen dann, so wie die Hände, ganz besonders schnell und extrem aus: Bis auf frostige 9 Grad kann die Temperatur in den Zehen abfallen.

Trotzdem, liebe Frauen: Das rechtfertigt es nicht, beim Sex die Socken anzubehalten. Denn das ist so unsexy wie ein Zahnarzttermin.

Affenstarke Info

Wir verdanken die Filzlaus den Gorillas: Vor etwa 3,3 Millionen Jahren schaffte der Parasit den Wirtswechsel vom Affen zum Menschen, haben US-Forscher herausgefunden. Die Wissenschaftler von der Universität von Florida in Gainesville vermuten, dass sich Menschen die fiesen Tierchen holten, als sie die Menschenaffen aßen. Ja: aßen! Doch es kommt noch besser: Dieser Übertragungsweg sei wahrscheinlicher als sexuelle Kontakte zwischen Mensch und Tier!

Schöner als »wichsen«

In der englischen Sprache gibt es viele blumige Ausdrücke fürs Onanieren. Hier die UK Top 20:

Platz 1: Making the bald man cry
Platz 2: Dancing with the one-eyed sailor
Platz 3: Saluting the general
Platz 4: Fastening the chin strap on the helmet of love
Platz 5: Wiggling your walrus
Platz 6: Sampling the secret sauce
Platz 7: Working up a foamy lather
Platz 8: Smiting the pink knight
Platz 9: Helping put Mr. Kleenex's kids through college
Platz 10: Varnishing the banister
Platz 11: Tipping off the inspector
Platz 12: Putting your thumb in the porridge
Platz 13: Gardening with the golden trowel
Platz 14: Exercising your right to privacy
Platz 15: Frosting your maple bar
Platz 16: Making magic with leftovers
Platz 17: Painting the picket fence
Platz 18: Making the bread rise
Platz 19: Giving the half-blind dog a run for his money
Platz 20: Building upper-body strength

Stramm gestanden, Kamerad!

Ein Penis, der wie eine Eins steht, ist das Privileg der Jungen. Eine Steigung von 25 Grad ist in der Jugend der Normalzustand. Mit 40 geht's dann aber schon steil bergab, oft macht die Zündkerze dann schon in der Horizontalen schlapp. Ein ganz trauriger Anblick ist der Schaltknüppel im Alter, wenn ein Gefälle von 20 Grad das höchste der Gefühle ist.

Doch deswegen traurig sein? Männer, reißt euch mal am Riemen! Schließlich gibt's noch Porsche. Damit schindet man auch mit 60 noch gewaltig Eindruck, wenn der eigene Motor längst den Geist aufgegeben hat.

Ohhhh, uhhhh, yeaar!

Männer mögen es schmutzig, derb und verdorben. Gerne auch, wenn die Frau dreckig stöhnt – das kennen sie aus ihrer Filmesammlung! Doch Mädels: Bitte nicht übertreiben – im wahren Leben hat alles seine Grenzen. Wer so laut stöhnt wie eine werdende Mutter im Kreißsaal, schlägt seinen Partner in die Flucht. Oder zwingt ihn zum Gebrauch von Ohrenstöpseln, was der Leidenschaft nicht wirklich dienlich ist.

Reine Männersache

Bis ins 20. Jahrhundert behaupteten Wissenschaftler, Frauen könnten keinen Orgasmus haben.

Kann Musik schwul klingen?

Und ob! Das US-Magazin *Out* hat unter Schauspielern und Musikern wie Boy George, Holly Johnson und Rufus Wainwright eine große Umfrage gestartet und die schwulsten Alben aller Zeiten ermittelt. Mit überraschendem Ergebnis! Denn auf Platz 1 landete nicht etwa Abba, sondern David Bowie mit seiner Platte *The Rise and Fall of Ziggy Stardust and the Spiders From Mars.*

Hier die anderen Top-10-Alben:

Platz 2: The Smiths – *The Smiths*
Platz 3: Tracy Chapman – *Tracy Chapman*
Platz 4: Indigo Girls – *Indigo Girls*
Platz 5: Judy Garland – *Judy at Carnegie Hall*
Platz 6: The Smiths – *The Queen is Dead*
Platz 7: Elton John – *Goodbye Yellow Brick Road*
Platz 8: Madonna – *The Immaculate Collection*
Platz 9: Cyndi Lauper – *She's So Unusual*
Platz 10: Antony and the Johnsons – *I Am A Bird Now*

Puff an Puff

Hinter dem tschechischen Grenzübergang in Waidhaus reiht sich ein Puff an den nächsten – insgesamt 25 Kilometer ist sie lang, die berühmt-berüchtigte Bordellstraße. Kein Wunder, dass Tschechien den Spitznamen »Bordell Europas« hat. Doch Freier seien gewarnt! Seit Kurzem versuchen immer mehr tschechische Orte, dem Puff-Tourismus Herr zu werden, indem sie an den Straßen Kameras anbringen, die live ins Internet übertragen. Und das wirkt natürlich. Denn welcher Mann will seiner besseren Hälfte schon erklären müssen, was er in aller Welt bei Mandy, Chantal und Co. gemacht hat!?

Wer schön sein will, muss leiden

Von den Frauen der Khoi Khoi, einer Völkergruppe in Südafrika und Namibia, wurde lange Zeit berichtet, dass sie über besonders große innere Schamlippen verfügten, die deutlich sichtbar über die äußeren hinausragten. Zwar geht man mittlerweile davon aus, dass viele der alten Quellen von rassistischen Vorurteilen geprägt waren, doch tatsächlich ist in einigen afrikanischen Ländern bis heute eine Dehnung der inneren Schamlippen Gang und Gäbe. Hierfür werden diese von früher Jugend an regelmäßig gedehnt und gezogen.

Arme Mecklenburger!

Wer im Bett gerne mal was Neues ausprobiert, hat in Mecklenburg-Vorpommern schlechte Karten. Denn in Schwerin und Co. ist nicht nur nichts gedroschen, dort leben laut einer *Men's Health*-Umfrage auch die Frauen, die am wenigsten experimentierfreudig sind. In Berlin sind die Mädels hingegen zu allen Schandtaten bereit. Hier die Sexliste mit einer Skala von 1 (Die Missionarsstellung ist das höchste der Gefühle) bis 10 (Mache alles mit).

Platz 1: Berlin – 8,9
Platz 2: Sachsen – 6,6
Platz 3: Sachsen-Anhalt – 6,4
Platz 4: Hamburg und Thüringen – 6,2
Platz 5: Bremen – 6,0
Platz 6: Nordrhein-Westfalen – 5,9
Platz 7: Brandenburg – 5,7
Platz 8: Niedersachsen – 5,5
Platz 9: Bayern – 5,2
Platz 10: Baden-Württemberg – 4,8
Platz 11: Rheinland-Pfalz – 4,6
Platz 12: Hessen – 4,4
Platz 13: Schleswig-Holstein – 4,2
Platz 14: Saarland – 4,0
Platz 15: Mecklenburg-Vorpommern – 3,8

Wetten dass!?

Das hätten wir den Damen gar nicht zugetraut: Jede sechste deutsche Frau hatte schon einmal Sex, weil sie eine Wette verloren hat. Schade, dass solche Wetteinsätze nicht *Wetten, dass ...?*-kompatibel sind.

Männliche Domina

Eine Domina ist immer eine Frau? Stimmt! Doch es gibt auch das männliche Gegenstück: den Sado. Auch er bringt seiner weiblichen und männlichen Kundschaft Zucht und Ordnung bei. Im Gegensatz zu den Tätigkeiten von Dominas ist Sex zwischen Sados und ihren Kunden aber keine Seltenheit. Will sagen: Ein Sado schlägt nicht nur, er fickt auch.

Ein ganz spezieller Autoliebhaber

Chris Donald liebt Autos – was an sich nichts Besonderes wäre, wenn er nicht *so* sehr darauf abfahren würde, dass er Sex mit ihnen hat. »Wenn ich einen niedlichen Mercedes sehe, will ich sofort mit ihm ins Bett gehen«, sagte der Brite im *Sun*-Interview. Doch der *Knight Rider*-Fan will kein Sonderling sein und sucht deshalb weitere Auto-Fetischisten. Und zu diesem Zweck hat er eine mittlerweile weltberühmte Sexanleitung mit dem Titel *Wie man mit einem Auto Liebe macht* geschrieben. Für seine Freundin ist das alles vollkommen okay. Solange Chris nichts mit Minis hat und dem gemeinsamen Nachwuchs nicht an den Auspuff packt …

Frischer Wind beim Blasen

Oralverkehr ist vielseitiger, als man denkt. Wie wär's denn mal in diesen drei Positionen?

Tipp 1: Die Hakle-Feucht-Variante

Er liegt auf dem Rücken. Sie sitzt rücklings auf ihm und bläst, während seine Zunge einen Abstecher in ihr Hinterstübchen macht.

Tipp 2: Der Bauchmuskel-Trainer

Sie liegt auf dem Rücken, er kniet sich über sie, und dann heißt es: Lady, Oberkörper hoch!

Tipp 3: Die Porno-Stellung

Sie liegt auf dem Rücken im Bett und lässt den Kopf von der Bettkante hängen. Er kniet vor ihr auf dem Boden.

Wie die Mutter?

Nur 8 Prozent der Männer fragen sich, ob ihre Partnerin später wie deren Mutter aussieht. Der Rest verdrängt die grausame Wahrheit.

An apple a day ...

Adam und Eva ... das erste Beziehungsdrama der Geschichte! Die Story spiegelte schon damals das Verhältnis der Geschlechter wider. Sie: die verführerische Giftspritze. Er: der ihr hörige Trottel. Trotzdem gut, dass der Mann schon damals auf die Frau gehört hat. Äpfel sind schließlich gesund.

Scherzbold!

Wer wieder einmal etwas zu lachen haben will, sollte bei Gelegenheit in eine Apotheke gehen und sagen: »Bibergeil, bitte!« Wetten, dass der Apothekenhelferin der Stock aus dem Arsch fällt? Dabei ist Bibergeil nichts, was unter dem Ladentisch verkauft wird. Es handelt sich dabei vielmehr um das Sekret aus den Drüsensäcken des Bibers, das in der Homöopathie eingesetzt wird und Bestandteil vieler Parfüms ist. Aber das muss man ja nicht gleich verraten. Ist bestimmt lustig, wenn die Lady in Weiß rot anläuft.

Ganz schön geladen!

In einem steifen Penis kann ein Innendruck von bis zu 200 mm/Hg herrschen. Das ist mehr als der Blutdruck, der im gesunden Zustand weniger als 140 mm/Hg beträgt.

Traum und Wirklichkeit

Die Gesamtzahl derjenigen, die sich für SM-Spielchen interessieren, liegt bei geschätzten 20 Prozent. Heißt: Jeder Fünfte hat Bock auf Gehorsam und Verweigerung.

Doch Interesse kann auch bedeuten, davon zu träumen, mal beim Sex ausgepeitscht zu werden, es aber nie auszuprobieren, geschweige denn, dem Partner von dem Wunsch zu erzählen. Dass das schade ist, liegt auf der Hand. Denn vielleicht hat Schatzi im Geheimfach ja bereits den Rohrstock versteckt.

Sex in der Kirche

Polizisten sollen für Ordnung im Land sorgen. Ein Polizeibeamter aus Rennertshofen besorgte es lieber ordentlich seiner Freundin – in der Kirche. Am Neujahrstag hatte er seiner Partnerin während eines Rosenkranzgebetes auf der Empore einer Pfarrkirche gezeigt, wo der Hammer hängt. Doch weil die beiden dabei die Engel singen hörten, ging es laut zur Sache. Und so hörten die anderen Gottesdienstbesucher eindeutige Geräusche, was eine Frau veranlasste, auf die Orgelempore zu steigen und nach dem Rechten zu sehen. »Oh, mein Gott«, soll sie Gerüchten zufolge daraufhin geschrien haben – genau wie die liebestolle Freundin beim Orgasmus.

Fiese Zecke

Zecken sind echte Rambos. Weder eine 40-Grad-Wäsche noch eine heiße Runde im Trockner oder eine Nacht im Eisfach kann ihnen etwas anhaben. Die kleinen Biester haben sogar die Dinosaurier überlebt – sie sind einfach nicht totzukriegen. Nur wenige Abenteuer kosten sie das Leben: offenes Feuer, kochendes Wasser, 70-prozentiger Alkohol – und Sex. Das Männchen beißt sofort nach der Fortpflanzung ins Gras. Und auch das Weibchen überlebt den Spaß nur kurz. Es saugt sich dabei noch einmal richtig voll, legt dann bis zu 5000 Eier und ist danach Geschichte.

Krötengift fürs Standvermögen

Um die eigene Lust zu steigern, schluckten die Menschen schon immer alles, was ihnen zwischen die Finger kam. Doch viele Mittelchen gehen nach hinten los, wie das New Yorker City Poison Control Center herausfand. Die eine Zeitlang populären Aphrodisiaka »LoveStone« und »Rock Hard« beispielsweise entpuppten sich als tödlich. Viele Männer, die dazu griffen, hatten nie wieder einen Ständer. Denn deren Wirksubstanz war ein Krötensekret mit einem Gift, das zu heftigen Herzrhythmusstörungen führte.

Der Lieblings-Joystick der Frauen

Frauen haben in der Regel Besseres zu tun, als Computerspiele zu zocken. Doch wenn sie diese Leidenschaft einmal gepackt hat, gibt's kein Halten mehr. Dann vergnügen sie sich laut einer US-Studie lieber am Rechner mit Games als im Bett mit dem Joystick ihres Partners.

Spaß mit Wäscheklammern

Wer's noch nicht selbst getestet hat: Normale Wäscheklammern können geil machen! Nicht ohne Grund finden sie im SM-Bereich gerne Verwendung. Doch auch wer etwas zarter besaitet ist, kann damit auf seine Kosten kommen. Einfach mal an empfindliche Körperteile wie zum Beispiel die Brustwarzen oder die Eichel stecken und so Druck und Zug ausüben.

Nur bitte sicherstellen, dass Schatzi nicht überraschend nach Hause kommt. Den Ruf des Klammeraffen wird man nämlich ganz schlecht wieder los.

Wege zum Wunschkind

In der *Berliner Zeitung* war zu lesen: »Je tiefer das Glied beim Sex eindringt, desto kürzer der Weg zum Ei, desto mehr Y-Spermien dringen vor. Die Hündchenstellung begünstigt männlichen

Nachwuchs, die Missionarsstellung weiblichen.« Keine Ahnung, wo die das herhaben! Aber es gibt noch weitere Methoden, mit denen man angeblich das Geschlecht seines Babys beeinflussen kann. Die einen schwören darauf, dass im Sommer mehr Jungen als Mädchen gezeugt werden. Die anderen halten sich an den tschechischen Arzt Dr. Eugen Jonas, der dem Mond eine wichtige Rolle zuweist. Und dann gibt's natürlich noch den Klassiker: Wer einen Jungen möchte, sollte am Eisprung-Tag Sex haben, wer ein Mädchen will, kurz vor dem Eisprung. Eines jedoch haben alle Tipps gemeinsam: Sie führen zu krampfhaftem Sex nach Zeitplan. Warum nicht einfach seinen Spaß haben und sich überraschen lassen? Ob Mädchen oder Junge – es wird doch so oder so das tollste Kind der Welt. Versprochen.

Die Wahrheit über muslimische Frauen

Laut einer Studie der Bundeszentrale für gesundheitliche Aufklärung beeinflusst die soziale Herkunft stark das Sexleben. Erstmals stellte diese Untersuchung die Frage in den Raum, ob es Unterschiede zwischen Jugendlichen mit und solchen ohne Migrationshintergrund gibt. Mit eindeutigem Ergebnis: So gab nur jedes dritte der 17-jährigen Mädchen mit deutscher Staatsangehörigkeit an, noch nie Sex gehabt zu haben, während die gleichaltrigen Mädchen mit Migrationshintergrund mit einem No-Sex-Wert von fast 50 Prozent wesentlich zurückhaltender waren. Vor allem bei jungen Frauen muslimischen Glaubens, insbesondere bei türkischen Mädels, seien nur wenige sexuell aktiv.

Gassi gehen mal anders

Tierfreunde aufgepasst: Dogging hat nichts mit Hunden zu tun, obwohl der Name ursprünglich vom Gassigehen abgeleitet wurde, weil das ein oder andere Herrchen gerne mal mit seinem Vierbeiner in den Park ging und den Paaren dort beim Freiluftsex zusah. Vielmehr handelt es sich dabei um eine sexuelle Spielart, bei der sich Exhibitionisten zum Sex an öffentlichen Plätzen treffen und Voyeuristen ihnen dabei zusehen. Ein bisschen erinnert das an die Flashmob-Bewegung: Auch hier wird über Foren, Blogs und Social Networks nach gleichgesinnten Spaßvögeln gesucht. Jeder darf mitmachen – oder zusehen!

»Einmal die L7, bitte!«

Die einzige Sexstellung, in der beide Partner den anderen mit ihrem Mund stimulieren und gleichzeitig verwöhnt werden, ist bekanntlich die 69. Doch wieso heißt die eigentlich so? Ganz einfach: Mit den zwei Zahlen 6 und 9 wird die entgegengesetzte Körperausrichtung der Partner symbolisiert: Beide liegen übereinander oder nebeneinander, das Gesicht dem Schoß des anderen zugewandt. Im englischen Sprachraum kennt man übrigens auch das Kürzel L7.

Babysitter gesucht

»Komm zu mir. Lass dich fallen. Spüre noch einmal die Geborgenheit und Wärme aus deiner Kindheit.« Das klingt wie eine Einladung zur Meditation. Und doch richtet sich der Werbetext nicht an Stressgeplagte, sondern an Adult Babys. »Mein Windelstudio ist komplett eingerichtet. Es gibt ein Gitterbett, einen Hochstuhl, einen Laufstall, eine Babywiege und einen schönen Windelraum mit einem Wickeltisch und einem Spiegel an der Decke.« Kurz: Es ist das Paradies auf Erden – zumindest für Babyplayer, die beim Sex am liebsten die Rolle eines Säuglings einnehmen, um von einer liebevollen Mama oder einem strengen Papa gewindelt, gepudert und gefüttert zu werden.

Mit Pädophilie ist das nicht zu verwechseln. Erwachsenenbabys geht es in der Regel weniger um sexuelle Befriedigung, sondern vielmehr um das Umsorgtwerden und Behütetsein. Das

Anziehen oder Benutzen von Windeln und Gummihosen kann ebenso dazugehören wie eine »liebe Mami« oder ein »autoritärer Daddy« als Partner. Einige Erwachsenenbabys besitzen komplette Ausstattungen an Babykleidung und Babyspielzeug, manche richten sich sogar Kinderzimmer mit Babymöbeln ein.

Ja, wo isser denn?

Der Lustbolzen wird im Alter wieder zum Lulumann. Das bestätigte eine europäische Studie: In einem Vergleich zwischen Jung und Alt zeigte sich ein nennenswerter Längenunterschied, auf den die Forscher jedoch nicht näher eingegangen sind. Womöglich hat's ihnen angesichts der alten Schrumpfkopfindianer ja die Sprache verschlagen.

Zu klein, zu groß

In einer in Indonesien durchgeführten Studie wurde festgestellt, dass übergewichtige Jungen im Alter von fünf bis sechs Jahren ein doppelt so hohes Risiko für einen Mikropenis haben. Und das ist, wie der Name schon vermuten lässt, kein Grund zur Freude. Denn hat ein Mann einen Mikrophallus, ist dieser kürzer als 2,5 cm. Umgekehrt gibt es auch die Megaklitoris: einen ungewöhnlich großen, penisähnlichen Kitzler.

Sexy ist was anderes, aber psst! Es geht hier schließlich um Minderheiten.

So schmeckt die Liebe

Während das Männchen lustvoll seine Auserwählte beglückt, knabbert sie ihm genüsslich die Flügel ab, um danach Blut aus den Wunden zu lecken.

Der Sex einer nordamerikanischen Grillenart wirkt befremdlich. Zumal die Flügel der Männchen nicht nachwachsen und bereits angeknabberte Grillenmänner Probleme bei der nächsten Partnersuche haben. Und doch lassen sie die brutale Kannibalen-Nummer laut einer im *Focus* zitierten Studie der kanadischen MacEwan University immer wieder über sich ergehen.

Aber so sind sie halt, die Herren der Schöpfung: selbstlos und aufopferungsvoll.

Gut, dass wir so normal sind

Da wird der Sex zur komplizierten Nummer: Männer mit Anophelophobie zum Beispiel fürchten sich davor, ihre Partnerin beim Sex zu verletzen. Was für beide ziemlich lästig ist, weil dann jede Bewegung und jeder Handgriff zuvor durchdacht werden müssen. Nicht die einzige Sexphobie. Es gibt mehr Menschen, als man vielleicht denkt, die nicht nur Angst vorm ersten, sondern vor jedem Mal haben. Hier steht, woran das liegen kann.

Gymnophobie: Sie oder er will sich nicht vor fremden Augen nackt zeigen und auch keinen anderen Menschen im Adamskostüm sehen. Ein Saunabesuch? Unmöglich!

Koitophobie: Mit der Angst vor dem Geschlechtsverkehr wird das spaßige Rein-raus-Spielchen für alle Beteiligten zum Höllentrip.

Scopophobie: Ob nackt oder in Klamotten – wenn die Liebste einfach nicht angesehen werden will, hilft nur: Decke drüber oder Licht aus. Mit etwas Glück ist die Kleine hinterher blind vor Liebe.

Pathophobie: Syphilis, Tripper, Aids, Krätze, Hepatitis, Filzläuse, Feigwarzen, Genitalherpes … Lauter gute Gründe, einen Horror vor Geschlechtskrankheiten zu haben.

Gamophobie: Wenn sich alle Gedanken nur um das Schreckgespenst Heirat drehen, herrscht im Bett schnell tote Hose.

Oneirogmophobie: Nicht nur der Espresso nach dem Essen, auch die Angst vor feuchten Träumen kann einem schier den Schlaf rauben.

Ithyphallophobie: Für die meisten Männer ist der Gedanke, im Eifer des Gefechts keinen hochzukriegen, der reinste Albtraum. Wer aber an Ithyphallophobie leidet, fürchtet sich vor einer Erektion.

Eurotophobie: Eine Penis fressende Vagina? Gibt's nicht. Was reingesteckt wird, kommt auch wieder raus. Daher ist die Angst vor weiblichen Genitalien mehr als unbegründet.

Parthenophobie: Eine Jungfrau zu knacken mag für viele Typen das Größte sein. Anderen ist die Vorstellung schier ein Graus.

Automysophobie: Hier geht alles, bloß kein Dirty Talk. Denn schon der Gedanke daran, dreckig zu sein oder schmutzige Dinge zu tun, löst bei den Betroffenen Panik aus. Ein Fall für Saubermänner und Reinemachefrauen!

Alles in Butter

Ärzte warnen: Gleitmittel sollten das Latex der Kondome nicht angreifen und im Normalfall geruchs- und geschmacksneutral sein. Für Safer Sex scheiden also Öle und Vaseline aus, so die Experten, ebenso Genussmittel wie Butter und Backfett. Diese seien fetthaltig und könnten kleine Risse im Gummi verursachen.

Fragt sich nur: Wer in aller Welt kommt auf die Idee, seinen Schwanz vorm Reinstecken mit Margarine zu bestreichen?

Wenn Eier unfruchtbar machen

In Ameisenstaaten hat die Königin das alleinige Recht auf Nachwuchs. Eine Arbeiterin, die Eier legt? So unvorstellbar wie ein

Mann, der schwanger wird. Wie diese Geburtenkontrolle aber im Detail funktioniert, war lange Zeit ein Rätsel. Forscher der Universität Würzburg haben es lösen können: Die Königin markiert ihre Eier mit einem Kohlenwasserstoff-Mix, der die Arbeiterinnen, die sich um das Nest kümmern, unfruchtbar macht.

Dreimal täglich Zähne putzen!

60 Prozent der Deutschen haben Angst vor einem Zahnarztbesuch, 20 Prozent gelten als höchst ängstlich, und fünf Prozent gehen niemals hin. Am schlimmsten: die Männer. Doch genau die stehen oft auf Dental-Erotik und begeben sich in eine Zahnarztpraxis der etwas anderen Art, wo zwar auch Zähne und Zahnzwischenräume gereinigt sowie Beläge entfernt werden, der Patient am Ende aber nicht seinen Mund spült, sondern seinen besten Freund von Spermaresten befreit. Denn Liebhabern dieser weißen Erotik geht unter anderem bei der Vorstellung, einen Zahn gezogen zu bekommen, richtig einer ab. Ausgeliefert sein, Schamgefühle haben, dazu eine strenge Zahnärztin, der man in den Ausschnitt schauen kann – das macht für Dental-Fetischisten den Reiz aus. Bis zu einem ganzen Tag begeben sie sich in die Hände der Ärztin, die gegen entsprechende Bezahlung jeden Kunden wie einen Privatpatienten behandelt. Sogar frivoles Ausgehen mit betäubter Unterlippe oder Zunge bzw. taubem Kiefer ist drin.

Was Gott nicht alles richten soll

Deutsche verbringen laut *Geo Wissen* dreimal mehr Lebenszeit mit dem Vorspiel (sechs Wochen) als mit Gebeten (zwei Wochen). Doch es soll ja auch Männer geben, die sich beim Vorspiel an den Allmächtigen wenden: »Lieber Gott, mach, dass sie mich endlich reinlässt!«

27 624 Fickmühlen

Schöner wohnen kann jeder. Aber versauter? Auch das geht – in Orten mit schmutzig klingendem Namen. Besonders anzüglich: Busendorf, Fickmühlen, Fucking, Hodenhagen, Großdingharting, Möse, Petting, Poppenhausen, Saurasen, Scheidental, Titting, Tuntenhausen, Vögelsen. Da fragt sich jeder: Nomen est omen?

Die große Zeit des Blasens

Schon Kinder stecken alles, was ihr Interesse weckt, in den Mund. Trotzdem gehen Experten davon aus, dass das Blasen erst im 18. Jahrhundert gang und gäbe wurde. Und zwar unter den französischen Nutten, die sich durch diese verhältnismäßig sichere Sexpraktik vor der Syphilis schützen wollten, die heute noch als Franzosenkrankheit bekannt ist.

Sex and the Opera

Das Jus primae Noctis gab einst Herrschern das Recht auf die erste Nacht mit der frisch vermählten Braut, wann immer ein Untertan Hochzeit feierte. Und der gute alte Mozart machte daraus gleich eine ganze Oper: *Die Hochzeit des Figaro.*

Wenn das mal nicht arschig ist

Wer einmal Facesitting betrieben hat, weiß das Wort »Arschgesicht« wörtlich zu nehmen. Denn dabei setzt sich ein Sexpartner mit seinem prallen Hintern auf das Gesicht des anderen, sodass am Loch geleckt und geschnuppert werden kann – sofern man genug Luft dazu hat. Um genau diesen Sauerstoffentzug geht es indes beim Drowning, der Unterwasser-Variante des Facesitting.

Doch Vorsicht, liebe Freunde des gepflegten Masochismus! Wer von einem Arsch unter Wasser gedrückt wird, kann schlecht schreien. Also sollte man auf jeden Fall ein eindeutiges Handzeichen vereinbaren, bei dem Schluss ist. Sonst ist nämlich wirklich Schluss. Und was in aller Welt soll dann in der Todesanzeige stehen? Vielleicht: »(B)arsch wurde er aus dem Leben gerissen?«

»So allein, hübsche Frau?«

Wieso einfallslose Abschlepp-Tricks bei Frauen funktionieren, die allein an der Bar abhängen? Ganz einfach: Zehn Prozent aller Mädels haben laut Kinsey Institut ein gesteigertes Interesse an Sex, wenn sie deprimiert und solo unterwegs sind.

Wasser ist zum Waschen da

Eine Studie der Universität Leipzig ergab, dass sich 88 Prozent der Frauen und 67 Prozent der Männer regelmäßig die Schamhaare stutzen oder ganz entfernen. Weil so ein Unterhosen-Afro einfach out ist. Oder aus Hygienegründen.

Dabei hängt der Müffelfaktor nicht wirklich von der Behaarung ab. Schweiß- und Uringeruch bildet sich an behaarten und rasierten Körperstellen nämlich gleichermaßen. Nur kleine Dreckspatzen, die sich untenrum lange nicht waschen und nicht rasieren, stinken schneller. Aber das soll ja auch seine Liebhaber haben.

Wächst der noch?

Ein im schlaffen Zustand eher kleiner Schwanz, dessen Größe sich bei einer Erektion verdoppelt, wird Blutpenis genannt. Im Gegensatz hierzu sorgt die Hängepartie eines Fleischpenis für große Augen, im Fall einer Erektion hat der Fleischpenis jedoch kaum noch etwas zuzulegen. Da die meisten Männer aber nicht mal wissen, dass es zwei Penisarten gibt, kommt es unter ihnen schnell zu Missverständnissen. Kerle, die einen Fleischpenis haben, schwingen diesen oft voller Stolz in öffentlichen Umkleidekabinen hin und her, dabei stellen die anderen Typen mit ihrem Blutpenis oft alle anderen in den Schatten – ohne dass sie es selbst ahnen.

Bleibt unterm Strich zu sagen, dass oft auch in Sachen Schwanzlänge gilt: mehr Schein als Sein.

Falsche Logik

Gute Beziehung = guter Sex? Das muss nicht so sein. Was im Bett abgeht, folgt einer anderen Logik, sagen Sexualtherapeuten. Intakte Beziehungen beruhen ihrer Meinung nach auf Vertrauen, Berechenbarkeit und Eindeutigkeit. Sexuelles Verlangen aber sei im Gegensatz dazu spontaner, unberechenbarer und uneindeutiger. Selbstverständlich wissen wir das alle längst. Doch es ist immer wieder beruhigend zu lesen, dass auch eine Partnerschaft, in der man sich nicht aufs Rammeln, sondern aufs gemeinsame Kochen freut, völlig okay ist.

Teuerster Blowjob aller Zeiten

Lang, lang ist's her! Hugh Grant wurde 1995 erwischt, als er sich von der amerikanischen Prostituierten Divine Brown nach Strich und Faden verwöhnen ließ. Doch seiner Karriere hat es nicht geschadet, und Miss Brown profitierte sogar davon. Sie soll rund 2,2 Millionen Euro mit ihrer Story verdient haben, lief unter anderem für Yves Saint Laurent über den Catwalk und wurde für einen Kult-Porno engagiert: *Sunset and Divine: The British Experience* thematisierte den Sex-Skandal. Divine Brown spielte sich darin selbst, den Hugh gab Mark Davis, der bereits in über 700 Pornofilmen seinen Mann stand.

Treffpunkt Klo

Frage: Was macht man auf einem öffentlichen Klo? Pinkeln – und wenn's nicht anders geht, große Geschäfte erledigen, und das möglichst, ohne etwas Fieses anzufassen. So würden mit Sicherheit 99,9 Prozent aller Heteros antworten. Nicht wenige Schwule würden hinzufügen: Sex haben. Zwar ist das bei Weitem nicht jedermanns Sache. Doch der Klappen-Sex gehört für manche zum Gay-Life wie Abba zum Eurovision Song Contest. Zum einen bieten Toiletten ungeouteten Männern nämlich die Möglichkeit, anonym schwulen Spaß zu haben. Zum anderen haben solche Treffpunkte den Reiz des Verbotenen. Aber wie so oft gibt es auch hier die unterschiedlichsten Gründe für die Lust an der Lust.

Fest steht: Nicht überall, wo der Boden rutschig und schleimig ist, hat die Klofrau Putzmittel verschüttet.

Wenn die Mama Striptease macht

Katherine Heigl *(Grey's Anatomy)* heizt ihrem Ehemann Josh Kelley angeblich gerne mal mit Striptease-Einlagen ein. Seitdem sei ihr Sexleben zehnmal besser. Und das glauben wir gerne. Denn egal, was die Schauspielerin auch tut – es ist immer heiß. Die Gute könnte auch Kartoffeln schälen oder Sackhüpfen – und es würde trotzdem zu Beulenalarm in der Hose führen.

Anders verhält es sich aber bei Frau und Herrn Mustermann. Unsereiner macht sich beim Striptease schnell lächerlich. Selbst ohne Bierbauch, ohne Tigerlilly-Tanga und ohne Brusthaar-Pelz endet die pseudo-erotische Showeinlage schnell in einer Stimmungskatastrophe.

Striptease im eigenen Wohnzimmer? Geht gar nicht.

Penner!

Frauen kennen das: Gerade noch hatte man geilen Sex, da schnarcht dieser Penner neben einem schon. Doch der Mann kann nichts dafür. Denn nach dem Orgasmus sinkt der Blutzuckerspiegel – aufgrund seiner größeren Muskelmasse bei ihm stärker als bei ihr. Zudem produziert sein Körper als Belohnung das Schlafhormon Prolaktin. Heißt: Er ist dem Sandmännchen hilflos ausgeliefert. 80 Prozent aller Männer geht das laut einer Studie der Universität Surrey so.

Also, liebe Frauen, auch wenn der ein oder andere Typ wirklich eine Schlaftablette ist – für die sogenannte postkoitale Müdigkeit kann keiner was.

Das bisschen Haushalt

Laut einer US-Studie haben hausarbeitswillige Männer besseren Sex. Nicht weil sie mit Kochschürze so verdammt sexy aussehen. Aber ihre Hilfe beim Bügeln und Putzen schenkt Frauen Zeit und Lust für anderes. Also, immer brav mitanpacken! Dann hat Schatzi stets eine Hand frei …

Sex and drugs

Ein Orgasmus regt die gleichen Gehirnareale an wie die Einnahme von Heroin. Endlich mal eine Droge, die nicht gesundheitsgefährdend ist und deren Dosis man selbst bestimmen kann!

Bienenwachs für Sklavinnen

Unten ohne ist keine neue Mode: Auf ägyptischen Grabmalereien aus der Amarna-Zeit des 13. und 14. Jahrhunderts vor Christus gibt es Darstellungen von schamhaarlosen Sklavinnen zu sehen. Und auch die damaligen Weg-damit-Methoden waren alles andere als steinzeitlich: Man rückte dem Schlüpfer-Pelz mit Bronzemessern und Bienenwachs zu Leibe.

Monogamie heute

Die Zeiten ändern sich. Und so meinte die 15-jährige Tochter einer Bekannten neulich: »Nee, Mama, brauchst dir keine Sorgen zu machen: Ich hab noch keinen Sex, ich blase nur.«

Kein Einzelfall. Für viele Jugendliche ist Oralsex der neue Zungenkuss – etwas, was einfach Spaß macht und ohne große Bedeutung ist, schließlich kann man davon ja nicht schwanger werden. Aber auch für die etwas älteren Generationen hat der Oralsex heute einen anderen Stellenwert als noch vor zehn Jahren. Und so gibt es den Begriff der Clinton-Monogamie, der besagt, dass Blasen bzw. Lecken noch kein Fremdgehen ist.

Hier fünf weitere, mittlerweile weit verbreitete Alternativen zur klassischen Monogamie:

1. Der Sonnenaufgangs-Deal

Fremdgehen ist okay, doch vor Sonnenaufgang muss man wieder bei Schatzi im Bettchen liegen.

2. Das Veto-Prinzip

Vor dem Seitensprung ist die Erlaubnis des Partners einzuholen. Der kann Einspruch einlegen, wenn ihm die Person nicht zusagt.

3. Die Ortsschild-Vorschrift

Beide Partner dürfen tun und alles, was sie wollen. Aber nicht in der eigenen Stadt. 30 Kilometer sind der Mindestabstand.

4. Die Taillen-Monogamie

Nur der Oberkörper darf fremdgehen. Heißt: Es wird weder gefingert noch reingesteckt.

5. Die Wochentage-Regel

An zuvor festgelegten Wochentagen darf in fremden Betten gewühlt werden. Ansonsten aber kann man sich darauf verlassen, dass die bessere Hälfte im Büro wirklich Überstunden schiebt – und kein Nümmerchen.

Buddha und die Schwulen

Wie in vielen Religionen ist die Haltung des Buddhismus zur Homosexualität ein sehr komplexes Thema. Einerseits war Buddha klug genug, sich aus den Schlafzimmern weitgehend herauszuhalten und keine besondere Form der gelebten Sexualität vorzuschreiben. Andererseits sollen Buddhisten sich des gierhaften Anhängens enthalten. Nach buddhistischen Vorstellungen führt sexuelles Verlangen nämlich zum Leiden – unabhängig davon, auf welches Geschlecht es sich richtet.

Vorsicht vor dem Penisfisch!

Wer auf seiner Südamerikareise pinkeln muss, sollte sich vor dem Penisfisch in Acht nehmen: Der im Amazonas vorkommende Candirú ist ein bis zu 15 cm großer Süßwasserfisch mit aalähnlichem Körper. Ein gefährlicher Parasit! Denn er schwimmt in die Kiemen größerer Fische, hakt sich mit einem Stachel dort fest und lässt sich ihr Blut schmecken. Angezogen wird der Penisfisch von Wasserströmungen, die durch die Kiemen verursacht werden.

Und genau da liegt das Problem. Denn nicht selten verwechselt der Candirú die Strömung, die ein Mensch beim Pinkeln im Wasser verursacht, mit jener, die durch die Kiemenatmung anderer Fische entsteht. Mit bösen Folgen: Ruck, zuck schwimmt das Blutsauger-Fischchen in die Harnröhre und muss dann operativ entfernt werden, da sonst gefährliche Entzündungen drohen und im schlimmsten Fall der Schniedel amputiert werden muss. Ähnliches kennt man vom ebenfalls im Amazonasbecken vorkommenden Tridensimilis brevis: Auch er schwimmt gerne mal in die Harnröhre ahnungsloser Wasser-Pisser, daher sein deutscher Name Harnröhrenwels.

Geschlechter-Rätsel mit 50:50-Chance

Wer sagt zuerst »Ich liebe dich«? Die Frau oder der Mann?

Die Frau natürlich, denkt man. Stimmt aber nicht.

Laut einer US-Studie gehen den Herren der Schöpfung die berühmten drei Worte eher über die Lippen. Doch – wie sollte es anders sein? – mit Hintergedanken: Sie sind nur dann schnell mit dem Schwur, wenn die Auserwählte sie noch nicht in ihr Bett gelassen hat. Anders die Frauen: Die meisten warten mit dem Liebesgeflüster bis nach dem ersten Sex.

Der BH-IQ

Auf etwa 80 Prozent schätzt man den Anteil der Frauen, die einen schlecht sitzenden BH tragen. Oft mit ungeahnten Folgen! So können die Träger eines BHs Verspannungen verursachen und chronische Rückenschmerzen hervorrufen. Und das nicht nur bei Donnertittchen. Auch bei wenig Oberweite können zu dünne Träger oder ein ungünstiger Schnitt die Schultermuskulatur einschnüren und als Folge zu Kreuzweh führen. Also Männer: Wenn die Liebste im Bett ständig »Aua, mein Kreuz!« ruft und sich flach wie eine Flunder in die Matratze drückt, dürfte der Grund klar sein.

Tipp der Experten: Sport-BHs kaufen! Die gelten als rückenfreundlich.

Die richtige Atemtechnik

Ein Mann, der merkt, dass er gleich kommt, aber noch gar nicht kommen will oder soll, hält vor Schreck schnell die Luft an. Motto: Wer nicht atmet, spritzt auch nicht. Doch genau das ist der falsche Weg. Denn dann kommt es zur vermehrten Ausschüttung von Adrenalin und zur verstärkten Ansammlung von Kohlendioxid im Blut – und beides beschleunigt die Ejakulation und macht dem Spaß ein schnelles Ende. Besser: Während der Penis in der Rückwärtsbewegung ist, konzentriert ein- und beim Zustoßen tief ausatmen!

Den Männern auf die Finger schauen

Experten vom Athener Naval and Veterans Hospital fanden heraus, dass der Zeigefinger Rückschlüsse auf den Penis zulässt. In der Studie wurden die Schwanzlänge und das Hodenvolumen von Männern gemessen und mit anderen Körpermaßen verglichen. Am Ende ließ sich kein Zusammenhang zwischen Alter oder Körpermaßen und der Penisgröße feststellen. Mit einer Ausnahme: die Zeigefingerlänge! Sie verriet tatsächlich, wie viel der Mann in der Hose hatte.

Schlecht bezahlte Jugendsünde

Sie war jung und brauchte das Geld: 1979 hat die damals 20-jährige Madonna auf eine Zeitungsannonce reagiert, in der man ein Aktmodell suchte. Die Bezahlung: lächerliche 25 Dollar. 30 Jahre später hat bei einer Auktion von »Christie's« in New York ein europäischer Bieter rund 30 000 Euro für dieses Nacktbild hingeblättert.

Hä?

Sex-Umfragen sind mit Vorsicht zu genießen. Denn 45 Prozent der Befragten verstehen die gestellte Frage nicht, 13 Prozent kreuzen immer das Gegenteil an, und 12 Prozent geben bei den persönlichen Angaben das falsche Geschlecht an.

Doch was soll's? Wir lieben sie trotzdem, die Schlüsselloch-Studien. Denn über was sonst lässt sich so prima tratschen und kichern?

Scheiß Scheidenkrampf

Eine Frau wohnt mit ihrem Mann in der Villengegend einer Stadt. Und weil man Chancen, die sich einem bieten, nutzen soll, nimmt die Gute, als ihr Mann auf Geschäftsreise ist, kurzerhand einen schnuckeligen Typen mit nach Hause. Die beiden landen schnell im Bett, doch als es so richtig zur Sache geht, plagt sie plötzlich das schlechte Gewissen, und sie kriegt einen Scheidenkrampf. Die Folge: Ihr Lover steckt mit seinem Schwanz in ihr fest. Also müssen die zwei einen Krankenwagen rufen. Und als der kommt, wird das Pärchen auf einer Trage aus der Villa getragen – unter den Blicken der neugierigen Nachbarn …

Gute Geschichte. Dabei ist sie frei erfunden. Denn es kann zwar durchaus zu einem Scheidenkrampf kommen. Doch dass dabei das Paar derart zusammenhängt, dass es durch Ärzte getrennt werden muss, ist ein moderner Mythos. Zu solchen Sexunfällen kommt es nur zwischen Wölfen oder Hunden, nicht zwischen Menschen.

Einen Blick riskieren

Wir leben … SM! So lautet der Titel eines deutschen Films aus dem Jahr 2004. Der Streifen begleitet ein Jahr lang ein Pärchen zwischen Fetisch-Kunst und SM-Szene. Wer schon immer wissen wollte, was da so abgeht, sollte unbedingt mal reingucken. Es lohnt sich! Auch wegen des Soundtracks von Carlos Peron, Gründungsmitglied der Kult-Gruppe Yello und seit vielen Jahren Experte in Sachen Fetisch-Musik.

Prinz Albert lässt grüßen

Ein Prinz Albert ist ein Intimpiercing für Männer, das entlang der Harnröhre verläuft, an der Unterseite beim Vorhautbändchen wieder austritt und meist mit einem Ring getragen wird. Wer's erfunden hat? Prinz Albert, der Ehemann der britischen

Königin Victoria, wollte mit dem Piercing angeblich seine Eichel von der Vorhaut befreien, um zu verhindern, dass sich Ablagerungen darunter bilden können. Anderen Quellen zufolge fühlte sich der Prinz durch seinen Penis beim Tragen von Reithosen derart gestört, dass er ihn mit dem Ring in eine angenehmere Stellung brachte.

Ob's wirklich stimmt? Ist egal. Hauptsache, die Geschichte ist gut.

Großer Hüpfer

Wenn man jede kleine Bewegung addiert, hüpft die weibliche Brust bei einem Kilometer Joggen rund 84 Meter in die Höhe.

Wie Intellektuelle einen wegstecken

Neulich fragte mich eine Frau, die ich im Museum kennengelernt hatte, ob ich ihr Cicisbeo sein möchte. Ehrlich: Ich war sprachlos. Was in aller Welt wollte die Lady von mir? Erst nach einem Blick ins Internet war ich schlauer: Im 17. und 18. Jahrhundert übernahm der Cicisbeo an adeligen Höfen die Aufgabe, der Dame des Hauses während der Abwesenheit ihres Gatten Gesellschaft zu leisten. Und obwohl sie eigentlich nicht in sein Tätigkeitsgebiet fielen, übernahm der Cicisbeo oft auch eheliche Pflichten. Soll heißen: Meine Museumsbekanntschaft wollte ohne jegliche Verpflichtung vögeln.

Na, was haben wir denn da?

In jedem vierten deutschen Schlafzimmer ist im Nachtschränkchen eine Tube Gleitgel deponiert. Wohl kaum, um die Schubladen einzufetten.

Wenn's so einfach wäre

Der berühmte venezianische Renaissance-Arzt Giovanni Marinello empfahl als Aphrodisiakum etwas Weißbrot, in Wein eingeweicht. Das sollte »sehr schnell bei sexueller Schwäche« helfen. Heute weiß man: Zu viel Weißbrot ist ein Lustkiller. Es führt zu Zuckerschüben, denen Energielöcher folgen. Sprich: Man ist zu müde für Sex.

Was man an der Uni alles lernt

Ein Londoner Urologe untersuchte bei Männern, ob es einen Zusammenhang zwischen Schuhgröße und Penislänge gibt. Ergebnis: Auch wer auf großem Fuß lebt, kann einen sehr kleinen Freund haben. Und umgekehrt. Doch das wirklich Interessante ist: Auf was für Ideen Wissenschaftler kommen, nur um einen Vorwand zu haben, Schwänze anfassen zu dürfen. Aber der Spaß sei ihnen gegönnt.

Feuchte Küsse

Welche Frau hat sich nicht schon mal gefragt, warum die meisten Männer so nass küssen, dass sie jedem Hund Konkurrenz machen? Amerikanische Anthropologen der Rutgers University in New Brunswick kennen des Rätsels Lösung: Unbewusst versuchen die Jungs, mit dem Flüssigkeitsaustausch den Östrogengehalt im Speichel der Frau zu ermitteln und so ihre Fruchtbarkeit abzuchecken.

Zudem wollen sie damit Testosteron transportieren, das die Lust der Frau fördert. Schließlich küssen Männer meist mit einem eindeutigen Ziel: die Frau rumzukriegen.

Beim weiblichen Geschlecht gilt das Gegenteil. Zwei von drei Frauen würden eher auf Sex als aufs Küssen verzichten.

25 Prozent mehr Inhalt

Beim Sex ist die Spermaladung um bis zu 25 Prozent umfangreicher als beim Wichsen. Macht ja auch mehr Spaß!

Blutig gewichst

Da mögen sie noch so starke Kerle sein: Mit der Blutung der Frau wollen die meisten Männer nichts zu tun haben, die ist für sie so iiihhh, dass sie allein bei der Erwähnung des Wortes aus den Latschen kippen. Dabei haben sie oft selbst damit zu kämpfen, dass unten Blut rauskommt. Und zwar mit dem Sperma. Vor allem im Alter zwischen 25 und 40 Jahren sind viele betroffen. Doch in den seltensten Fällen ist das ein Grund zur Sorge: Wenn die Spermabombe hochgeht, reißt schnell mal ein kleines Blutgefäß.

Eine andere mögliche Ursache: eine harmlose Prostataentzündung, die mit Antibiotika gut behandelbar ist und kein Grund ist, zur Memme zu werden. Wenn die Blutungen nach etwa vier Tagen nicht nachlassen, sollte man aber trotzdem zum Arzt gehen, um die Ursache abzuklären.

Schläge mit Niveau

Catherine Robbe-Grillet – ein Name, der neugierig macht. Ebenso wie ihre Bücher, die sie unter den Pseudonymen Jean de Berg und Jeanne de Berg veröffentlicht. Doch so zart ihr französischer Name auch klingt – ihre Werke sind das Gegenteil. Es handelt sich nämlich um SM-Literatur für Fortgeschrittene. Bereits Ende der 60er ging es in ihren Romanen voll zur Sache. Da glühten die Nadeln, klirrten die Ketten und klatschten die Rohrstöcke, was auch heute noch ungeheuer fesselnd ist – im wahrsten Sinne des Wortes. Letzte Veröffentlichung: *Jeune mariée (Junge Braut)* aus dem Jahr 2004.

Reife Leistung

Wie allgemein bekannt, kann eine Frau nach der Menopause auf natürlichem Weg keine Kinder mehr kriegen. Zwischen dem 40. und 55. Lebensjahr ist also meistens Schluss. Doch Männer, wisst ihr, was das für euch bedeutet? Dass ihr Madonna ohne Gummi vögeln könntet!

Scheinheilig?

Sowohl die evangelische als auch die katholische Kirche verurteilt die Polygamie, also die freie Liebe in der Ehe. Und das, obwohl es in der Bibel den ein oder anderen Vorzeigetypen gibt, der kein Kind von Traurigkeit war: König David beispielsweise. Der hatte gleichzeitig mehrere Ehefrauen – neben seinen Dienerinnen. Und dann erst Salomon. Mit 1000 Gattinnen und Geliebten trieb der Gute es wirklich auf die Spitze!

Angsthasen rammeln gerne fremd

Männer mit Versagensängsten neigen laut einer kanadischen Studie eher dazu fremdzugehen. Der Grund: Geht der Sex in die Hose, müssen sie den One-Night-Stand nicht wiedersehen. Die Studie zeigte zudem, dass eine Vielzahl von Faktoren das Fremdgehen begünstigt. Ausschlaggebend sind vor allem die Persönlichkeit des Einzelnen, die Qualität der Partnerschaft und sexuelle Vorlieben. Demografische Merkmale spielen hingegen kaum eine Rolle.

Wodka für die Wuchtbrumme

Weibliche Teenager mit Übergewicht greifen vor dem Sex wesentlich öfter als ihre normalgewichtigen Geschlechtsgenossinnen zu Alkohol. Das ergab eine Untersuchung des amerikanischen Center for Disease Control and Prevention – und klingt nicht gerade verlockend. Denn gegen ein bisschen Hüftgold ist nichts einzuwenden, aber übergewichtige Schnapsdrosseln vögeln einfach tierisch schlecht.

Auf das Würstchen, fertig, los!

Riskiert man einen Blick in einen Porno, wird einem Folgendes vorgegaukelt: Alle Frauen, ob jung oder alt, ob Mauerblümchen mit Brille oder Sexbombe mit mächtig Holz vor der Hütte, haben den lieben langen Tag nichts Besseres zu tun, als Ausschau nach einem Penis zu halten. Völlig ausgehungert rennen sie allem hinterher, was bommelt. Und haben sie dann endlich eines dieser Würstchen geschnappt, gibt's kein Halten: So wie andere einen Big Mac essen, reißen sie ihren Mund auf und blasen wie vom Teufel besessen wild drauflos.

Frauen, lasst euch eins gesagt sein: Derart animalisch mögen Männer das nur im Film. In Wahrheit sind sie ziemlich irritiert, wenn ihr euch ihren besten Freund wie einen Lolly reinzieht. Also geht es bitte langsam an. Die Eichel mit etwas Spucke benetzen, mit der Zunge auf und ab fahren, zwischendurch die Hände zur Hilfe nehmen und sachte mit seinen Bällen jonglieren – das reicht für den Anfang. Erst wenn er schon Wachs in euren Händen ist, gilt: rein ins Mündchen und die Sache zu Ende bringen!

Mehr als nur ein Traum

Traumdeuter sagen: Sexuelle Träume, die sich nicht zu Hause abspielen, symbolisieren das Gefühl, dass man seine wirklichen sexuellen Bedürfnisse ignoriert. Heißt: Man treibt's nicht so, wie man es eigentlich will.

Wichsen mit Gevatter Tod

Wer das Wort »Autassassinophilie« auf Anhieb richtig aussprechen kann, ist reichlich wortbegabt. Wer aber unter Autassassinophilie leidet, ist arm dran. Denn die Betroffenen finden es erregend, die eigene Tötung zu planen und zu inszenieren. Da wird der »kleine Tod« schnell zum Abschied für immer.

Zeigt her eure Schuhe!

Läuft einem Mann eine Frau in Stöckelschuhen vors Auge, schießt ihm das Blut zwangsläufig vom Kopf in den Schwanz. Denn laut *B. Z.* ist das für 94 Prozent aller Kerle Sex pur. 81 Prozent werden vom bloßen Hinsehen so erregt, dass sich ihr Wiener Würstchen schnell in eine Fleischwurst verwandelt, und fast jeder Zweite ist der Meinung, dass eine Frau in hochhackigen Pumps den besten Fick verspricht. Na, jetzt kapiert, wieso die Mädels einen Schuhtick haben?

Wen geht das etwas an?

Amerikanische und englische Wissenschaftler haben herausgefunden: Lesben outen sich öfter als Schwule, Bisexuelle behalten ihre sexuelle Neigung am häufigsten für sich und fühlen sich trotzdem innerhalb ihres Freundeskreises am besten unterstützt und am stärksten angenommen.

REM und Sex

Grund dafür, dass man(n) nachts oft eine Latte hat, ist keine sexuelle Erregung, sondern die REM-Phase des Schlafes. Während dieser Traumphase beschleunigen sich der Puls sowie die Atmung, und der Schläfer durchlebt intensives Kopfkino. Außer bei Albträumen kommt es in diesen Phasen häufig zur Erektion. Diese Erektionen sind unabhängig davon, ob der Trauminhalt sexuell ist oder nicht.

Wenn's im Höschen klebt

Viele kennen die Redensart: Ganze Kübel kalter Bauern schütten's über Klostermauern. Doch was ist eigentlich ein kalter Bauer? Ein feuchter Traum, also ein unwillkürlicher Samenerguss während des Schlafs. Was dann auch den Kloster-Spruch erklärt – schließlich sollten Mönche ihre Hände ja über der Bettdecke lassen. Aber irgendwann überkommt's halt doch jeden – und sei es nur während eines Traumes vom schnuckeligen Novizen.

Der frühe Vogel ...

... fickt die Henne. Denn der Zeitpunkt eines Blowjobs ist nicht zu unterschätzen.

Tipp für sie: Ihn auch ruhig mal morgens überraschen, wenn er noch im Halbschlaf liegt und mit seiner Morgenlatte den Sonnengruß macht. Wetten, dass er dafür am Sonntag das Frühstück ans Bett bringt?

Mörderständer oder Mördergift?

Die Spanische Fliege ist eigentlich ein Käfer. Doch weitaus bekannter ist das gleichnamige Aphrodisiakum, das aus dem zermahlenen Tierchen hergestellt wird. Schließlich sagte man dem Potenzmittel lange Zeit eine Megawirkung nach, enthält es doch das Reizgift Cantharidin. Das kann zu einem Hammerständer, bei Überdosierung aber auch zum Tod durch Lebervergiftung und Nierenversagen führen. Und so wurde die Spanische Fliege in der Vergangenheit auch als Tötungsgift bei Hinrichtungen und für Mordanschläge eingesetzt.

Doch keine Sorge: Die in Deutschland heute erhältlichen Präparate sind bei normaler Anwendung ungefährlich, da sie den Wirkstoff nur in homöopathischer Dosis enthalten. In den USA sind der Verkauf und die Anwendung trotzdem verboten.

Düster war das Mittelalter

Das Geschlecht eines Kindes hing nach dem Glauben der Menschen im Mittelalter vom Orgasmus-Timing ab. Hatten Frau und

Mann gleichzeitig einen Höhepunkt, erwartete man einen klugen und starken Jungen. Kam nur der Mann in den Genuss, hatte das einen Schwächling zur Folge. Und erreichten beide gleichzeitig den Gipfel der Lust – jedoch ohne dass der Mann gut drauf war –, gab's ein Mädchen. Furchtbar, oder? Denn das hieß für alle, die sich eine Tochter wünschten: Bumsen nur bei schlechter Laune!

Saugen, scheißen, Schwänzchenspiele

Nach Sigmund Freuds Theorie haben schon Babys und Kleinkinder sexuelle Triebe. In der oralen Phase, die bis zum zweiten Lebensjahr geht, erfahre der Nachwuchs Befriedigung durch Saugen und Nuckeln. Daran schließe bis zum dritten Lebensjahr die anale Phase an, in der die Defäkation Lust verschaffe. Soll heißen: Das Aa-Machen ist das Größte. Und in der phallischen bzw. ödipalen Phase, die bis zum fünften Lebensjahr dauert, gehe es schließlich darum, den eigenen Körper zu erforschen, sowie ums Anfassen und Stimulieren des Pimmelchens oder der Mumu.

Nette Vorstellung

Fernöstliche Mythen sagen: Die Welt ist aus einem gewaltigen Orgasmus entstanden.

Preisverdächtiges Rumgebumse

Bei der Oscar-Verleihung kriegen Klatschhefte lesende Zuschauerinnen einen Orgasmus, wenn Angelina Jolie ein Kleid von Dolce&Gabbana trägt. Beim AVN-Award können die Zuschauer nicht mehr an sich halten, wenn Tori Black *keinen* Designer-Fummel trägt. Denn was bei dieser Gala-Show zählt, sind nackte Tatsachen. Schließlich ist der AVN-Award der wichtigste amerikanische Pornopreis für besonders spritzige oder tief gehende Darstellungen.

Per Mausklick zum Glück

Jeder fünfte deutsche Single nutzt Dating-Börsen im Internet. Am stärksten vertreten: die Akademiker – knapp jeder Dritte sucht sein Liebesglück im Netz.

Wenn die Blase schüchtern ist

Das Klo ist ein Ort der Erleichterung. Nicht aber für 1,5 Millionen Deutsche, für die Toiletten der reinste Albtraum sind – ausgenommen die eigene. Nur dort laufen die Geschäfte, wie sie sollen. Denn diese Menschen leiden unter Paruresis – der Unfähigkeit, auf fremden WCs pinkeln zu können. Mögliche Ursachen: Stress, sexueller Missbrauch, eine übertriebene Sauberkeitserziehung als Kind. Mögliche Folgen: sozialer Rückzug, Isolation und Blasen- sowie Nierenprobleme, weil aus Angst, aufs Klo zu müssen, nichts getrunken wird.

SOS-Tipp: Wenn nichts kommt, eine Rechenaufgabe lösen, zum Beispiel 13x12. Das lenkt vom Pinkelproblem ab und macht die Blase – hoffentlich – frei.

Keine Bratwurst!

Auch wenn Vampire zurzeit der letzte Schrei sind: Mädels, allzu scharfe Aktionen sollten beim Blasen besser vermieden werden. Bitte nicht in seinen Freudenspender beißen. Auch dann nicht, wenn er stark an eine heiße Thüringer erinnert. Denn das kann böse Folgen haben, wie ein katholischer Pfarrer aus Frankfurt/Main lernen musste. Weil er einem anderen Mann beim Blasen volles Rohr in die Eichel biss, wurde er zu einer Bewährungsstrafe von sechs Monaten – und zum Lesen sämtlicher *Twilight*-Bücher verurteilt.

Bettgeschichten

Wenn Frauen fremdgehen, dann tun sie es laut Umfrage einer Seitensprung-Agentur meist in den eigenen vier Wänden. Womit dann auch geklärt wäre, wieso sie so oft die Bettwäsche wechseln und von IKEA ständig neue mitbringen.

Auf Platz zwei: der Hotel-Quickie, gefolgt von der Nummer im Auto und dem Kollegensex am Arbeitsplatz.

April, April?

Was macht Männer sexy? Englische Frauen haben da einen ganz eigenen Geschmack. Laut einer aktuellen Umfrage stehen sie total auf echte Kerle. Was ja an sich nichts Besonderes ist. Wohl aber, was die Ladys darunter verstehen: unrasierte Typen mit Schwabbelbauch und Stinkesocken. Wir finden: Das klingt wie die perfekte Anleitung zum Abgewöhnen. Oder wie ein vorgezogener Aprilscherz der Medien.

Früher Geldgeier

1712 erschien in England die vermutlich von John Marten anonym veröffentlichte Schrift *Onanie oder die abscheuliche Sünde der Selbstbeschmutzung*. Die darin aufgestellte These, dass Selbstbefriedigung Krankheiten wie Tuberkulose hervorrufen könne, schlug wie eine Bombe ein, sodass das Pamphlet nach und nach in alle europäischen Sprachen übersetzt wurde. John Marten hatte sein Ziel erreicht: Die Masse war hysterisch und machte seine zeitgleich angebotene Medizin gegen die angeblich aus der Masturbation resultierenden Krankheiten zum Verkaufsschlager.

Erwischt!

Wenn der Nachwuchs plötzlich in der Tür steht, während dem Papi etwas anderes steht und Mami wie vor Schmerzen stöhnt, ist das ohne Frage peinlich. Aber kein Drama. Psychologen wissen: Die Eltern haben mit dieser Situation meist ein viel größeres Problem als das Kind selbst. Deshalb: den Sex einfach unterbrechen und den kleinen Störenfried fragen, was er will. Nur wenn der Wonneproppen verstört reagiert, sollte man die Sache – altersgerecht – thematisieren.

Fesselndes Erlebnis

Lust, Mausibärchen die Leviten zu lesen und mit Handschellen ans Bett zu fesseln? Wer's verdient hat … Doch Vorsicht: Das kann bei einem zu engen Anlegen zu Nervenschädigungen führen, die im Rausch der Ekstase nicht bemerkt werden. Besonders oft betroffen: der Daumen, der ruck, zuck taub wird.

Stramme Stiele

Mit Potenzpillen stehen nicht nur die Herren der Schöpfung besser ihren Mann. Auch in der Pflanzenwelt gibt's damit mehr Spaß: Schnittblumen bleiben länger frisch, wirft man eine Pille ins Blumenwasser, so das Ergebnis israelischer und australischer Wissenschaftler.

Neues über Glatzen-Sex

Auch wenn es oft behauptet wird: Männer mit Glatze sind nicht potenter als andere. Sie haben zwar mehr Testosteron im Blut als ihre behaarten Kollegen. Aber auf die Standfestigkeit ihres besten Freundes wirkt sich das nicht positiv aus. Sorry, Meister Proper!

Du Flasche!

Urologen wissen: Kleine Mengen Alkohol können die Erektion wegen ihrer gefäßerweiternden Wirkung fördern. Bei übermäßigem Konsum birgt Alkohol jedoch ein echtes Potenzrisiko. Bereits ein Blutalkoholspiegel von 0,4–0,5 Promille beeinträchtigt die Standhaftigkeit, ab 1 Promille ist sie oft schon ganz aufgehoben. Dann herrscht sozusagen tote Hose. Und dass das ziemlich frustrierend ist, versteht sich von selbst. Etwa jeder zehnte alkoholabhängige Mann leidet übrigens unter Impotenz. Für diese armen Würstchen ist der Zug in Sachen Sex abgefahren. Dabei hat eine Studie der University of Toronto gezeigt, dass Sex ohne Alkohol befriedigender ist als das Liebesspiel mit Promille im Blut.

Hoppe, hoppe, Reiter ...

...wenn er knickt, dann schreit er: Macht ein Lover zu sehr auf Hengst, kann seine Lanze brechen – das zumindest wird oft behauptet. Und tatsächlich: Dies ist möglich, allerdings auch sehr, sehr selten. Von 175 000 Krankenhausaufnahmen liegt nur bei einem Fall eine Penisfraktur vor. Das sind gerade mal 0,0005 Prozent.

Der Grund: Das beste Stück des Mannes besteht im Gegensatz zum Pendant beim Hund und beim Kaninchen nicht aus Knochen.

Interessant: Ärzte der Universität Port Harcourt in Nigeria haben 1500 Fälle von Penisfrakturen unter die Lupe genommen und festgestellt, dass es in moslemisch geprägten Mittelmeerländern in der Regel beim Wichsen passiert.

In westlichen Kulturen knickt der Ständer laut Studie dagegen in den meisten Fällen beim Vögeln – unter anderem, wenn die Frau beim Sex im Stehen einknickt und die Latte dadurch nach unten gerissen wird.

Alles mit dem Mund

Es soll ja Männer geben, die der Meinung sind, dass Frauen den Mund ruhig öfter voll nehmen und sexuell aufgeschlossener sein könnten. Doch die haben sicher noch nichts vom Klüver-Bucy-Syndrom gehört. Das ist eine Störung im Schläfen- oder Stirnlappen des Gehirns, die sexuelle Enthemmung zur Folge hat. Und nicht nur das: Betroffene erkennen Gegenstände nicht visuell, sondern oral. Heißt: Ehe man sich's versieht, nehmen sie alles, aber auch wirklich alles in den Mund. Ein Traum, der schnell zum Albtraum wird.

Göttinnen der Liebe

Das Wort »Aphrodisiakum« kommt aus dem Griechischen und ist von Aphrodite, der Göttin der Liebe und der sinnlichen Begierde, abgeleitet. Deren Pendant in der römischen Mythologie ist übrigens die Göttin Venus.

Cool Cats

Darunter verstehen Sozialwissenschaftler gebildete, emanzipierte Frauen unter 35 Jahren: Sie fackeln nicht lange, sondern schnappen sich die Männer, die sie haben wollen. So wie es die Kerle umgekehrt auch schon immer gemacht haben. Fragt sich nur, wo der geneigte Mann auf einen solchen Sextiger trifft – der eine oder andere wäre allzu gern gefressene Beute!

Popp-Pop

Wenn die Musik stimmt, lässt sich's gleich doppelt so gut fummeln. Doch was ist der perfekt Soundtrack fürs beliebte Rein-raus-Spielchen? Das US-Magazin *Entertainment Weekly* hat die 20 schönsten Lovesongs aller Zeiten zusammengestellt. Welcher Interpret dabei ist? Robbie Williams? Denkste. Madonna? Pustekuchen! Annie Lennox? Auch nicht.

Hier die 20 besten Lieder für die Lust:

1. Beach Boys: »God Only Knows«
2. Elvis Presley: »Can't Help Falling In Love«
3. Beatles: »Something«
4. Aretha Franklin: »You Make Me Feel Like A Natural Woman«
5. Al Green: »Let's Stay Together«

6. Whitney Houston: »I Will Always Love You«
7. The Rolling Stones: »Wild Horses«
8. Guns 'n Roses: »Sweet Child O' Mine«
9. U2: »All I Want Is You«
10. Peter Gabriel: »In Your Eyes«
11. Paul McCartney: »Maybe I'm Amazed«
12. Johnny Cash: »Ring Of Fire«
13. Percy Sledge: »When A Man Loves A Woman«
14. Etta James: »At Last«
15. Sam Cooke: »You Send Me«
16. Otis Redding: »These Arms Of Mine«
17. The Righteous Brothers: »Unchained Melody«
18. Beyoncé Knowles: »Crazy In Love«
19. Marvin Gaye/Tammi Terrell: »Ain't No Mountain High Enough«
20. Bob Dylan: »If Not For You«

For girls only

Noch immer gibt es keine repräsentative Studie darüber, wie viele Frauen ausschließlich lesbischen Sex haben. Schätzungen zufolge sind es 3 Prozent. Aber das ist für die meisten Männer auch gar nicht groß von Interesse. Spannend finden sie die Fragen: Sind das scharfe Bräute? Kann man zugucken? Und: Darf da ausnahmsweise auch mal ein Kerl mitmachen?

Sperma im Handtuch

Spermien können, wenn sie im flüssigen Samen geschützt sind, nach dem Abspritzen bis zu zwölf Stunden überleben. Sobald die Minidinger jedoch auf einem Handtuch, dem Teppich und auf anderem saugfähigen Material landen und dort trocknen, sind sie nach ein paar Minuten Geschichte. Es ist jedenfalls noch kein Fall bekannt geworden, in dem eine Frau von einem Spermafleck auf der Couch schwanger geworden wäre. Besonders einladend sehen Wichsreste trotzdem nicht aus. Also, Singlemänner: unbedingt mal wieder das IKEA-Sofa sauber machen! Das Auge fickt schließlich mit.

Schlimmes Trauma

Wie medizinische Studien zeigen, geschehen fünf von 1000 tödlichen Herzinfarkten während des Vögelns. Schöner Tod. Dumm nur für den Sexpartner – so einen tödlichen Fick steckt man nicht so ohne Weiteres weg.

Voll der Maso!

Auch wenn echte Kerle sich nicht gerne unterordnen: Der Masochismus ist nach einem Mann benannt: nach Leopold Sacher-Masoch (1836–1895). Denn der österreichische Schriftsteller veröffentlichte Romane über die Unterwerfung des Mannes unter die Frau sowie den Lustgewinn durch Schmerz. Und das tat der Gute so überzeugend, dass der Psychiater und Neurologe Richard von Krafft-Ebing 1886 ein Sachbuch über sexuelle Abweichungen und Perversionen publizierte, in dem er einige Verhaltensweisen als Masochismus zusammenfasste. Zwar ging das Sacher-Masoch gewaltig gegen den Strich, doch er wehrte sich vergebens. Vielmehr geriet der Schriftsteller schnell in Vergessenheit, während die auf seinem Namen beruhende Bezeichnung des Masochismus in die Geschichte einging. Typisch, oder? Das Leben war halt schon immer ungerecht.

Heulsusen provozieren Schlappschwänze

Da mag ein Mann gerade noch so rallig sein – kaum dass seine Partnerin weint, ist's vorbei mit der Erregung. Denn laut einer israelischen Studie lösen Tränen beim starken Geschlecht untypische psychische und körperliche Reaktionen aus, nicht zuletzt das rapide Absinken des Testosteronspiegels. Doch nicht das Sehen der Tränen führe dazu, sondern der Geruch.

»Wird's bald?«

Frauen brauchen nicht immer ein Vorspiel mit Rotwein-Laberei und *Kuschelrock*-CD. Manchmal packt sie auch spontan die Lust, und dann darf's durchaus ruck, zuck gehen. Und noch was, Männer: Damit das ein für alle Mal klar ist: Wenn schon ein XL-Vorspiel, dann bitte gekonnt. Zu lange schlecht gefummelt, bringt jede Frau zum Gähnen.

Das neue Distanz-Knutschen

Seit 1990 ist der 6. Juli der Internationale Tag des Kusses, an dem sich möglichst viele Lippen treffen. Noch. Geht es nach Entwicklern des japanischen Kajimoto-Forschungslabors in Tokio, busserln wir jedenfalls bald, ohne dass ein Mund den anderen berührt. Das von ihnen erfundene e-Kiss-Gerät soll Küsse über das Internet übertragen. Und zwar mit Hilfe von zwei Knutschkästchen, deren integrierte Strohhalme die Impulse der Kussbewegungen übertragen. Blöd nur, dass der Geschmack, der Speichel, die Atemluft und das Gefühl der Zunge fehlen.

Aber auch daran arbeiten die Wissenschaftler: Sie wollen den Strohhalm durch ein gefühlsechtes Zungenimitat ersetzen.

What the fuck is Sunamitismus?

Wenn der kleine Willi traurig abhängt, weil es ihm an Standfestigkeit fehlt, tut man(n) alles Mögliche, um ihn wieder aufzubauen. Das war schon immer so. Doch weil es im Altertum noch kein Viagra gab, mussten andere Methoden her. Eine besonders populäre: der Sunamitismus, was nichts anderes war als das Schlafen neben einer Jungfrau, dem man heilsame Kräfte nachsagte. Und so gab es sogar ganze Sunamitismus-Häuser. Die waren zwar angeblich keine Bordelle. Doch wer's glaubt, wird selig. Denn wenn ein Mann seit langer Zeit zum ersten Mal wieder einen Ständer und eine scharfe Braut neben sich liegen hat, ist's um die Jungfräulichkeit schnell geschehen.

Ist das dunkel hier!

Wenn man schwul und rallig ist, vergnügt man sich gern mal im Darkroom eines Clubs. Der ist kaum bis gar nicht beleuchtet. Und da im Dunkeln ja bekanntlich gut munkeln ist, fackelt man dort nicht lange, sondern kommt gleich zur Sache. Langes Knutschen? Umständliches Ausziehen der Klamotten? In dem Fall gar nicht nötig. Schneller als man »hallo!« sagt, guckt der Schwanz des anderen frech aus dem Hosenlatz.

Doch homophobe Unsympathen müssen ihren Mund erst gar nicht zum Lästern aufmachen. Nein, das ist nicht »typisch schwul«. Auch in vielen heterosexuellen Swingerclubs sind solche Blinde-Kuh-Spiele der Renner.

Jetzt mal ehrlich

Zumindest für ihre 20- bis 30-jährigen Leser ist die Zeitschrift *Neon* ganz nah dran am Puls der Zeit. Also gucken wir doch glatt mal rein, ins Sprachrohr der als planlos, unentschlossen, überfordert und eigenschaftslos charakterisierten »Generation Maybe«. Und was lesen wir da? »Sex – jetzt mal ehrlich! Was Frauen wollen. Was Männer wollen.«

Hier also, was junge Kerle in Sachen Sex heute unter anderem so bewegt.

»Frauen, steckt uns ruhig mal den Finger in den Arsch, wir werden deswegen nicht schwul.«

Aber vorher bitte schön die Hände waschen – zumindest, wenn umgekehrt gefingert wird:

»Männer, Hände waschen! Wenig törnt so ab wie der Gedanke: Oh, jetzt reibt er mir gerade eine Blasenentzündung zwischen die Beine.«

Im Schlafzimmer der Promis

Mmh! Ménage à trois – ein Begriff, der auf der Zunge zergeht. Dabei handelt es sich hierbei um nichts anderes als einen flotten Dreier. Klingt halt nur vornehmer!

Auf den Punkt gebracht

Das mit dem G-Punkt ist so eine Sache. Aber wenn alle Welt gern sucht, schlägt die Nachricht von der Entdeckung des A-Punktes sicher wie eine Bombe ein, dachte sich der malaysische Gynäkologe Chua Chee Ann. Sein Sex-Hotspot soll sich in der Scheidenvorwand befinden und noch reizempfänglicher sein als das berühmte Original.

Hart gekochte Eier

Was tun, wenn Geld und Mittel zum Verhüten fehlen? Dann heißt es für die Herren der Schöpfung oft: Schluss mit lustig. So existieren Quellen über afrikanische Stämme, die ihre Hoden so lange in den heißen Sand drücken, bis den Spermien der Garaus gemacht ist. In anderen Sippen setzen Männer auf Hodenumschläge aus faulenden Blättern – in der Hoffnung, dass die Faulwärme die Eier zum Brodeln bringt.

Tipp für die Zukunft

Um es mit Baz Luhrman zu sagen: »If I could offer you only one tip for the future« – Leute, macht beim Sex die Energiesparlampe aus. Denn bei der überwiegt der orangefarbene Anteil des Lichtspektrums. Und das sieht nicht nur unsexy aus, es macht auch aggressiv – was nur im Fall von SM-Sex wünschenswert ist.

Lustmangel? Lichtmangel!

Wenn im Bett tote Hose herrscht, liegt es vielleicht am mangelnden Vitamin D. Denn wie eine Studie aus Österreich herausfand, hängt der Vitamin-D-Spiegel eng mit dem Testosteronspiegel und so mit unserer Lust zusammen. Doof nur, dass die Vitamin-D-Produktion vor allem durch die Aufnahme von Sonnenlicht über die Haut angekurbelt wird und im Winter daher Schluss mit Lust(ig) ist. Der Tiefstpunkt des Mangels wird im März erreicht, erst dann geht der Lustlevel wieder langsam nach oben. Bis dahin gilt: so oft wie möglich raus und Licht tanken!

»Ruf mich an!«

Laut *Psychologie Heute* werden Telefonsex-Hotlines von ungefähr 30 000 Anrufern täglich genutzt.

Dazu ein Tipp: In seinem Kult-Roman *Vox* beschreibt Nicholson Baker ein Telefonat zwischen einer Frau und einem Mann, die sich nicht persönlich kennen. Sie schildern sich gegenseitig ihre erotischen Wunschträume und kommen dabei zum Orgasmus. Sehr lesenswert!

Neues für die Volkshochschule

Trends kommen und gehen – auch solche, die einen kosmischen Orgasmus versprechen. Umso erstaunlicher, dass OMing selbst der *New York Times* einen Artikel wert war. Mit ungeahnten Folgen: Seitdem sind die Amerikanerinnen ganz verrückt nach der Orgasmischen Meditation. Und man kann sie verstehen. Denn dabei werden sie nach Strich und Faden verwöhnt: Während sie unten ohne auf dem Boden liegen, kniet ein angezogener Mann daneben und widmet sich ausschließlich ihrer Klitoris. Trotzdem gefällt's nicht nur den Frauen, auch die Männer beschreiben ihre OMing-Erfahrungen als befriedigend – wahrscheinlich, weil's letztendlich doch im Bett endet und auch sie noch zum Schuss kommen.

Wer hat Angst vorm Horror-Penis?

Im Verhältnis zum Körper haben die auf Felsen, Holz oder Muscheln festgewachsenen Seepocken den größten Schwanz im Tierreich. Er ist bis zu 30-mal so groß wie ihr Körper. Und das aus gutem Grund. Denn obwohl sie Zwitter sind, können sie sich nicht selbst befruchten, sondern müssen sich paaren – trotz dass sie festgewachsen sind. Und genau deshalb hat die Krebsart einen wahren Horror-Penis.

Na, wer da nicht schlucken muss …

Was haben Ananas, Brokkoli und Erdbeere gemeinsam? Reichlich gegessen, verbessern sie den Geschmack von Sperma. Doch wer isst schon jeden Tag Berge von Obst? Daher gibt es für alle bisherigen Kostverächter im Internet ein Präparat zu kaufen, das den Samen angeblich zum Genuss macht. Das Pulver enthält verschiedene hochkonzentrierte Fruchtextrakte und soll innerhalb weniger Stunden wirken. Da weiß Mausi also gleich, was ihr blüht, wenn sich ihr Liebster mittags einen solchen Drink mixt.

Tricky!

Tipp für alle Frauen, die sich mit einem sexuellen Nimmersatt herumquälen müssen: einfach Schatzi den Schlaf rauben! Regelmäßig ein, zwei Stunden weniger reichen schon, um ihn fertigzumachen, sagen Wissenschaftler der University of Chicago. Sie fanden heraus, dass Männer, die eine Woche lang täglich weniger als fünf Stunden schlafen, deutlich geringere Testosteronwerte haben als Typen mit normalem Schlafpensum. Die Folge: Da geht und steht nichts mehr, da will der Gute nur noch friedlich schlummern.

Wenn das Herr Carothers wüsste

Das dürfte nicht nur Strumpf-Fetischisten interessieren: Die erste Nylonfaser wurde 1935 von Wallace Hume Carothers, einem Chemie-Forschungsleiter, entwickelt – aus Kohle, Luft und Wasser. Schon wenige Jahre später wurden die ersten Nylonstrümpfe angeboten. Ein Mega-Erfolg: Innerhalb von drei Stunden wurden 4000 Paar verkauft – sicher auch an erste Fetischisten. Und so kennt die Nylon-Lust heute kaum noch Grenzen.

Eine gewisse »Lori666« schreibt in einem Internet-Forum: »Vor einiger Zeit gestand mir mein Freund, dass er unheimlich auf Strumpfhosen steht. Er wollte, dass wir beide beim Sex welche tragen. Obgleich erstaunt, akzeptierte ich seinen Wunsch. Doch neulich schlug er vor, seinen Penis unter der Nylon zu lassen und so in mich einzudringen. Dafür präsentierte er mir eine Strumpfhose in Übergröße mit extra dehnbarem Höschenteil. Nach langem Hin und Her ließ ich mich schließlich breitschlagen. Doch als er sich so in mir bewegte, scheuerte es fürchterlich, sodass ich ihn schließlich bat aufzuhören. Er aber war völlig besessen davon, und so machen wir das nun ziemlich regelmäßig, wobei ich mir schon etwas komisch dabei vorkomme …«

Liebe Lori, das ist auch kein Wunder: Dieser Fetisch ist, offen gesprochen, so albern, dass man sich vor Lachen fast in die (Strumpf-)Hose pinkelt.

Tod durch Sperma

Nein, das muss nicht zwangsläufig eine faule Ausrede sein: Es gibt tatsächlich Frauen, die allergisch auf Sperma reagieren. Betroffen sind vor allem 20- bis 30-jährige Mädels. Doch die Anzahl ist – zum Glück! – gering: Bisher wurden weltweit nur etwa 70 Fälle festgestellt, doch die können lebensbedrohlich werden, wenn sie unbehandelt bleiben. Den Partner zu wechseln reicht da nicht aus. Denn die Allergene stammen von einem im Sperma enthaltenen Eiweiß, das bei jedem Mann das Gleiche ist.

Ein ganzes Samenpaket

Die Männchen vieler Würmer, Gliederfüßler und Weichtiere beglücken ihr Weibchen nicht mit flüssigem Sperma. Nein, die Tierchen produzieren – sicher voller Stolz – feste Samenhaufen, die mit Kitt zusammengehalten werden.

Stellt sich natürlich die Frage: Wie in aller Welt bringen sie die Spermapakete in den weiblichen Körper? Ganz klassisch: indem sie die Haufen einführen. Ganz abgefahren: indem sie das Weibchen so lange über das am Boden haftende Zeug schleifen, bis es irgendwie drin ist. Also, romantisch und einfühlsam ist das nicht!

Rache ist weiblich

Die Gottheit der Rache hieß in der griechischen Mythologie Nemesis und war eine Frau. Also, liebe »Ich muss heut' Überstunden machen«-Männer: Vorsicht beim Fremdgehen!

Schamhaare im Grundschulalter

Schon im Alter von sieben Jahren entwickeln manche Mädchen Brüste sowie Behaarung im Schambereich, so das Ergebnis einer Untersuchung von mehr als 1200 Mädchen. Doch wer jetzt »Glückwunsch, Mädels!« sagt, ist schief gewickelt. Denn das frühe Einsetzen der Pubertät stellt für die meisten eine starke Belastung dar, heißt es in der Studie des amerikanischen Cincinnati Children's Hospital.

Mögliche Folgen sind psychische Probleme wie Essstörungen und ein geringes Selbstwertgefühl.

Prinz Charles – nackt!

1990 bot die Zeitschrift *Playgirl* Prinz Charles 45 000 US-Dollar für ein großes Nacktfoto von ihm in der Heftmitte. Doch weil das Strippen nicht die feine englische Art ist, verzichtete der Prince of Wales darauf, sich auszuziehen. Und so ist die ganze Sache noch mal gut ausgegangen.

Highlight für den nächsten Spieleabend mit Freunden

Die Avocado hat ihren Namen vom aztekischen Wort »ahuacatl«, das unter anderem Hoden bedeutet. Dabei ist die unansehnliche, schrumpelige Faltenhaut das Einzige, was die beiden Dinge verbindet. Ansonsten liegen Welten dazwischen. Ruhig mal den Test machen: Augen verbinden und dann abwechselnd an Schatzis Klöten und an eine Avocado packen.

Tot gewichst

Wenn Männer der Hafer sticht, kommen sie auf die seltsamsten Ideen. Gemüse, Strom, Flaschen, Staubsauger und Co.: Um das Wichsen etwas reizvoller zu machen, behelfen sie sich mit allem, was greifbar und verlockend ist.

Oft mit bösen Folgen. Laut Charité sterben jährlich 100 Herren der Schöpfung bei der Selbstbefriedigung. Tragisch. Aber auch interessant: Was bei denen wohl auf dem Grabstein steht?

Sommer, Sonne, Sex

Dass in den Sommermonaten die Hormone Samba tanzen, können wir alle aus eigener Erfahrung bestätigen. Und so steigen im Juli und August nicht nur die Temperaturen, sondern auch der Kondomumsatz: In keinem anderen Monat gehen mehr Gummis über die Ladentheke.

Hart, aber herzlich

Viele Frauen werden heiß, wenn ihre Brust geknetet wird. Doch weniger ist auch hier mal wieder mehr, Männer! Die Brust ist kein Hackfleisch, aus dem man Frikadellen formt. Ein solch hartes Durchgreifen mag in der SM-Szene die eine oder andere Frau beglücken. Doch auch die muss erst mal gefunden werden – was alles andere als einfach ist. Denn auf 20 SM-interessierte Hetero-Männer kommt nur eine Frau.

Marathon der anderen Art

Läuft man heute einen Marathon, trifft man dabei seine halbe Kollegen- und Nachbarschaft. Wer heute etwas wirklich Besonderes leisten will, muss sich schon etwas anderes einfallen lassen. Die Teilnahme an einem Masturbatathon beispielsweise. Denn dieses in San Francisco veranstaltete Happening sorgt regelmäßig für Aufsehen. Schließlich onanieren dabei Freiwillige, um zugleich Geld für Aids-Programme zu sammeln. Wichsen für einen guten Zweck sozusagen. 15 Dollar kostet der Spaß, doch dafür hat man dann die Wahl zwischen mehreren Austragungsorten. Vorhanden sind sowohl Einzelkabinen als auch reine Männer- sowie Frauenräume. Am beliebtesten aber ist – wen wundert's? – das gemischte Zimmer, in dem fleißig Hand angelegt wird. Unzählige gebrauchte Taschentücher und schätzungsweise 68 000 Dollar sind so schon zusammengekommen. Und von Jahr zu Jahr folgen immer mehr dem Aufruf: Kommen Sie für einen guten Zweck!

Skandal: ein Zungenkuss!

1961 gab's den ersten Zungenkuss der Geschichte im Kino zu sehen. Und wer waren die Glücklichen? Warren Beatty und Natalie Wood in *Fieber im Blut (Splendor in the Grass).*

Spaß mit Miley

Wer kein Kind im *Bravo*-Alter hat, zuckt beim Namen Miley Cyrus mit den Schultern: Miley Wer? Dabei gilt die 1992 geborene Miley Cyrus als das erfolgreichste Mädchen aller Zeiten. Im Alter von 17 Jahren hatte die Schauspielerin und Sängerin schon 1 Milliarde Dollar verdient. Ja, 1 Milliarde! Und da Geld ja bekanntlich sexy ist, lag es damals nahe, eine Miley-Sexpuppe auf den Markt zu bringen. Natürlich wurde der Hersteller verklagt, es sind mittlerweile aber so viele Exemplare der aufblasbaren Cyrus im Umlauf, dass es wirklich jeder mit der Miley-Puppe treiben kann.

Schatten über dem Vorhof

Schon mal darauf geachtet? Die Brust der Frau zeigt an, wie erregt die Gute ist: Der Busen wird dicker und schwerer, und die Warzenvorhöfe verdunkeln sich, wenn sie scharf ist.

Kiss, kiss, bäh, bäh!

Schnupfen, Husten, Heiserkeit: Bei diesen Symptomen denken wir sofort an eine Erkältung oder Grippe. Wenn dann aber dazu noch die Körpertemperatur auf mehr als 38 Grad ansteigt und die Lymphknoten schmerzhaft anschwellen, hat das Pfeiffer'sche Drüsenfieber zugeschlagen – eine Viruserkrankung, die hauptsächlich durchs Küssen übertragen wird, weshalb sie auch Kusskrankheit heißt.

Doch keine Panik: Rund 95 Prozent der Deutschen infizieren sich bis zum 30. Lebensjahr unbemerkt, entwickeln Antikörper dagegen und sind lebenslang immun. Und die anderen 5 Prozent? Hüten das Bett und machen, wenn's denn sein muss, ein paar Tage Nutten-Sex: ohne Küssen.

Und noch 'n Ratgeber

Tote Hose im Bett? Da gibt's unzählige Ratgeber, die helfen wollen und die tollsten Vorschläge haben, wie das Sexleben wieder mehr Pep kriegt. Doch dass die Lust im Laufe der Beziehung nachlässt, ist ganz normal. Studien und Befragungen beweisen das immer wieder. Aber keine einzige Untersuchung konnte bislang zeigen, dass es etwas bringt, mit Fachlektüre dagegen vorzugehen.

Polyandrische Hühnchen

Verkehrtes Rollenspiel: Die Hähne der Blatthühnchen bauen fleißig Nester und kümmern sich ums Brüten, während sich ihre Angetraute mit zwei oder drei weiteren Gatten vergnügt und ein Ei nach dem nächsten legt. Sweet, sweet life.

Einen Haken hat die Sache aber: Die Vogelfrauen sind echte Wuchtbrummen. Sie wiegen im Schnitt 78 Prozent mehr als ein Männchen. Und das macht sicher weder die Weibchen glücklich noch die Männchen, die es ihnen besorgen müssen.

Reizend?

Reizwäsche für Männer: Mal ehrlich, wer denkt da nicht sofort an eine Transe mit schwarzer Spitze? Doch es geht auch anders. Mit einem Thong zum Beispiel. Dabei handelt es sich um einen String, dessen Stoffbänder über dem Steißbein ein Dreieck bilden und dessen Seitenteile im Gegensatz zum Tanga durchaus auch breit sein können. Doch mal abgesehen davon, dass so ein Hingucker die meisten Männer zur Lachnummer werden lässt, ist das Tragen auch nicht ganz ungefährlich. Sagt zumindest eine Gynäkologin aus Los Angeles. Sie führt an, dass das Nylongewebe, aus dem die Teile in der Regel sind, die Haut nicht atmen lässt und so den idealen Nährboden für Bakterien bildet. Ganz besonders in Acht nehmen sollten sich aber Frauen, die einen String tragen.

Er transportiere Keime vom hinteren Löchlein ins vordere, und dann habe man den Salat.

Die Homophobie des Väterchen Frost

Da hat die Kirche mal wieder ganze Arbeit geleistet: Drei von vier Russen halten Homosexuelle für unmoralisch oder geistig unzureichend. Und als wäre das noch nicht schlimm genug, plant die Regierung, Minderjährige vor den angeblichen Folgen von Homosexualität zu schützen. Grund: »Schwulenpropaganda« schränke das »Recht der Minderjährigen zur freien Entfaltung ein.«

Frostige Zeiten in Russland.

Penis-Spaß

Für kaum ein anderes Wort gibt es so viele Synonyme wie für Penis. Wer's schafft, die folgenden in einer Stunde auswendig zu lernen, ist ein Held! Los geht's: Anakonda, Analmöhre, Antenne, Banane, Bibabutzemann, Big Ben, Blasinstrument, Bohrmaschine, böser Florian, cum gun, deutscher Stahl, Diddl, Dödel, Dr. Ballermann, dritter Fuß, Eichelhalter, elfter Finger, Feuerwehrmann, Fickrübe, Fickstab, Fleischmeißel, Fleischwurst, Flöte, Fotzenknecht, Frankfurter, Freudenspender, Funkturm, Genusswurzel, Glied, Gulliver, Gurke, Hammer, Handbremse, Hansl, Hauptgenerator, Hosenschlange, Hosenwurm, Jadestab, Jennifer, Johannes, John, Joystick, Jürgen, Keil, Kanone, Keule, kleiner Hobbit, kleiner Mann, Knebel, Knippel, Knüppel, Kupplung, langer Arm Gottes, langer Axel, Latte, Liebeslanze, Löns, Lorenz, Luftpumpe, Lulatsch, Lulumann, Lümmel, Lurch, Lustknochen, Lustspender, Makkaroni, Manneszier, Marterpfahl, Mast, Mr. Wings, Mundstück, Muschimoped, Muschilocher, Nahkampfstachel, Nudel, Palme, Peitsche, Phallus, Piephahn, Pilli-Willy, Pimmel, Pimmelmann, Pinsel, Pipimann, Pfeife, Prinzessin Sophia, Prengel, Protznagel, Prügel, Pullermann, Python, Rammbock, Riemen, Rohr, Rüssel, Rute, Saftschwengel, Samenspender, Schießeisen, Schippendäus, Schlauch, Schlendrian, Schnebber, Schnibbes, Schniedel, Schniedelwutz, Schniepi, Schraubenzieher, Schwanz, Schwengel, Seil, Sendemast, Siegessäule, Soldat, Specht, Speer, Sprühwurst, Stahlrohr, Struller, Spermaschleuder, Ständer, Steifer, strammer Max, Sultan von Bagdad, Vaginalterminator, vagina rider, Vögelstange, Wichslanze, Wiener, Willy, Würstchen, Wurzelsepp, Zauberstab, zentrale Einspritzanlage, Zepter, Zinnsoldat, Zipfel, Zündkerze, zweites Gehirn.

Im Namen Allahs

Schätzungen zufolge sind weltweit ca. 50 Millionen Muslime schwul, also rund fünf Prozent. Doch der Koran fordert nach konservativer Auslegung die Bestrafung von Sex zwischen Männern: Sieben islamisch geprägte Länder sehen dafür sogar die Todesstrafe vor. Dennoch gibt es auch muslimische Gruppen, die der Homosexualität positiv gegenüberstehen. Die 1998 in Boston gegründete Al-Fatiha Foundation beispielsweise, die sich für schwule, lesbische, bi- und transsexuelle Muslime und deren Familien sowie Freunde stark macht.

Schweden, Sex und Syphilis

In Sachen Sexualerziehung in der Schule gilt Schweden als Vorbild. 1933 wurde dort eine der weltweit ersten Gruppen für Sexualaufklärung gegründet. 1945 landete die erste Info-Broschüre auf den Schulbänken, zehn Jahre später hat man den Sexualkundeunterricht verpflichtend ab der Grundschule eingeführt. Zudem fanden schon damals regelmäßig sogenannte Kondom-Tage statt, an denen man schon kleinen Kindern den Umgang mit den Verhüterlis beibrachte.

Genützt hat es wenig. Laut Schwedischem Landesverband für sexuelle Aufklärung (RFSU) hat Schweden einen überdurchschnittlich großen Anteil von Menschen, die ungeschützten Sex haben – mit Geschlechtskrankheiten als Folge. In Zahlen: 65 Prozent der 15- bis 20-Jährigen haben es mindestens einmal ohne Gummi getan. Das ist Rekord und zeigt mal wieder, dass der erhobene Zeigefinger auch zu Trotzreaktionen führen kann.

Sind die groß, Mann!

Groß, größer, uff! Wer sich den Tag mit etwas Pornogucken versüßen will und auf Mega-Möpse steht, sollte unbedingt mal einen Blick in die Filmreihe *Big Tits at School* werfen. Praller geht's nicht. Und so gab's für die Filmchen auch schon mehrere »AVN Awards« für besonders viel Holz vor der Hütte.

Doch 1a sind die Streifen auch wegen ihrer Selbstironie. Da hüpfen die Titten mit den Basketbällen im Sportunterricht um die Wette, da spielen überzeichnete Schülerinnen gelangweilt an ihren Nippeln herum, während der strenge Lehrer mit seinem Schlagstock Sexualkunde unterrichtet – bis der Pausengong ertönt und alle Mädels brav die vom Pauker spendierte Milch schlucken.

Popel-Fetischismus

In der Nase zu bohren gehört sich nicht. Also steckt man die Ausbeute seiner Bohrarbeiten diskret weg. Außer man vergnügt sich mit einem Popel-Fetischisten, der geradezu nach dem angetrockneten Nasensekret giert und sich's gern genüsslich schmecken lässt. Einzige Bedingung: Das Zeug muss frisch sein. Denn selbst die größten Mukophagen (»Schleim-Esser«) lehnen alte, gesammelte Popel angewidert ab. Es sei denn, sie sind bereits spitz wie Lumpi und so drauf, dass sie durch die Überwindung des eigenen Ekels noch erregter werden.

Wem sich bei diesem Gedanken der Magen umdreht, dem sei gesagt, dass jeder von uns regelmäßig Popel isst. Der Großteil unseres Schnodders findet nämlich über den Nasen-Rachen-Gang in den Rachen und wird dann unbewusst heruntergeschluckt.

Und nicht nur das: Ein Innsbrucker Lungenfacharzt will auch herausgefunden haben, dass das Nasebohren gut für die Gesundheit ist. Seine Behauptung: Bakterien, die sich in der Nase ansammeln, lassen sich mit dem Finger besser entfernen als mit einem Taschentuch. Zudem steigere das Essen der Popel unsere Abwehrkräfte. Na dann, guten Appetit!

Eindeutiges Votum

95 Prozent der deutschen Männer finden: Aufgespritzte Lippen gehen gar nicht. Und bei den restlichen 5 Prozent handelte es sich bestimmt um Schönheitschirurgen.

Es gibt keine dummen Fragen, nur dumme Antworten

Ob es beim Sex gefährlich ist, Fetisch-Kleidung aus Latex zu tragen?

Nur wenn man sich ein Kondom über den Kopf zieht.

Weiblich, ledig, sucht ...

Egal, ob auf einem Dating-Portal oder ganz *oldschool* in der Zeitung: Wer eine Kontaktanzeige aufgibt, rückt sich ins rechte Licht.

Hier die Top 5 der am häufigsten verwendeten Umschreibungen – und was sie wirklich bedeuten:

Attraktiv = Hässlich wie die Nacht
Charmant = Eingebildeter Schleimer / arrogante Schnepfe
Direkt = »Lust, zu ficken?«/ »Nimm nimm!«

Humorvoll = Ständig besoffen
Genießer = Bierwampe und Mini-Penis / Wuchtbrumme mit Hängetitten

Erst flennen, dann fummeln

Dass man mit einem zu Herzen gehenden Liebesfilm so gut wie jede Frau rumkriegt, dürfte sich längst herumgesprochen haben. Erst werden die Taschentücher, dann die Kondome ausgepackt. Doch mit welchem Schmachtfetzen trifft der Mann eine gute Wahl? Eindeutig: *Casablanca.* Der mehr als 70 Jahre alte Kultfilm (1942) ist vom American Film Institute (AFI) zum besten Liebesfilm aller Zeiten gewählt worden.

Platz 2: *Vom Winde verweht* (1939)

Platz 3: *West Side Story* (1961)

Verwunderlich: Nicht ein Film aus den letzten 40 Jahren schaffte es unter die Top-5-Love-Liste. Der Schnulzen-Hit *Titanic* landete sogar nur auf Rang 37.

Neuere Film, die sich besser platzieren konnten: *Pretty Woman* (Platz 21) und *Harry und Sally* (Platz 25).

Hier gilt für Männer: ausleihen, angucken, ran dürfen.

Gestern Lady, heute Schlampe

Frauen sind laut einer Studie der Karls-Universität in Prag während der fruchtbaren Tage am ehesten zum Fremdgehen bereit. Wenn die Wahrscheinlichkeit schwanger zu werden am höchsten ist, lassen sie sich also auch am ehesten auf einen Seitensprung ein. Dann zieht sie der männliche Duft von dominanten, kräftigen Kerlen besonders an, der sie an anderen Tagen völlig kalt lässt. Dann wollen sie weder einen Romantiker noch einen Gentleman, sondern einen guten Stecher. Doch pssst! Das darf man ihnen so direkt auf keinen, keinen Fall sagen.

Rate mal!

Jetzt darf – dank *brand eins* – geraten werden! Wie hoch ist wohl der Anteil der Männer auf einem amerikanischen Universitäts-Campus, die die von einer Frau gestellte Frage »Würdest du heute Abend mit mir schlafen?« mit Ja beantworteten?

Antwort: 75 Prozent.

Und wie hoch ist der Anteil der Frauen, die dieselbe Frage eines Mannes bejahen?

(K)ein Witz: 0 Prozent.

Die Chancen auf einen kurzen Quickie stehen also ganz, ganz schlecht, Jungs!

Wenn das die Bundesfamilienministerin wüsste

Paare, die partout kein Baby wollen, sollten tunlichst auch darauf achten, keines zu kriegen. Eine Langzeitstudie der Universität Texas hat jedenfalls gezeigt: Kinder machen nicht glücklich. Die Experten befragten innerhalb einer acht Jahre dauernden Studie rund 250 Paare zu ihren Gefühlen zueinander – vor und nach der Geburt des ersten Babys. Mit erstaunlichem Ergebnis: Ganze 90 Prozent gestanden, dass Liebe und Sex unter dem Nachwuchs gelitten haben. Und diese negative Entwicklung war nur selten von kurzer Dauer, sondern hielt bis zum Ende der Studie an – also bis zu acht Jahre!

Zutritt verboten

An den Toren der Hamburger Herbertstraße steht: »Zutritt für Männer unter 18 und Frauen verboten« – ein Schild, das in den 70er-Jahren von der Polizei »zur Aufrechterhaltung der öffentlichen Ordnung« und auf Bitten der dort arbeitenden Nutten angebracht wurde. Wer sich nicht dran hält, muss mit faulen Eiern, derben Beschimpfungen und kalten Duschen rechnen.

Allerdings: Juristisch gesehen, ist die Herbertstraße ein öffentlicher Weg, der eigentlich von jedermann betreten werden darf.

Sexy Bundestag

Einmal mit Angela Merkel schlafen? Oder lieber Guido Westerwelle an die Wäsche gehen? Auf www.sexybundestag.de kann man anklicken, mit welchem Politiker man am liebsten pimpern würde. Auf den vorderen Plätzen der Frauen-Hitliste: Agnes Krumwiede (Bündnis 90/Die Grünen), Katja Kipping (Die Linke) und Sabine Bätzing-Lichtenthäler (SPD). Bei den Männern kommen Sven-Christian Kindler (Bündnis 90/Die Grünen), Dr. Sascha Raabe (SPD) und Dr. Peter Tauber (CDU/CSU) derzeit am besten weg.

Zwar ändern sich die Bundestags-Sexcharts täglich, aber ein Trend ist dennoch offensichtlich: Die ganz Großen fallen durch. Macht allein macht also doch nicht sexy.

Nichts geht mit Nasenhaaren

Wetten, dass hier jetzt allen Frauen aus der Seele gesprochen wird? Nasenhaare verderben selbst die leidenschaftlichste Stimmung und sind ein absolutes No-go.

Was? Natürlich sollen sie sein, die Nasenfühler? Stimmt. Aber das sind Achsel- und Po-Loch-Haare auch. Trotzdem entfernen Frauen sie. Also Männer, einfach kurz zur Schere oder zum elektrischen Kürzer greifen, und dann nichts wie weg mit den zu langen Dingern. Die Frauen werden euch dafür lieben oder zumindest öfter ranlassen.

Alles, nur das nicht!

Der Sozialist Charles Fourier (1772–1836) setzte sich im 18. Jahrhundert für die freie Liebe am Arbeitsplatz ein. Seiner Meinung nach sollte sie den Menschen in großen Produktionsgenossenschaften bestens motivieren.

Hmm, mal überlegen … Rudelbums mit dem Betriebsrat? SM auf der Weihnachtsfeier?

Nee, muss nicht. Wirklich nicht.

Heiliger Ständer

Wenn er keinen mehr hoch kriegt, ist das tragisch – und in vielen amerikanischen Staaten ein Scheidungsgrund. Sogar der Vatikan kennt da keine Gnade. Auch für dessen Familiengericht gilt Impotenz als Grund zur Annullierung einer Ehe. Frauen, die einen Schlappschwanz im Ehebett haben, können also ruhig hart sein und sich einen neuen Mann suchen, der sie bei der Stange hält. Das ist natürlich fies, aber wenn's der Vatikan so will …

Hungrig nach Liebe

Männer, denen der Magen knurrt, finden pummelige Frauen anziehender als satte Typen.

Ein Mädchen! Ein Scheidungsgrund!

Baby in Planung? Paare, die am liebsten ein Mädchen haben möchten, sollten sich diesen Wunsch eventuell noch einmal durch den Kopf gehen lassen. Denn der Wissenschaftler Gordon Dahl machte eine interessante Entdeckung: Die Eltern einer Tochter lassen sich mit fünf Prozent höherer Wahrscheinlichkeit scheiden als die Eltern eines Jungen. Mit drei Töchtern steigt diese Wahrscheinlichkeit sogar auf zehn Prozent.

Übrigens: Die höchsten Scheidungsquoten finden sich nach vier bis sieben Ehejahren. Nach dem neunten Ehejahr ist eine Ehe dagegen am stabilsten. Also durchhalten, es lohnt sich!

Keine Chance für Tunten

Schwulen Männern sagt man oft nach, sie fühlten sich von zarten Geschlechtsgenossen mit femininen Zügen angezogen. Doch das Gegenteil ist der Fall, wie ein amerikanisch-britisches Forschungsteam herausgefunden hat: Gays finden maskuline Männer attraktiver als feminine. Heißt: Schwule stehen auf echte Kerle mit markantem Kiefer, breiter Stirn, ausgeprägter Brauenpartie und großem Schwanz. Wobei die Wissenschaftler Letzteres charmant unter den Tisch fallen ließen.

Zweimal ist einmal zu viel

Im Anschluss an ein Sextreffen mit einer Online-Bekanntschaft checken 45 Prozent der Frauen, ob der Typ sich nach dem Date noch aktiv bei der Partnervermittlung einloggt. Die Herren der Schöpfung gehen die Sache cooler an: Nur jeder Vierte kontrolliert das Profil seiner Eroberung. Noch mal treffen? Wozu? Einmal gepoppt, sofort gestoppt.

Der Nagel-Sex der Igel

»Wenn sich die Igel küssen, dann müssen, müssen, müssen sie ganz, ganz fein behutsam sein.« So der Text eines Kinderliedes, der dem neugierigen Nachwuchs einiges erklärt. Nicht aber, wieso sich das Männchen beim Poppen mit dem Weibchen nicht pikst und verletzt. Dabei ist die Antwort so einfach: Untenrum haben beide keine Stacheln.

»Tiefer, Baby, tiefer!«

Die Löffelchenstellung muss nicht langweilig sein. Paare, denen der Eindringwinkel nicht tief genug ist, sollten es einfach mal mit einem leichten Vorbeugen der Frau probieren. Dann ist's vorbei mit dem 0815-Sex. Hammer!

Sex-Therapie mit Folgen

Diverse Studien kamen zu dem Ergebnis, dass Sex gegen Depressionen hilft. Vorsicht müssen aber Frauen walten lassen, die sich durch fremde Betten poppen und gleichzeitig Johanniskraut zur Stimmungsaufhellung nehmen. Denn die Heilpflanze aktiviert Enzymsysteme in Leber und Darm, über die viele Stoffe, unter anderem auch Arzneimittel, abgebaut werden. So kann Johanniskraut die Wirkung der Pille abschwächen, und dann heißt es am Ende: »Duuuu, ich glaub', ich bin schwanger!«

Die Arme!

Helen Morrison gab 1727 im *Manchester Weekly Journal* die erste dokumentierte Kontaktanzeige auf. Mit bösen Folgen: Die Gute wurde für vier Wochen in die Klapse gesteckt. Dabei suchte sie weder Gleichgesinnte für perversen Animal-Sex noch andere Frauen für dreckige Lesben-Action. Nein, die Engländerin war eine ganz Brave. Sie wollte einfach nur einen netten Mann fürs Leben finden.

Karl-May-Festspiele mal anders

Vor der Beeinflussung durch europäische Missionare waren Schwule und Lesben bei einigen nordamerikanischen Indianerstämmen als Two-Spirits, als drittes Geschlecht, anerkannt. Allerdings mussten Homosexuelle ihre Geschlechterrolle vollständig wechseln: Schwule hatten in Frauenkleidern als Indianerinnen und Lesben in Männerkleidung als Indianer zu leben. Und da das natürlich ziemlich schräg aussah, verzichtet man bei den Karl-May-Festspielen auf deren Darstellung. Was natürlich schade ist. Denn was käme besser als Hape Kerkeling als Nschotschi?

Vorfreude ist die schönste Freude

Ein Viertel aller 17-jährigen Mädchen und ein Drittel der gleichaltrigen Jungs haben ihr erstes Mal noch vor sich.

Weggesperrt

Wer nicht artig ist, kommt hinter Schloss und Riegel. Und das gilt auch für die Willys dieser Welt. Frauen und Schwule, die das Spiel der Dominanz und Unterwerfung lieben, fackeln jedenfalls nicht lange und packen seinen besten Freund kurzerhand in einen Peniskäfig, wenn er nicht brav war. Mit dem Keuschheits-Teil kann sich kein noch so potenter Schwanz zu seiner vollen Größe aufrichten, besteht das Sextoy doch aus einem Rohr, das über den schlaffen Schniedel gezogen, fixiert und mit einem Metallschloss so gesichert wird, dass es ohne Schlüssel nicht wieder entfernt werden kann. Doch was für einige sehr erregend ist, kann auch schnell peinlich werden. Zum Beispiel, wenn der Schlüsselhalter kein Erbarmen kennt und die Bakterien nach ein paar Tagen Samba tanzen. Oder wenn der Käfig auf einer Flugreise getragen werden soll, beim Einchecken aber der Metalldetektor anschlägt.

Auf der Reeperbahn nachts um halb eins ...

... sollte man tunlichst keine Glasflasche bei sich haben. Denn seit 2009 ist es als Schutz vor Krawallen in den Wochenendnächten verboten, Bierflaschen und Co. mitzuführen. Wer sich nicht dran hält, muss den Bummel über die sündigste Meile der Welt teuer zahlen: Bis zu 5000 Euro Bußgeld sind drin. Also Augen auf beim Pullenkauf!

Ganz übel

Wenn die Frau feucht ist, wird der Mann scharf. Doch für den vor allem in Afrika verbreiteten trockenen Sex führt die Frau sich ein Pulver aus zerriebenen Kräutern, Wurzeln oder sogar kleinen Steinchen in die Vagina. Das verhindert, dass sie feucht wird, denn das Vaginalsekret wird durch das Pulver gebunden. Zweck: Beim Mann erhöht sich der Reibungswiderstand.

Doch für die Frau bedeutet das ein erhöhtes Risiko für Verletzungen der Scheidenhaut. Und diese wiederum machen die Haut durchlässiger für Krankheitserreger – insbesondere für den HI-Virus.

Zu sehr bei der Sache

Eine Befragung von knapp 20 000 Frauen ergab, dass Lesben öfter einen Orgasmus haben als Frauen, die mit Männern schlafen. Bei ihrem letzten Sex sind nur 69 Prozent der Hetero-Frauen, aber 76 Prozent der Lesben zum Orgasmus gekommen. Grund des Phänomens? Der Mann selbst. Er sei zu sehr auf den Geschlechtsakt konzentriert. Womit sich jedoch die Frage stellt: auf was denn sonst? Auf die neue IKEA-Bettwäsche oder die Geranien am Nachbarbalkon?

Urlaub ohne Sex – ein Reisemangel

Das behauptete ein Mann, der auf Menorca ein Doppelzimmer gebucht hatte, vor Ort aber feststellen musste, dass darin nur zwei Einzelbetten standen. Ein »friedliches und harmonisches Einschlaf- und Beischlaferlebnis« sei daher nicht möglich gewesen. 20 Prozent des Reisepreises forderte er als Schadenersatz. Ohne Erfolg, denn das Amtsgericht Mönchengladbach urteilte: »Dem Gericht sind mehrere allgemein bekannte und übliche Variationen der Ausführung des Beischlafes bekannt, die auf einem einzelnen Bett ausgeübt werden können.« Zudem hätte der hormongeplagte Mann die beiden Betten ja mit einem Gürtel zusammenbinden können, »denn dieser wurde in seiner ursprünglichen Funktion in dem Augenblick sicher nicht benötigt«.

Speedy Gonzales unter Druck

Mäusemännchen ejakulieren laut britischen Forschern schneller, wenn ein Rivale in ihrer Nähe ist. Motto: Schnell, bevor's der andere tut! Und das erklärt dann wohl auch, wieso der »Speedy Gonzales«-Song beginnt mit »So schnell ist keiner irgendwo, Speedy-bi, Speedy-bo, von Nogales bis Madero, die schnellste Maus von Mexiko!«

Anschnallen nicht vergessen

Beim Pegging fickt die Frau den Mann mit Hilfe eines Strap-ons. Das ist ein Dildo zum Umschnallen, der wie ein fester Slip aus Leder oder Latex aussieht und meist mit einem Gürtel um die Taille geschnallt wird. Das muss man sich mal bildlich vorstellen: eine Frau mit Gummipenis! Mal ehrlich, das sieht zum Schießen aus!

Nicht mehr bibelfest

Im Alten Testament steht, dass bei den Israeliten ein Mann, der im Schlaf einen Orgasmus hatte, zur Reinigung ein rituelles Bad nehmen musste. Sein nächtlicher Samenerguss wurde als Verunreinigung angesehen. Heute regt sich darüber höchstens noch die gestresste Ehefrau auf, die beim morgendlichen Wäschesortieren eine klebrig feuchte Unterhose in den Fingern hat.

And it was all yellow

Über Pinkelspiele spricht man nicht. Es gibt aber Autoren, die darüber schreiben. Hier drei niveauvolle und doch prickelnde Bücher, mit denen alles im Fluss ist.

Nancy Friday: *Die sexuellen Fantasien der Frauen*
Lost Angel: *Lost Angels feuchte Geschichten*
Lisa Stern: *Die bizarre Lust der Frauen*

Fingerzeig ins Land der Lust

Was verrät Frauen, ob der Traummann auch wirklich die Männlichkeit in Person ist? Dichtes Haar? Eine tiefe Stimme? Ein Sixpack? Nichts davon, sagen Sexualforscher. Die Länge des Ringfingers entscheide über Hengst oder Hühnchen. Zumindest bei den Affen. Studien zum Verhalten der Tiere haben gezeigt, dass Affenarten mit einem langen Ringfinger sexuell sehr freizügig und wettkampforientiert sind. Knuffige Kuschel-Affen wie das Spinnenäffchen haben im Gegensatz dazu einen deutlich kürzeren Ringfinger im Verhältnis zum Zeigefinger. Sie sind in der Tierwelt die wahren Gentlemen.

Selbst ist der Mann

Wer sich selbst einen blasen kann, darf sich glücklich schätzen. Doch dazu muss man extrem gelenkig sein. Und so sind gerade mal 0,2 Prozent der Männer dazu in der Lage. Im Gegensatz dazu ist die Zahl jener, die es schon mal erfolglos probiert haben, wesentlich höher. Was dann auch erklärt, wieso sich ab und zu ein Kerl im Yogakurs blicken lässt.

Sexy Senior

In einer Umfrage sollten Frauen die Star-Rentner bzw. Promi-Senioren mit dem größten Sex-Appeal wählen: Vor Patrick Stewart *(Star Trek)* landete Sean Connery auf dem ersten Platz. Nicht der einzige Spitzenplatz für den ehemaligen James-Bond-Darsteller. Laut einer anderen Umfrage hat er auch die Stimme mit dem meisten Sex-Appeal.

Strenge Vorschriften

In Schweden trat 1999 das »Gesetz zum Verbot des käuflichen Erwerbs sexueller Dienstleistungen« in Kraft: Wer zahlt, um Sex zu haben, wird mit einer Geldstrafe oder Freiheitsstrafe bis zu sechs Monaten bestraft. In dem nordischen Königreich machen sich also nur die Kunden strafbar, nicht die Prostituierten, die durch das Gesetz geschützt werden sollen.

Such die Filzlaus!

Die gute Nachricht: Das Kopfhaar interessiert die Filzlaus nicht die Bohne. Sie lässt sich bevorzugt im Genitalbereich nieder. Denn dort findet sie heiß geliebte Schweiß- und Duftdrüsen fürs Wellness-Feeling. Die schlechte Nachricht: Manchmal macht die Filzlaus auch einen kleinen Abstecher in die Achselhöhle. Und auch in der Brust-, Bauch- und Bartregion des Mannes fühlt sie sich pudelwohl – ebenso in den Augenbrauen und Wimpern von Kindern.

Auf hohen Hacken

Highheels sind verdammt sexy. Doch 85 Prozent aller Frauen über 40 Jahren leiden unter Fußproblemen, viele haben gar das Cinderella-Schuh-Syndrom: Sie kaufen sich Pumps, in denen ihre Füße nicht ausreichend Platz haben und sich schließlich verformen. Nicht zu verwechseln mit dem Aschenputtel-Komplex – dem heimlichen Warten der Frauen auf den rettenden Prinzen, der ihnen ihre Unabhängigkeit nimmt.

Geheimes Erkennungszeichen

Der Ring der O ist ein Fingerring, der als Erkennungszeichen für SM-Anhänger gilt. Er erhielt seinen Namen nach einem Ring, den die Hauptfigur O in dem Roman *Die Geschichte der O* von Pauline Réage trägt. Am geläufigsten ist heute die Form eines Fingerrings, an dem über eine kleine aufgesetzte Kugel ein zweiter, beweglicher Ring befestigt ist – ähnlich einer Ringschelle zum Anketten von Tieren oder Gefangenen. Gewagt und deswegen immer beliebter: Der Ring der O als Trauring.

Das erste Sex-Drive-in

Nach der Arbeit schnell noch im Puff einen wegstecken, doch die liebe Ehefrau hat die Pizza schon im Ofen? Kein Problem. In

20 Minuten ist alles erledigt. Jedenfalls eröffnete 2011 in Hamburg das erste Sex-Drive-in für den kleinen Quickie zwischendurch. Reinfahren in die Tiefgarage, Nutte einsteigen lassen, 49,50 zahlen, Penis rausholen, Penis sauber wischen, Penis wieder einpacken, heimflitzen, Schatzi küssen, Pizza essen.

Wieder da: das Sommerloch

Seit Beginn der 90er-Jahre konnte man sich in den Sommermonaten über die ZDF-Filmreihe *Sommernachtsphantasien* freuen, in der es zwar schlüpfrig, aber durchaus niveauvoll zuging. 2011 war Schluss damit. Da zwar unzählige Schmuddelstreifen, aber nur wenig künstlerisch wertvolle Erotikfilme auf dem Filmmarkt waren, landete die beliebte Reihe auf dem Abstellgleis. Schade. Mit den *Sommernachtsphantasien* hatte das Sommerloch im ZDF stets eine ganz andere Bedeutung.

Frauen im Sturm

Spätestens seit der WM 2011 fragen sich viele: Ist Frauenfußball ein Sport der Lesben? Offizielle Zahlen gibt es keine. Laut der ehemaligen Bundestrainerin Tina Theune sind jedoch 20 bis 40 Prozent aller Spielerinnen homosexuell. Andere Schätzungen gehen sogar von einer noch höheren Zahl aus. Im Grund ist die genaue Zahl aber auch völlig schnuppe. Hauptsache, die Frauen spielen gut.

Reiht sich Vagina an Vagina

Noch immer fällt vielen Frauen der natürliche Umgang mit ihrem Geschlechtsteil schwer. Das fängt schon bei der Wortwahl an: Jede zweite weiß nicht, ob sie Scheide, Muschi, Pussy oder Möse sagen soll. Für den britischen Künstler Jamie McCartney Grund genug, das zu ändern und Frauen zu ermutigen, ihre Sexualität als etwas anzusehen, das man nicht verstecken muss.

Kurzerhand rief er das Projekt »The Great Wall Of Vagina« ins Leben und bat 350 Frauen, sich ihm zu öffnen und ihre Vagina in Gips fassen zu dürfen. Gucken? gwov.co.uk anklicken!

Deutscher Erotikwanderweg

Bei Bad Bederkesa gibt es seit 1999 einen Erotikwanderweg. Er führt unter anderem durch die viel versprechenden Orte Hymendorf, Fickmühlen und Flögeln. Wer dort hinter jedem Baum eine willige Frau und in jedem Busch ein Liebespaar vermutet, wird zwar enttäuscht werden, dafür macht aber das Postkartenschreiben tierisch Spaß:

»Liebe Tanti Uschi,

unser Ferienhaus in Hymendorf bietet jede Menge Platz, um sich auszuleben. Aber auch in der Gegend können Tom und ich unseren Spaß haben. Der Badesee von Fickmühlen ist beispielsweise allererste Sahne, dort vergnügten wir uns im spritzigen Nass, sodass ich schnell ein feuchtes Höschen hatte. Aber keine Sorge wegen meiner Blasen-Probleme. Ich zog das nasse Zeug sofort aus und nehme den Mund nicht zu voll, wenn ich dir sage: Ich hatte es im Griff. Tom lobte mich sogar derart, dass ich schlucken musste.

Deine Susi.

PS: Echt heiß hier!«

Lauter schöne Todsünden

Die 1930 veröffentlichte *Katholische Moraltheologie* von Heribert Jone zählte innerhalb der katholischen Kirche lange Zeit zu den wichtigsten Lehrbüchern. Und auch heute noch wird gerne mal daraus zitiert. Kostprobe gefällig? Voilà:

»Wegen ihres verschiedenen Einflusses auf die Erregung der geschlechtlichen Lust werden die Körperteile eingeteilt in ehrbare (Gesicht, Hände, Füße), sog. weniger ehrbare (Brust, Rücken,

Arme, Schenkel), sog. unehrbare (Geschlechtsteile und Partien, die ihnen sehr nahe sind)«, die man weder berühren noch anfassen darf, »wenn Personen des anderen Geschlechts in Betracht kommen«. Das sei eine Todsünde ……

Da verschlägt es einem glatt die Sprache. Erst recht, wenn man sieht, dass sich in Internetforen heute noch einige darüber aufregen – und jetzt kommt's! –, dass Zehen ehrbare Körperteile sind: »Die Füße sollen ehrbar sein?! Wenn ich irgendwas nicht abkann, dann ist es der Anblick nackter Füße – ich finde den Anblick nackter Zehen in der Kirche unerträglich.«

So viel zum Thema: Sex und Kirche heute.

Heavy!

In dem Buch *The Sexual Anatomy of Woman* von W. Francis Benedict wird eine Frau erwähnt, deren Brüste elf Kilo auf die Waage brachten. In manchen Quellen ist sogar von 24 Kilo die Rede. Aber beim Sex wird ja gerne mal übertrieben.

Erich, bitte nicht so feucht!

Der sozialistische Bruderkuss war eine Form der Ehrerbietung zwischen zwei Staatsmännern des Ostblocks. Dabei umarmten sich die beiden und gaben sich gegenseitig einen Schmatzer auf die Wangen oder auf den Mund.

Der Ekel-Sex des Erpels

Am Anfang war der Tod: Eine Stockente flog gegen das Fenster des Naturhistorischen Museums Rotterdam. Zur Freude eines zweiten Erpels, der sich daraufhin 75 Minuten an dem toten Tier verging. Aber auch zum Erstaunen des Museumskurators Kees Moeliker, der das schauerliche Treiben zufällig beobachtete, dokumentierte und publizierte. Denn nie zuvor wurde Nekrophilie bei Enten bemerkt. Klar, dass der Ornithologe mit seiner unrühmlichen Entdeckung für Aufsehen sorgte und auch belohnt wurde: mit dem Anti-Nobelpreis, überreicht von einem echten Nobelpreisträger, dem Physiker Wolfgang Ketterle.

Ausgeleiert?

Frauen, die oft Sex haben, leiern aus? Bullshit! Das Gegenteil ist der Fall. Je öfter sie sich beglücken lassen, desto kräftiger werden die Muskeln ihres Schneckchens.

Mit oder ohne Strohhalm

Felching-Fans sind keine Kostverächter: Genüsslich saugen sie nach dem Abspritzen Sperma, meist ihr eigenes, aus der Scheide oder dem Hintern ihres Sexpartners – gerne mit einem Strohhalm. Aber auch Einlaufflüssigkeit, Wasser, Urin und Bier, Wein sowie Sekt werden nicht verschmäht. Obwohl Oma doch schon wusste, dass ein derartiges Einführen von Alkohol das Risiko einer Alkoholvergiftung mit sich bringt.

Sperma gut, alles gut

Laut einer US-Studie wissen über 90 Prozent der Frauen und Männer, wie Sperma schmeckt. Hoffentlich gut! Denn dieselbe Studie fand heraus, dass der Geschmack einen wichtigen Einfluss auf den Bestand der Beziehung hat: Schmeckt's, hat die Liebe bessere Chancen, lange zu halten.

Das Geheimnis der Morgenlatte

Die Morgenlatte ist in aller Munde. Dabei ist der Grund, weshalb der kleine Johannes jeden neuen Tag mit Standing Ovations begrüßt, ein ganz einfacher: Die Häufigkeit und Dauer der REM-Phasen, in denen es oft zur Erektion kommt, nehmen in den Morgenstunden zu, während die Tiefschlafphasen ohne Ständer kürzer werden. Folglich ist beim Aufwachen oder Gewecktwerden am Morgen die Wahrscheinlichkeit für eine Latte höher als beim Wachwerden mitten in der Nacht.

Prüde USA?

Der prüde Ami? Nichts als ein Vorurteil. Die USA sind der größte Porno-Produzent der Welt und auch beim Umsatz mit China, Japan und Südkorea ganz vorn dabei. Nein, die Amerikaner sind nicht ganz so spießig, wie oft behauptet wird. Öffentliche Nacktheit ist nur dort verpönt, wo Kinder sie sehen könnten. Im Fernsehen und Kino zum Beispiel. Oder am Strand. Und selbst da soll sich einiges getan haben. Laut einer Studie würden sich 48 Prozent der US-Bürger an einem Strand nackt ausziehen – wenn keiner zuguckt, wahrscheinlich.

In die Wolle kriegen

1812 legte Lady Caroline Lamb ihrem Geliebten Lord Byron ihre Schamhaare einem Brief als Liebespfand bei. Eine mutige Aktion! Denn für andere war das Frohlocken im Höschen ein Scheidungsgrund: Der Kunsthistoriker und Philosoph John Ruskin (1819–1900) soll sich noch in der ersten Hochzeitsnacht von seiner frisch verheirateten Ehefrau getrennt haben, nachdem er ihren Busch zu Gesicht bekam.

Angelina? Lass mal stecken!

Einmal Brad Pitt sein und Angelina zeigen, wo der Hammer hängt? Keine allzu verlockende Aussicht! Nur für 22 Prozent der Männer im Alter von 24 bis 35 Jahren ist Miss Lara Croft eine Traumfrau. Weitaus verlockender: natürlich wirkende Promi-Frauen wie Jennifer Aniston. 40 Prozent würden sie nicht von der Bettkante schubsen.

Weniger ist manchmal mehr

Brustwarzen sind geil, aber zwei sind genug. Daher verwundert es auch nicht, dass es Frauen und Mädchen mit drei oder mehr Nippeln schwer haben. Gut nur, dass die sogenannte Polythelie, die in seltenen Fällen auch beim Mann auftritt, auf Wunsch chirurgisch entfernt werden kann.

Ding der Unmöglichkeit

Es existieren unzählige wirklich hilfreiche Tipps, wie man den Geschmack von Sperma positiv beeinflussen kann. Doch will man wissen, was das Scheidensekret schmackhaft macht, sucht sich der geneigte Mösenschlecker den Wolf. Kein Wunder aber auch – es funktioniert nicht. Eigentests haben ergeben: Jeder Versuch, egal ob Ananas essen oder viel Wasser trinken, ist zwecklos. Da kann man genauso gut eine Kuh mit Schokolade füttern, damit sie Kakao gibt.

Typisch Männer?

Tiefer! Tiefer! Tiefer ... geht der Blick der Männer beim ersten Treffen. Das, worüber sich Frauen schon immer beschwert haben, stimmt nämlich. Laut einer neuseeländischen Studie gucken die werten Herren ihrem Date zuerst auf den Busen: In der Hoffnung auf eine heiße Nummer checkt jeder Zweite direkt mal ab, ob genug Holz vor der Hütte ist. Dann wandert der Blick in der Regel auf Hüfte und Taille. Nur jeder fünfte Typ schenkt dem Gesicht der Frau sofort Beachtung.

Doch Ladys, deswegen aufregen? Is' nicht! Die Jungs können nichts dafür, schuld ist die Evolution. Frauen mit großen Brüsten und einem schmalen Bauchumfang haben mehr Östrogen im Körper und strahlen so anscheinend eine größere Fruchtbarkeit aus.

Fremdschämen

Der arme George Michael: Als er 1998 in Los Angeles beim Cruisen auf einer öffentlichen Toilette von einem Polizisten in Zivil verhaftet und unter anderem zu einer psychologischen Beratung verurteilt wurde, wäre er vor Scham am liebsten im Erdboden versunken. So wie wir an seiner Stelle sicher auch. Was also tun? Der Sänger konterte mit dem Freiluftsex-Song »Outside« und einem provokanten Musikvideo, in dem Verhaftungen wegen unsittlichen Verhaltens und zwei sich küssende Polizisten zu sehen waren.

Klasse Retourkutsche von George Michael. Und für alle anderen gilt: Schön aufpassen, dass der geile Typ am Pinkelbecken nebenan nicht gerade bloß auf Streife ist!

Wahnsinn, was in ihr steckt

Aus den Zellen einer Vorhaut kann so viel Haut gezüchtet werden, dass es locker zum Bedecken mehrerer Fußballfelder reichen würde.

»Wir müssen reden, Schatz!«

Jeder zweite Deutsche macht sich Gedanken darüber, wie er seine bessere Hälfte über seine Sexwünsche aufklärt. Dabei ist das eigentlich ganz einfach: raus mit der Sprache! Schatzi weiß doch sowieso schon längst Bescheid – irgendeine verräterische Internetseite war bestimmt mal nicht ganz zu …

Pack die Badehose ein

In Florida ist es Frauen untersagt, zwei Drittel ihres Pos am Strand zu entblößen. Bei Missachtung drohen ihnen 500 Dollar Strafe oder gar Gefängnis.

Hummel, Hummel

Hummeln ist ein süßes Synonym fürs Poppen. Dabei geht bei den pelzigen Tierchen gar nicht wirklich die Post ab. Forscher haben jedenfalls herausgefunden, dass Hummel-Sex eine ziemlich komplizierte Sache ist: Würde ein Männchen es gern mit einer Hummelkönigin tun, fliegt es auf sie zu. Doch wenn der Staatenmutter gerade nicht nach Liebe ist, streckt sie dem Hummel-Casanova ihren Hinterleibsstachel entgegen. Die Drohne lässt dann ihre Annäherungsversuche oder wird schlichtweg aufgespießt. Doch auch die Weibchen haben es nicht leicht: Hummel-Schlampen, die sich mit verschiedenen Männchen vergnügen, sind weniger fit und gesund als solche, die ganz brav mit nur einem Partner ihren Spaß haben. Der Grund: Der männliche Samen hat offensichtlich gesundheitsschädliche Nebenwirkungen.

Let It Snow! Let It Snow! Let It Snow!

Eine Sekretärin heißt heute Officemanagerin, Entspannung schimpft sich Relaxation, und aus der Schneeballschlacht wurde Snowballing. Könnte man meinen. Doch Letzteres hat mit »Last Christmas« so viel zu tun wie RTL 2 mit Bildungsfernsehen. Vielmehr handelt es sich dabei um die Mund-zu-Mund-Weitergabe von Sperma beim Gruppensex.

Hast du zugenommen?

Derzeit sind in Deutschland rund 20 Hersteller mit über 100 verschiedenen Antibabypillen dick im Geschäft. Doch dick macht auch die Pille. Nach wie vor. Zwar werben einige Pharmafirmen mit speziellen Gestagenen, die keinen Einfluss aufs Gewicht haben sollen. Von 50 Gramm bis zu 5 Kilogramm nehmen Frauen davon aber trotzdem zu. Fat happens!

Faire l'amour

Wenn ein Mann in die Jahre kommt, sinkt sein Testosteronspiegel. Unter einem Wert von 15 nmol/l herrscht schnell tote Hose, doch erst bei Konzentrationen von 10 bis 12 nmol/l wird in Deutschland offiziell ein Testosteronmangel diagnostiziert.

In anderen Ländern wie England und Spanien haben es alternde Schlappschwänze noch schwerer, Aufbauhilfe zu bekommen. Ganz arm sind die Franzosen mit einem Schwellenwert von 7,5 nmol/l dran. Als die besten Liebhaber der Welt gelten sie trotzdem.

Von wegen schnelles Geld!

Fix mal das Hobby zum Beruf werden lassen und Reibach machen? Pustekuchen! Wer als Anfänger seine Hüllen fallen lässt, muss sich mit 150 bis 300 Euro pro Szene zufrieden geben. Und Szene heißt hier: bis abgespritzt ist, oft auch mehrfach unterbrochen für Nahaufnahmen. Frauen verdienen grundsätzlich etwas mehr, bekannte Profis auch – aber die meisten müssen ihr Konto trotzdem mit privaten Fotos, Filmen und Webcam-Sex aufbessern. Und dass das nicht immer Spaß macht, versteht sich von selbst. Oder klingt die Aussicht, sich vormittags Gurken reinzuschieben statt zu essen, etwa verlockend?

Geil beim Shoppen

Es kommen seltsame Geräusche aus der Umkleidekabine? Die werden doch nicht etwa … Doch! Das ist gar nicht mal so unwahrscheinlich, denn acht Prozent der Deutschen haben die Kabine schon für andere Dinge genutzt als nur zum Anprobieren. Offensichtlich echte Akrobaten! Und Blindfische noch dazu. Denn mal ehrlich: Dort ist das Licht so unvorteilhaft wie in einer Leichenhalle.

Wo ist Mr. Right?

Traumpartner gesucht: 4,76-mal daten sich deutsche Singles im Durchschnitt, eher sie sich auf eine neue Beziehung einlassen.

Tipp, damit es schneller funktioniert: auf Steinzeitmensch machen.

Heißt für die Frauen: süß lächeln und schön unterwürfig sein!

Und für die Männer? Macht, Muskeln und einen stolzen Gesichtsausdruck zeigen!

Dass es dann klappt mit dem Sichverlieben, hat eine Studie aus Kanada bewiesen. Und uns zeigt das mal wieder: Der viel zitierte Neue Mann hat's nach wie vor genauso schwer wie die taffe, selbstbewusste Frau.

Zickenkrieg beim Pornodreh

Die Pornodarstellerin Houston ließ sich innerhalb von zwölf Stunden von etwa 620 Kerlen rannehmen. Geplant waren zwar nur 500, um den bisherigen Weltrekord zu brechen, aber wo sie schon einmal bei der Sache war …

Wen's interessiert: Es gibt im Internet das Filmchen *Houston 500 World Record Gangbang* zum Downloaden. Doch alles in allem ist's eine Gähn-Nummer. Jeder Typ macht es ihr gefühlte 30 Sekunden lang – also rein und schnell wieder raus. Zwischendurch wird die Gute oft sauber gewischt und flutschig gemacht, während emsige Helfer-Bienchen die Schwänze der wartenden Kerle anblasen. Kurz: nichts, was man gesehen haben muss!

Zudem gab es seit dem Weltrekord viele weitere ähnliche Versuche. Die aus Polen stammende Klaudia Figura behauptet beispielsweise ebenfalls, den Weltrekord im Gangbang erzielt zu haben. Wozu die alte Weltrekordhalterin Houston jedoch meint, dass dies kein neuer Rekord wäre. Weil noch zwei Konkurrentinnen gleichzeitig versuchten, den Rekord einzustellen, sei das kein Gangbang im klassischen Sinn, sondern lediglich eine Orgie.

Da kann man nur sagen: Zicken! Mit was sich Frauen so alles beschäftigen …

Schon immer geil gewesen

Bereits in der Antike des 6. Jahrhunderts vor Christus kannte man Dildos. Darstellungen und Beschreibungen lassen jedoch vermuten, dass sie damals weniger der Selbstbefriedigung als dem Aufgeilen des zuschauenden Partners dienten.

Knetmännchen im Sexrausch

Sperma-Orgien, Schlammspiele, Sex mit der Straßenlaterne … Es gibt nichts, was nicht im Internet zu sehen ist. Und doch ruft das meiste höchstens noch ein Schulterzucken bei uns hervor. Aber ein sexsüchtiges Knetmännchen mit Vorliebe für französische Lingerie? Das muss man einfach gesehen haben. Und so sorgte der Film- und Animation-Student Thibault Charroppins mit seiner Abschlussarbeit *Blue – An Erotic Life* auch für großes Aufsehen. Geht es in dem Stop-Motion-Film doch, trotz an sich harmloser Knetmännchen, ganz schön zur Sache.

Das ist nichts fürs Büro, sorgt aber unter Freunden für Mordsgelächter. Unbedingt mal googeln und reinschauen. So was Süßes und zugleich Versautes kommt einem selten unter! Prädikat: summa cum laude!

Voll der Wichser!

Freizeitbeschäftigungen gibt es viele: Fußball, Rosen züchten oder Klavier spielen beispielsweise. Andre Gubilam hat sich ein ganz anderes Hobby zugelegt. Dafür braucht er einige Packungen Taschentücher, einen starken Unterarm und etwas Kühlendes für die Regeneration: Gubilam ist Weltmeister im 24-Stunden-Dauer-Wichsen. 36 Orgasmen schaffte er innerhalb eines Tages – mit reichlich technischer Hilfe: 400 Pornofilme flimmerten auf drei Riesenleinwänden, um Fantasie, Unterarm und Lenden des Typen zu beflügeln. »Ich habe für diesen Tag trainiert, seit ich 13 bin«, sagte er anschließend und freute sich über einen Beutel Eis und kühlende Cremes für seine erhitzte Dauerwurst.

Wieder Jungfrau für 150 Euro

Als Jungfrau in die Ehe gehen? Eigentlich Schnee von gestern! Dennoch wird diese Tradition in vielen streng muslimischen Familien nach wie vor hochgehalten. 70 Prozent der in der Türkei lebenden Türken legen laut einer Umfrage Wert auf die Unversehrtheit des Hymens. Was passiert aber, wenn ein Mädchen vor der Hochzeit Sex hatte? Es bittet nicht selten einen Gynäkologen, ihre Unschuld wiederherzustellen. Nicht mal 15 Minuten dauert das Zusammennähen, trotzdem kostet es zwischen 150 und 1000 Euro.

Geile Bildungselite

Die Uniprofessorin mit Brille, die sich von Hinz und Kunz besteigen lässt, ist eine gern genommene Figur im Pornofilm. Gebildet und geil – das macht Männer einfach an. Und das war schon immer so. Im alten Griechenland waren Hetären, kluge und gesellschaftlich anerkannte Prostituierte, immer einen Besuch wert. Bei ihnen konnte der geneigte (Ehe-)Mann ganz ohne schlechtes Gewissen einen wegstecken, da die griechischen Frauen vor allem im Haushalt tätig waren und weder von Kunst und Kultur noch von Tuten und Blasen eine Ahnung hatten.

Popoklatsch mit Oooh und Aaah

Unschlagbar gut ist für alle, die sich über Haue freuen oder selbst gerne schlagen, der Flagellantismus. Im Gegensatz zum Spanking beschränken sich die Schläge dabei nicht auf den Hintern, vielmehr sind auch andere Körperteile, etwa die Fußsohlen, das

Ziel. Weiterer Unterschied: Während beim Spanking viele Züchtigungsgeräte eingesetzt werden, sind für Flagellanten in der Regel Peitschen oder Rohrstöcke die erste Wahl.

Tête-à-tête auf dem Baum

Zebrafinken sind kleine Exhibitionisten: Sie verbringen ihre Hochzeitsnacht öffentlich auf einem Ast. Wenn die Liebe noch frisch ist, scheint den Vögelchen einfach alles egal zu sein – Hauptsache, sie können vögeln. Doch mit der Zeit, das kennen wir alle, wird die traute Zweisamkeit etwas langweilig, und so hüpfen die süßen Piepmätze fix in fremde Federn. Das dann aber heimlich in einem Versteck – was auch gut so ist. Denn ertappt der feste Partner seine bessere Hälfte auf frischer Tat mit einem anderen, hat das böse Folgen: Sowohl das fremde Männchen als auch die eigene Partnerin werden angegriffen.

Dabei kann die Vogelfrau gar nichts für ihre Untreue. Wissenschaftler vom Max-Planck-Institut für Ornithologie haben nämlich herausgefunden, dass Väter das Seitensprung-Gen an ihre Töchter vererben. Schuld sind also wieder mal, na klar, die Männer!

Die Madonna der 10er-Jahre

Als die französische Theaterschauspielerin Sarah Bernhardt 1923 in Paris starb, galt sie als einer der ersten Weltstars. Und wie es sich für einen Promi gehört, war auch Bernhardt schon damals immer für einen Skandal gut. Sie hatte unzählige Männergeschichten und empfing ihre Lover angeblich am liebsten im Sarg.

Schneewittchen und die sieben Ständer

Lässt sich Rotkäppchen von einem Fremden vernaschen? Und verbindet Hänsel und Gretel mehr als nur Geschwisterliebe? Nicht wenige Kulturwissenschaftler glauben, in den Märchen der Gebrüder Grimm sexuelle Metaphern und Symbole entdecken zu können.

Trotzdem staunten chinesische Mütter nicht schlecht, als sie ihren Kindern eine Gute-Nacht-Geschichte vorlesen wollten und Rapunzel es plötzlich mit der bösen Zauberin trieb. Uups! Ja, so Sachen passieren. In diesem Fall aus Faulheit: »Wir konnten die deutsche Originalversion der Märchen der Gebrüder Grimm nicht finden«, erklärte der Verlag. Also nahmen die Verantwortlichen kurzerhand eine japanische Ausgabe, übersetzten und druckten diese – ohne vorherige Korrektur. Dummerweise war die Vorlage jedoch eine Porno-Variante der Märchen, und so lutschte Schneewittchen nun an sieben harten Zuckerstangen.

Da brodelte die Gerüchteküche

Wenn der Postmann zweimal klingelt, hat er es nicht auf den Briefschlitz abgesehen. Und so war der gleichnamige Film 1981 auch ein willkommenes Skandälchen. Natürlich wegen der Sex-Szenen, vor allem aber, weil einige Journalisten behaupteten, Jack Nicholson und Jessica Lange hätten es wirklich auf dem Küchentisch getrieben.

Hoden auf der Fensterbank

Was der Gummibaum in den 70ern, ist die Orchidee heute: Selbst Oma Lisbeth und Tante Uschi züchten welche auf der Fensterbank – weil die ja so edel aussehen. Gar nicht edel ist jedoch ihre Namensherkunft: Orchidee geht zurück auf das griechische Wort für Hoden, denn die zwei Wurzelknollen der zu der Pflanzenfamilie gehörenden Knabenkräuter sehen Schatzis Eiern wirklich zum Verwechseln ähnlich.

Neue Männerwelten

Da lassen die Beauftragten für Gleichberechtigung bestimmt die Korken knallen: Waren 2005 noch 93 Prozent aller Prostituierten weiblich und nur etwa vier Prozent männlich, ist die Zahl der anschaffenden Männer mittlerweile auf sieben Prozent gestiegen. Eman(n)zipiert!

Einmal Star und zurück

Berühmt sein: Davon träumt heute der halbe Kindergarten und das ganze Klassenzimmer. Doch während sich die Kleinen nur in Castingshows prostituieren, gingen Frauen für ein Star-Leben viel, viel weiter. Fast jede fünfte würde mit einem Promi schlafen. Dann aber, Ladys, bitte mit den richtigen! Wer keinen Brad Pitt abkriegt und sich stattdessen von einem D-Promi besteigen lässt, moderiert am Ende auf einem Shoppingsender. Was dann ungefähr so glamourös ist, wie im Supermarkt an der Kasse zu sitzen.

Skin-Sado sucht Asi-Proll

Eine rasierte Glatze. Aufgekrempelte, gebleichte Jeans. Dazu ein »Londsdale«- oder »Fred Perry«-Poloshirt, Springerstiefel und eine Bomberjacke. Wenn Gay-Skins zusammen um die Häuser ziehen, wechseln viele Fußgänger die Straßenseite. Denn die meisten halten sie für Neonazis. Dabei sind die Typen nur Teil der unpolitischen Gay-Skin-Bewegung. Und die wird immer größer. Mehr als 2000 Anhänger soll es in Deutschland geben. Und sieht man sich die unzähligen Szene-Veranstaltungen an, hat man daran keinen Zweifel. Gay-Skins treffen sich in Clubs, in denen nur schwule Skinheads Einlass haben. Sie kaufen sich Pornos, in denen sich Männer gegenseitig eine Glatze rasieren, zusammen Bier saufen, sich die Boots lecken, sich gegenseitig anpinkeln, fisten und miteinander ficken. Allein bei PlanetRomeo, einem Dating-Portal für Gays, gibt es weltweit mehr als 2500 Mitglieder mit einem Skin-Fetisch. Sie heißen »Glatze32«, »Skinpisser«, »Prollsau« oder »Skinsado«.

Doch wieso in aller Welt will ein Schwuler wie ein Rechter aussehen? Das kann laut Sozialwissenschaftlern mit sado-masochistischen Vorlieben in Verbindung gebracht werden. Gleichzeitig sei der Fetisch von den 90er-Jahren angeregt, in denen in der Community die Angst vor homophoben Skinheads ausbrach. Eine Situation, die heutige Gay-Skins ins Gegenteil verkehren: Indem sie sich selbst so kleiden und geben wie ihr Feind, verliert dieser an Einfluss auf ihr Leben.

Stellungswechsel

Die Deutschen wechseln beim Sex im Schnitt 4,8-mal die Stellung. Zu anstrengend? Dann einfach mal hinsetzen statt hinlegen! Auch das bringt schon eine Abwechslung vom Alltagssex.

Von Emos und vom Ritzen

Wie begrüßen sich eigentlich Emos?

Na, ist doch klar, mit offenen Armen!

Dennoch hat Cutting nichts mit der Jugend-Subkultur zu tun. Im sexuellen Kontext handelt es sich dabei vielmehr um das bewusste Durchschneiden bzw. Anritzen der Haut mit einem spitzen Gegenstand, zum Beispiel mit einem Skalpell, einer Rasierklinge oder der Spitze einer Kanüle zum Schmerz- und Lustgewinn.

Unter dem Hammer

Ein Australier hat auf einer Auktions-Website eine Sammlung der ganz besonderen Art zum Verkauf angeboten: 800 Kondome – gebrauchte! Er habe die Gummis im Zuge seiner Sturm-und-Drang-Phase über die vergangenen 20 Jahre gesammelt.

Nun habe er beschlossen, dass er sie nicht länger brauche. Gebot: 150 Euro.

Ti amo

Italienische Männer halten deutsche Frauen für Schlampen. Laut einer Umfrage glauben Mario, Luigi, Stefano und Co., dass das Fräulein aus Germania ihre Sexpartner so oft wie ihre Unterhosen wechselt und fast nie verhütet. Mädels, die trotzdem noch Lust auf eine Sommerromanze in Rom, Florenz oder Mailand haben, sollten sich zudem auf Sex der anderen Art gefasst machen. Denn dass die meisten Italiener, bis sie 30 sind, zu Hause wohnen, ist kein Vorurteil. Es stimmt tatsächlich. Und so fummelt man selten im Bett, sondern im Park, am Strand oder im Auto – auch wenn es ein winzig kleiner Fiat Panda ist, in dem man jeden Knochen spürt.

SM für Anfänger

Schon mal beobachtet? Die meisten Leute, die sich vornehmen, regelmäßig joggen zu gehen, legen sich erst mal ein neues Fitness-Outfit und einen iPod zu. Und jene, die sich für einen Meditationskurs angemeldet haben, statten, noch bevor sie einmal hingegangen sind, ihre ganze Wohnung mit Buddha-Figuren, Klangschalen und Co. aus. Daher ein Tipp für alle, die sich im SM versuchen möchten: klein anfangen. Also nicht mit der Einrichtung eines Domina-Kellers, sondern zum Beispiel mit Kerzen. Und zwar am besten mit Stearinkerzen, also normalen Haushaltskerzen. Deren Schmelzpunkt liegt nämlich sehr niedrig, sodass das flüssige Wachs nicht allzu heiß wird. Und ganz wichtig: Vorsichtig mit kleinen Tropfen aus mindestens einem Meter Höhe starten. Denn verbrennen will sich schließlich niemand am Feuer – auch dann nicht, wenn er heiß ist.

Was der VHS noch fehlt

Wem beim Bondage das gewisse Etwas fehlt, der kann sich an Shibari versuchen. Dieses aus der traditionellen militärischen Fesselkunst entwickelte erotische Fesseln geht über das bloße Außer-Gefecht-Setzen hinaus. Denn die Shibari-Techniken, die vom simplen Knoten bis hin zur aufwändigen Ganzkörperfesselung reichen, haben das Ziel, ästhetisch auszusehen und schöne Körper in Szene zu setzen. Also liebe Hausfrauen, Lehramtsstudentinnen und Sören-Finn-Oke-Eltern: unbedingt an der Volkshochschule nachfragen, wann's den ersten Kurs gibt – schließlich bietet die ja auch sonst jeden Scheiß an.

Wer verliert, friert

Die WM der fallenden BHs und Unterhosen: 2010 fand in Deutschland erstmals eine Meisterschaft im Strip-Poker statt. Den Teilnehmern ging's um den Sieg – und ans letzte Hemd. Doch weil der Anblick so erotisch war wie am Stuhl klebende Nacktärsche im FKK-Restaurant, blieb's bei dem einen Mal. Zum Glück.

Rechts vor links

Sieben von zehn Menschen halten beim Küssen ihre Nase nach rechts. Das hat ein deutscher Biopsychologe herausgefunden, und eine Erklärung hat er auch dafür: Schon im Mutterleib zeige der Embryo, so wie alle Wirbeltiere, eine Vorliebe für die rechte Seite.

Harter Schale, weicher Kern

Männer, die regelmäßig mit ihrer Partnerin knuddeln, sind dreimal häufiger glücklich in ihrer Beziehung als Schmuse-Muffel. Bei den Frauen liegt der Faktor erstaunlicherweise nur bei 1,59 – harte Zeiten für Knuddelbärchen!

Eine unerschöpfliche Quelle

5000 Schuss – dann ist Schluss? Wenn das stimmen würde, hieße es für die meisten Männer schon mit 27 Jahren: Ende im Gelände. Denn ab dem ersten Samenerguss im Durchschnittsalter von 13 Jahren legt ein Großteil der Jungs täglich Hand an. Und dann wäre der Vorrat nach rund 14 Jahren aufgebraucht. Ist natürlich Unsinn. Der Samen wird bis ins hohe Alter immer wieder nachproduziert, egal, wie oft ein Typ seinen Eiern Erleichterung verschafft.

Radikales Kino

»Cazzo Film« gehört zu den bekanntesten Produktionsfirmen für schwule Pornos. Das Besondere: Teilweise nehmen die St(r)eifen Bezug auf große Kino-Erfolge. So gilt *Thom Barron Calling* als Porno-Remake von *Lola rennt*, und *Fuck Fictionist* an *Pulp Fiction* angelehnt. Wobei es in den Pornos selbstverständlich ganz anders zur Sache geht als in Hollywoodfilmen. Ob Muskelmann, Skinhead, Punk oder Soldat: Da wird nicht nur gewichst und gefickt, auch gepinkelt und gefistet. Allein die Filmtitel *Skin Säue*, *Pervers*, *Versaut* und *Kolbenfresser* verraten, dass hier kein 08/15-rein-raus-rein-Sex praktiziert wird. Und doch, oder vielleicht gerade deshalb, versteht sich die Produktionsfirma als Teil der schwulen Popkultur. Zu Recht, wie die Zusammenarbeit mit Bruce LaBruce beweist: 1998 drehte der kanadischer Filmemacher als Crossover zwischen Kunst und Pornografie für »Cazzo Film« den Spielfilm *Skin Flick*, den es auch als Porno unter dem Namen *Skin Gang* gibt.

Rettet die Igel!

Die etwas härtere Nummer wird immer beliebter. Doch man muss es ja nicht gleich übertreiben, so wie Zoran aus Serbien. Nur weil er ständig zu früh kam und ihm ein dahergelaufener

Medizinmann diesen Tipp gab, machte er es mit einem Igel. Seinen vorzeitigen Samenerguss wurde er damit nicht los, stattdessen zog er sich schlimmste Verletzungen zu. Die Stacheln des Tieres hatten sein bestes Stück förmlich zerfleischt.

Doch der Mittdreißiger hatte Glück im Unglück: Die Ärzte konnten seinen Penis wieder zusammenflicken. Nur an den armen Igel dachte keiner.

(K)ein schöner Anblick

Beim Cuckolding muss der sogenannte Cuckold, meist der Passive, oft in gefesseltem Zustand mit ansehen, wie sein Partner Sex mit einer anderen Person hat. Teilweise muss er seinem Partner sogar beim Sex behilflich sein oder das Paar vor oder nach dem Fremdgehen bedienen. Abgeleitet ist der Begriff »Cuckolding« vom englischen Wort »cuckoo«(Kuckuck): Ähnlich wie beim Kuckuck liegt beim Cuckold ein fremdes Ei im Nest.

Dumm gelaufen

Nur 25 Prozent aller Männer, deren Herz beim oder direkt nach dem Sex stehen bleibt, sterben in den Armen ihrer Ehefrau. Doppelt so viele segnen beim Liebesspiel mit einer Prostituierten oder Geliebten das Zeitliche. Der Grund: In fremden Betten glauben Männer beweisen zu müssen, dass sie ein Hengst sind, und das geht dann häufig über ihre Kräfte. Zu Hause schieben sie eher eine ruhige Kugel.

Enjoy the Silence

Was tun Paare nach dem Sex? Klar, sie entsorgen Kondome, Tempos und Co. Aber was noch? Sie kuscheln. Neun von zehn Frauen und Männern lieben das. Sprechen will nur jeder Zweite. Aber über was auch? Daran, dass man beim Vögeln an die Nachbarin gedacht hat? Nee, nee: Reden ist Silber, Knuddeln ist Gold.

O weh, kein Blut

Es war einmal ein Jungfernhäutchen, das beim ersten Sex einriss und Blutungen zur Folge hatte? Nichts als ein Märchen! Zwar wird die Unversehrtheit des Hymens oft nach wie vor als Beleg für Reinheit gewertet, in Wirklichkeit aber haben über die Hälfte der Frauen beim ersten Mal keine Blutung, und auch das Jungfernhäutchen reißt nicht immer ein.

Naschen erlaubt

Lakritz macht spitz? Laut einer Studie des amerikanischen Geruchsforschers Dr. Alan Hirsch ist dem wirklich so. Untersucht wurde der Einfluss von Gerüchen auf den Blutstrom im Penis. Und siehe da: Der größte Effekt zeigte sich bei Lakritze.

Dicke Eier, leerer Bauch

Sorry, aber jetzt ist es amtlich: Viele wechselnde Partnerinnen = früher Tod. Das haben Wissenschaftler beim Beobachten von Fischen herausgefunden. Wie sie darauf kamen? Fischmännchen, zu denen ständig neue Weibchen ins Wasser gesetzt wurden, vergaßen zu fressen. Die Folge: Sie wuchsen langsamer und bissen eher ins Gras. Fischmännchen, die nur mit einem Weibchen zusammen waren, fraßen hingegen regelmäßig – und lebten länger.

Und die Moral von der Geschicht? Junge, vergiss vor Geilheit 's Essen nicht!

Dicke Dinger

Seit den 80er-Jahren hat der Umfang der weiblichen Durchschnittsbrust um 4 Zentimeter zugenommen. Sehr zur Freude der Männer!

Was ein Blick aufs Handy verrät

Apple tut sich schwer mit Sex-Apps. Dabei sind gerade iPhone-User keine Kinder von Traurigkeit. Laut einer Umfrage haben iPhone-Nutzer im Durchschnitt mehr Sex als Besitzer anderer Geräte. Bis zum 30. Lebensjahr kommen iPhone-Käufer auf durchschnittlich zehn Sexpartner. Blackberry-User bringen es auf acht Bettgeschichten, und die Strichliste der Besitzer von Android-Handys hört bereits bei sechs auf.

Das flasht

Die ursprünglich als Arznei gegen Angina pectoris eingesetzten Poppers gelten als die Sexdroge schlechthin. Doch da unerlaubter Kauf, Verkauf und Handel in Deutschland gegen das Arzneimittelgesetz verstoßen, werden die Fläschchen meist als Reinigungsmittel oder Raumduft angeboten. Mit Meister Proper haben sie trotzdem nichts gemeinsam. Höchstens, dass der am Ende wegwischen muss, was die Poppers angerichtet haben.

Sex macht hungrig

Wenn der kleine Hunger kommt, packen sich Gottesanbeterinnen alles, was nicht schnell genug weg ist. In der Regel sind das Fliegen, es kann aber auch mal das Männchen treffen – sogar beim Sex. Das Weibchen reißt seinem Partner dann, ohne lang zu fackeln, den Kopf ab. Heavy? Böse Zungen behaupten, dass Frauen das auch gern bei ihren Männern tun würden, wenn die mal wieder wild drauflosrammeln, als hätten sie Hummeln im Hintern.

Am liebsten Vanille

Nein, wer auf Vanilla-Sex steht, steckt sich weder Vanilleschoten in irgendwelche Körperöffnungen, noch vergnügt er sich im Eiscafé. Vanilla bezeichnet vielmehr Sex ohne Fetische und SM-

Praktiken. Der Name aber geht sehr wohl auf Vanille-Eis zurück. Hintergrund: Die meisten Menschen mögen zwar auch andere Eissorten, aber keine weitere Sorte ist so verbreitet wie Vanille. Im übertragenen Sinn steht Vanilla also für 0815-Blümchensex.

Wem bleibt da die Spucke weg?

Seine Spucke behält man normalerweise bei sich. Aber was ist schon normal? Und so muss man nicht lange im Web suchen, um Frauen und Männer zu finden, die das Spiel mit dem Speichel erregend finden. Dabei ist menschliche Spucke nichts Besonderes. Sie besteht zu 99,5 Prozent aus Wasser, die restlichen Enzyme, Mineralstoffe und Co. machen gerade mal 0,5 Prozent aus.

Warum also ist Speichel dennoch für viele so prickelnd? Der Reiz liegt vor allem im Symbolgehalt der Handlung, also darin, was es bedeutet zu spucken bzw. angespuckt zu werden. Steht jemand auf Spit, mag er es, seinen Sexpartner zu demütigen bzw. von ihm gedemütigt zu werden. Denn genau das wird in den meisten Kulturkreisen mit der Geste des Anspuckens verbunden. Im US-Staat Alabama ist es sogar gesetzlich verboten, in Anwesenheit von Frauen auf den Boden zu spucken.

Am liebsten ohne Gummi

67 Prozent der Frauen, 53 Prozent der heterosexuellen Männer, aber nur 38 Prozent der Schwulen sind für ein Verbot von Pornos, bei denen die Darsteller keine Gummis benutzen. Häufigste Begründung: Pornos ohne Gummi entführen in eine Traumwelt, sie sind für die Fantasie – und wenigstens da kann man seine Geilheit ausleben, ohne Angst haben zu müssen.

Tatü, tata, die Feuerwehr ist da

Das Leben ist schon hart. Vor allem für Männer, die auf Stehpinklerinnen stehen. Denn wenn es schon schwer ist, eine Frau für Natursekt zu begeistern, so scheint es schier ein Ding der Unmöglichkeit zu sein, eine Partnerin zu finden, die ihren Nektar prall nach vorne spritzt, sodass kein Auge trocken bleibt.

Udo P. ist jedenfalls ganz verzweifelt und schreibt in einem Internet-Forum: »Meine Suche brachte zwar ein paar Ergebnisse, aber meist handelte es sich dabei um Damen, die ihren goldenen, köstlichen Saft einfach nur im Stehen nach unten laufen ließen. Das befriedigt mich nicht. Wer pinkelt wie ein Mann?«

Tipp für alle Frauen, die sich bei Udo melden möchten: Schulterbreit hinstellen. Mit dem Mittel- sowie dem Zeigefinger ein V bilden. Damit die Schamlippen weit auseinander, gleichzeitig den Kitzler leicht nach oben und die Öffnung der Harnröhre nach vorne ziehen – schon kann jedes Buschfeuer gelöscht werden.

Ins Gesicht geschrieben

Noch bis ins 20. Jahrhundert glaubte man, dass Akne durch Masturbation hervorgerufen wird. Das Gerücht machte wohl deshalb so lange die Runde, weil Jugendliche in der Pubertät fast immer unter Akne leiden – und zugleich oft und gern onanieren. Es ist schließlich noch kein Wichser vom Himmel gefallen.

Die nimmt man gerne in den Mund

Nutten heißen Mandy oder Chantal. Pornodarsteller nennen sich John oder Jack. Doch trotzdem taucht keiner dieser Namen in der Top 5 der erotischsten Vornamen auf, die ElitePartner ermittelt hat. Sehr sexy sind stattdessen folgende Männer-Vornamen:

1. Alexander (61 Prozent)
2. Thomas (54 Prozent)
3. David (49 Prozent)
4. Markus (44 Prozent)
5. Martin (37 Prozent)

Und bei den Frauen:

1. Julia (55 Prozent)
2. Vanessa (46 Prozent)
3. Jacqueline (40 Prozent)
4. Katrin (40 Prozent)
5. Anna (37 Prozent).

Begrabener Penis

Wenn sich die Eichel besonders weit unter die Vorhaut zurückzieht, nennt man das im Englischen einen »buried penis«. Dabei gibt es gar keinen Grund, sich so ängstlich zu verstecken. Also hör mal zu, liebes Lümmelmännchen: Du musst dich nicht in Acht nehmen – die beißende Vagina gibt es nicht! Höchstens in den Horror-Trash-Filmen *Penetration Angst* (2003) und *Teeth* (2007).

Wildes, wildes Wochenende

Frage: »Und? Was habt ihr so am Wochenende gemacht?« Typische Antwort: »Och, nichts Besonderes!« Doch wer's glaubt, wird selig. Denn laut einer Umfrage nutzen die meisten das Wochenende für ein Schäferstündchen. Für jeden Dritten ist der Samstag der beste Tag für Bettakrobatik. Auf Platz 2: der Freitag mit 22 Prozent, Platz 3 belegt der Sonntag mit 20 Prozent. Montags geht hingegen gar nichts. Verständlicherweise! Wenn man nach einem Turteltäubchen-Wochenende montags wieder mit dem Chef statt mit Schatzi schäkern muss, vergeht einem einfach die Lust. Dann sehnt man sich abends nach einem Gläschen Wein und einem offenen Ohr, nicht nach fremden Körpersäften.

Kleiner Zuverdienst oder große Selbstbestätigung?

In Tschechien hat fast jeder zweite Mann schon einmal Geld für Sex bekommen, in Deutschland immerhin jeder zehnte. Morgens zu Benz ans Band, abends zu Bettina oder Bernd ins Bett? Okay … Das ist dann wohl auch die Antwort auf die Frage, wieso es den anderen immer besser geht als einem selbst.

Wir sind dann mal weg

Was ist das Schönste am Urlaub? Relaxen, sich um nichts kümmern müssen, schwimmen, lesen, etwas mit den Kindern unternehmen, gutes Essen, sich sonnen und auf Sightseeing-Tour gehen – laut einer Umfrage sind das für Frauen die wichtigsten Wohlfühl-Faktoren in den Ferien. Erst danach – weit, weit abgeschlagen – folgt Sex. Für Männer aber ist gerade im Urlaub die Befriedigung der Triebe das Wichtigste. Heißt für ihre Partnerinnen: ihm gleich morgens Lust verschaffen. Dann gibt's keinen Streit – und am Mittag können alle gaaaanz entspannt am Pool abhängen.

Das glaubst du mir nie!

Kumpels sagen sich meist offen und ehrlich die Wahrheit. Aber die klingt nicht immer glaubwürdig. Kein Mensch würde beispielsweise seinem besten Freund abnehmen, dass er das gemeinsame Schwimmen absagen muss, weil er sich einen Scheidenpilz eingefangen hat. Ist aber durchaus möglich – auch ohne Möse. Zwar können Scheidenpilze auf dem eher trockenen Penis nicht lange überleben. Doch hat ein Mann eine sehr enge Vorhaut, können die Pilze es sich darunter schön gemütlich machen.

Aber bitte mit Niveau

Erotikfilme haben einen schlechten Ruf. Doch *Arte*-Gucker wissen, was gut ist. Und so haben die Zuschauer des Kultursenders die besten erotischen Filme aller Zeiten gewählt. Na, schon alle gesehen?

Platz 1: *Im Reich der Sinne* (1976)

Platz 2: *Der Liebhaber* (1992)

Platz 3: *Eyes wide shut* (1998)
Platz 4: *Emmanuelle* (1973)
Platz 5: *9 1/2 Wochen* (1986)
Platz 6: *Intimacy* (2000)
Platz 7: *Basic Instinct* (1992)
Platz 8: *Das Piano* (1993)
Platz 9: *Fessle mich!* (1990)
Platz 10: *Eine pornografische Beziehung* (1999)

Aller guten Dinge sind drei

Wird ein Mann von einer Frau gefragt, ob er Lust auf eine Triole hat, ist er entweder gerade im Musikunterricht oder an ein kleines Dreckstück geraten. Ist Ersteres der Fall, geht es um das Erlernen einer Gruppe von mindestens drei gleich langen aufeinander folgenden Noten, die zusammen aber nur die Dauer von zwei Noten dieses Wertes hat. Trifft Letzteres zu, ist die Gute scharf auf einen flotten Dreier. Bitte nicht verwechseln!

Käsetheke in der Hose

Im Vergleich zu Smegma, der unter der Vorhaut versteckten Ekel-Substanz, duftet jeder Höhlenkäse lieblich. Doch nicht nur Männer, auch Frauen können kleine Ferkel sein. Drei Tage Katzenwäsche zum Beispiel während eines Musik-Festivals reichen – schon bildet sich auch unter der Klitoris-Vorhaut das Stinkezeug.

Lukrativer Nebenjob

Knapp bei Kasse? Na, wie wär's dann mit einem kleinen Nebenjob im Rotlichtmilieu? Da kommt man schließlich immer unter. Doch engagierte Hobby-Stricher und fleißige After-work-Nutten müssen höllisch aufpassen und dürfen sich ja nichts zu Schulden kommen lassen. Denn schon ein einziges Rotlichtvergehen rechtfertigt laut Landesarbeitsgericht Hamm die Kündigung durch den Arbeitgeber. Also vielleicht doch besser die Eier haben, den Chef nach mehr Geld zu fragen!

Nichts für Weicheier

An Ostern und Weihnachten, am Geburtstag und womöglich auch noch am Valentinstag stellt sich Frauen immer wieder dieselbe Frage: Was soll ich ihm schenken? Krawatten? CDs? Bücher? Vorschlag: Wie wär's mit einem Hodenparachute? Das ist eine an einen Fallschirm erinnernde Manschette aus Leder oder Lack, die am Sack befestigt wird. Mit doppeltem Kick: Erstens sind auf der Innenseite Stahlstifte angebracht, die das Tragen schnell zur Tortur machen. Zweitens finden sich an den Seiten Ketten, an denen Gewichte angehängt werden können. Kurz: An das Geschenk wird sich Schatzi ewig erinnern.

»Äh, hmm, du hast da was!«

»Nele33« schreibt im Online-Forum: »Gestern habe ich meiner Badebegleitung im Schwimmbecken einen runtergeholt, und neulich hatte ich dort sogar heimlich Sex. Bin ich eine Ausnahme, oder machen das viele?«

Nele, jetzt lernst du was fürs Leben: Das ist zwar nicht im Sinn der Badeordnung, aber wer sich an die hält, trägt auch eine Blümchen-Badekappe. Und so hatte jeder achte Mann schon mindestens einmal einen Orgasmus im Schwimmbecken.

Offizielle Zahlen zu den Frauen gibt es nicht, doch die wenigsten Unterwasser-Rammler werden wohl schwulen Sex gehabt haben. In jedem Fall ist ab sofort anzuraten: zweimal hingucken, ob der an sich schon fiese Schnodder, der einem beim Schwimmen plötzlich an der Wange hängt, auch wirklich aus der Nase gekommen ist – oder ob man nicht doch besser noch mal ganz schnell, ganz lang im Chlorwasser abtaucht.

Ne te lave pas, je reviens!

Ob an getragenen Dessous, vollgewichsten Socken oder verschwitzten Trainingsjacken: So wie heute überall geschnüffelt wird, bekommen Hunde noch Komplexe. Doch der Geruchsfetischismus ist nichts Neues. Frisch geduscht war noch nie jedermanns Sache! Napoléon beispielsweise soll seiner Geliebten Joséphine aus dem Feldlager geschrieben haben: »Wasch dich nicht mehr, ich komme bald zurück!«

Der Verfall der Sitten

Nein .... Das macht die jetzt nicht wirklich ... Oder ... Doch ... Unfassbar ... Skandal! Als 1933 Hedy Kiesler im Film *Symphonie der Liebe* nackt im See badete, hüllenlos umherlief und sich on top auch noch zum Orgasmus bringen ließ, rieben sich die Kinogäste ungläubig die Augen. Dabei gab's außer nackter Haut nicht viel zu sehen: Während Hedy kam, fokussierte die Kamera ihr Gesicht.

In Männerkleidern

Catharina Margaretha Lincke war im 18. Jahrhundert das, was böse Zungen heute wohl als Kampflesbe bezeichnen würden: Sie zog Männerkleider an, lebte das Leben eines Kerls, wurde Soldat, bastelte sich einen Lederdildo und heiratete schließlich eine Frau. Ein abenteuerliches, aber auch ein trauriges Leben: 1721 ging Lincke als die letzte Frau in die Geschichte ein, die in Europa wegen der sogenannten Unzucht zwischen Frauen hingerichtet wurde.

Vorsicht! Ducken!

Die durchschnittliche Geschwindigkeit, mit der Sperma aus dem Penis spritzt, beträgt 17 km/h. Das ist in etwa die Durchschnittsgeschwindigkeit eines guten Marathonläufers.

Unzüchtige Kleidung

Wer mit US Airways fliegt, sollte sich vorher über deren Kleidungs-Knigge informieren. Trägt man nämlich Skater-Klamotten, darf man unter Umständen nicht an Bord. Das musste ein 20-Jähriger am eigenen Leib erfahren, als man ihn wegen seiner tief hängenden und aus Sicht der Airline anstößigen Baggy Pants nicht in die Maschine ließ. Angetan waren die Kontrolleure hingegen offenbar von einem halb nackten Mann in blauer Damenunterwäsche, Netzstrümpfen und Pumps. Er durfte trotz Exhibitionisten-Outfit einsteigen.

Mieser Verdienst

Reich durch Telefonsex? Schwierig! Viele Frauen verdienen nicht mehr als 50 Cent pro Minute. Und ein durchschnittliches Gespräch dauert gerade mal zwei Minuten. Bei 50 Gesprächen macht das 50 Euro am Tag. Wenn's gut läuft!

Ganz schön aufgeblasen

Lovesongs müssen nicht zwangsläufig bieder sein. Es gibt auch welche über die Liebe zu Sexpuppen – ohne dass sie sich auf Mickie-Krause-Niveau bewegen. In den Liedern »In Every Dreamhome A Heartache« von Roxy Music und »Sally (Be My Girl)« von The Police beispielsweise sind Sexdolls die Angebeteten. Beide Songs wurden in den 1970er-Jahren von der BBC als anstößig eingestuft und aus dem Radio verbannt. Frank Zappa kümmerte das wenig. Er widmete dem Thema gleich zwei seiner Lieder: »Ms. Pinky« und »Little Rubber Girl«.

Lauter altes Zeug? Auch bei The Cure, PJ Harvey und Blake Babies wird man fündig.

Da wird der Mann zum Stier

Dass in Asien zum Wohle der Potenz die seltsamsten Dinge auf der Speisekarte stehen, hat sich mittlerweile herumgesprochen. Aber auch im heiß geliebten Spanien gibt's aphrodisierende Spezialitäten mit Würg-Effekt. Bolitas de Oro sind, wörtlich übersetzt, Goldbällchen. Doch die haben's in sich. Denn die schmackhaft klingenden Klopse sind nichts anderes als Stierhoden.

Warnung an Bananenfans

Vorsicht vor der Brasilianischen Wanderspinne! Das in ganz Südamerika vorkommende Tier gilt als giftigste Spinne der Welt: Wer von ihr gebissen wird, leidet im Anschluss an einer schmerzhaften Dauererektion, die im schlimmsten Fall zur Impotenz führt.

Kein Ammenmärchen: Nicht selten werden einzelne Tiere in Bananenkisten zu uns nach Europa eingeführt. Daher nennt man sie auch Bananenspinnen.

Ständerchen

Bereits Säuglinge sind zu sexuellen Reaktionen fähig. Manche Jungen werden sogar mit erigiertem Penis geboren. Doch das muss man sich mal vorstellen: Da sinnieren die Eltern neun Monate darüber nach, was ihr Nachwuchs wohl als Erstes macht – und dann streckt er ihnen ein Ständerchen entgegen.

Schmeckt's?

Während eines Blowjobs kommt es oft zu den seltsamsten Atem-, Saug-, Leck- und Schluckgeräuschen. Doch Frauen müssen sich nicht deswegen schämen. Denn Männer kennen das aus ihren heiß geliebten Pornofilmen. Nur dass die Mädels da beim Blasen noch viel lauter schmatzen – so als würden sie gerade am fruchtigsten Eis ihres Lebens schlecken. Apropos: Wen's gelüstet – bei Amazon gibt's Sperma-Eiswürfel-Förmchen.

Klingonen-Sex

Japanische Jugendliche haben nicht mehr alle Tassen im Schrank, dafür aber merkwürdige Beulen auf der Stirn. Für den ultimativen Kick pumpen sie sich, zusammen mit Gleichgesinnten, eine Kochsalzwasserlösung in die Stirn, woraufhin die auf Klingonen-Größe anschwillt. Bagelheading nennt sich das, denn währenddessen drücken sich die Kids einen Daumen in die Stirn und formen so eine Vertiefung in die Mitte. Einen halben Tag hält die an einen Bagel erinnernde Schwellung auf der Stirn an, dann wird das Kochsalz vom Körper absorbiert, und die Beule klingt wieder ab. Bis dahin aber machen die Freaks Party und Klingonen-Sex.

Fragt sich nur, wann der erste Verrückte auf die Idee kommt, das Bagelheading als Baguettedicking auf die Spitze zu treiben.

Mitten in der Rushhour

Alles, was französisch ist, klingt gut: Frotteur zum Beispiel. Kommt von »se frotter« und heißt »sich reiben«. Doch mit einem Frotteur geht man nicht gerne auf Tuchfühlung, denn dabei handelt es sich um jemanden, dem einer abgeht, wenn er sich an anderen Menschen reibt. Mit großer Vorliebe in einem überfüllten Bus oder einer vollen U-Bahn. In Japan gibt es deshalb schon eigene Frauenwaggons. Denn gegen Frotteure ist man machtlos: Wer beim heimlichen Reiben erwischt wird, kann immer behaupten, dass es ganz zufällig passiert ist.

Beruf: Berührerin

Nichts hat einen größeren Zauber als eine sanfte Berührung. Erst recht für alte, kranke oder behinderte Menschen, die schon lange keinen liebevollen Hautkontakt mehr hatten. Genau um sie kümmert sich daher eine Berührerin. Sie sorgt im Altenheim für Erleichterung, schenkt Gelähmten Zuwendung und massiert Sterbenskranke. Sex ist prinzipiell ausgeschlossen – auch Oralverkehr. Trotzdem will einiges gelernt werden. Und so kann man sich auch zur Sexualbegleiterin – mit Titel und Qualitätszertifikat – ausbilden lassen.

Mit Leggings läuft nichts

Eine gut aussehende Frau verdreht jedem Mann den Kopf, ohne sich Gedanken über ihr Outfit machen zu müssen. Laut einer Umfrage schauen die Herren der Schöpfung sowieso nicht allzu genau hin. Kneifende Hosen, altmodische Tops, farbliche Fehlgriffe – alles kein Problem. Nur bei Leggings hört der Spaß auf. Für jeden dritten Mann sind sie der Gipfel der Geschmacklosigkeit.

Aus Liebe zur Natur

Was tun im Rentenalter? Fernseh gucken, auf Kaffeefahrt gehen oder sich im Café um das letzte Stückchen Schwarzwälder Kirsch streiten? Ein rüstiger Rentner hatte eine bessere Idee: Er schnitzte eine Muschi in die Rindes eines Baum, steckte seinen alten Lustknochen rein und rammelte, bis sich die Äste bogen. Das tut er allerdings nie wieder. Denn am nächsten Tag hat man ihn tot aufgefunden – er hatte sich bei der Aktion seinen Penis so schlimm aufgeschnitten, dass er verblutet war.

Komm an meinen Busen!

Eines ist so sicher wie das Amen in der Kirche: Männer stehen auf Busen. Nicht aber, wenn sie selbst einen weiblichen Brustansatz haben. Denn dass sie damit nicht gerade gesegnet sind, steht außer Frage. Schuld sind in der Regel Störungen im Hormonhaushalt. Doch nicht immer. Auch der übermäßige Genuss von mit Hopfen gebrautem Bier kann die Männerbrust wachsen lassen. Daher wohl auch der Trinkspruch: Zur Mitte, zur Titte, zum Sack, zack, zack!

Brause in der Büchse

Keine Pille? Frauen aus Drittweltländern spülen ihre Scheide stattdessen mit Cola aus, um nicht schwanger zu werden. Doch diese Verhütungsmethode ist so sicher wie der Coitus interruptus, also gar nicht. Laut einer US-Studie macht das Erfrischungsgetränk Spermien zwar bewegungsunfähig, tötet sie aber nicht ab.

Dennoch befassen sich weltweit immer wieder Wissenschaftler mit der Cola-Verhütung. Ein Forschungsteam der Universität Boston wurde für seine kuriose Arbeit sogar mit dem Ig-Nobelpreis ausgezeichnet.

Edel, edel!

Heinrich Heine (1797–1856) ließ sich nicht lumpen und verwendete Kondome aus blauer Seide. Die waren zwar echte Maßarbeit eines Schneiders, aber alles andere als sicher: Der Dichter starb, so eine weit verbreitete These, an der Syphilis.

Wissenschaftliche Busen-Grapscher

Will ein Mann den Charakter einer Frau ergründen, muss er ihr einfach nur an den Busen fassen. Das sagen Sexualforscher aus Österreich. Frauen mit kleinen Brüsten sind schneller erregbar als ihre Geschlechtsgenossinnen mit ausladendem Vorbau, so ihre These. Ein XL-Busen sei weniger empfindlich, da dessen Nervenenden durch die stärkere Ausbreitung des Gewebes gedehnt werden. Hier die fünf Busen-Typen, die die Studie unterscheidet. Doch vorher noch ein Tipp: lesen, lachen, schnell vergessen!

Busenwunder: Frauen mit prallem Naturbusen stehen mitten im Leben. Sie wissen, was sie wollen, und geben sich nicht mit weniger zufrieden. Beim Sex übernehmen sie gern den dominanten Part.

Apfelform: Runde und feste, nicht zu kleine Brüste deuten auf eine Frau mit einem ausgesprochenen Harmoniebedürfnis hin. Der perfekte Partner: sensibel, höflich, kultiviert – also nicht Typ »Schluck, du Schlampe!«

Flachbrett: Frauen mit einer Knabenbrust sind intelligent, treu, herzlich, gesellig und zuverlässig. Sex spielt in ihrem Leben aber keine allzu wichtige Rolle. Kurz: trocken wie Knäcke.

Birnenform: Achtung, Luder! Hier geht's wild zu, im Alltag und im Bett. Langeweile? Kein Thema. Und wenn doch, ist das oft ein Trennungsgrund.

Silikonbrüste: Nichts ist, wie es scheint. Und so sind diese Frauen mit Vorsicht zu genießen. Nicht dass sie am Ende vor Erregung platzen …

Goethe, die Sau

Johann Wolfgang von Goethe gestand seiner Geliebten Charlotte von Stein, eines ihrer Mieder geklaut zu haben, um nach Lust und Laune daran riechen zu können.

Rien ne va plus – nichts geht mehr

Dass man sich beim Onanieren besser keine Flasche in den Allerwertesten schiebt, hat sich mittlerweile herumgesprochen. Doch zu was greift man alternativ, wenn die Lust durchs Hinterstübchen kommen soll? Ärzte haben einen neuen Trend ausgemacht: Der letzte Schrei sind offensichtlich Samen. Ob Popcorn oder Wassermelonen-, Sonnenblumen- oder Kürbiskerne: All das durften sie schon operativ entfernen. Denn so klein die Dinger eigentlich auch sind: Wenn sie sich im Dickdarm zu unverdaulichen Bällen, sogenannten Bezoaren, zusammentun, kann man drücken, wie man will – raus kommt nichts.

Air-Sex

Wenn japanische Singlemänner Langweile haben, erfinden sie die seltsamsten Sachen. Neuester Hit: Air-Sex, die Kunst, in 120 Sekunden einen Geschlechtsverkehr pantomimisch darzustellen. Ähnlich wie das Luftgitarre-Spielen. Die Regeln: Der Sex darf nicht echt sein, und der Teilnehmer muss mindestens Unterhosen tragen. Strange! Aber Karaoke fanden wir auch erst seltsam, und dann hat's doch fast jeder mal gemacht …

Objekte der Begierde

Sie fühlen sich von Gebäuden angezogen, flirten mit Möbelstücken oder haben Sex mit Instrumenten. Objektophile heißen Menschen, die von Gegenständen erregt werden. Und wenn das Objekt zu groß ist, um sich an ihm zu befriedigen? Dann geben sie sich mit einem Modell zufrieden.

Klingt unglaublich? Stimmt aber und war selbst dem *Focus* bereits eine Story wert. Für uns Außenstehende mag das sicher verrückt klingen, krank sind Objektophile laut Experten aber nicht. Selbst dann nicht, wenn sie in Paris den Eiffelturm umarmen, erregt an ihm riechen, ihn leidenschaftlich küssen – oder heiraten. So wie die Amerikanerin Erika La tour Eiffel. Sie hat ihrem Liebling, dem Eiffelturm, tatsächlich das Ja-Wort gegeben. Und jetzt kommt's: Zwar haben die Behörden die Hochzeit nicht anerkannt. Den Namen der Sehenswürdigkeit darf die Frau aber offiziell tragen. Der Beweis: Er steht in ihrem Pass.

Eine weitere weltbekannte Objektophile ist Eija-Riitta Eklöf-Berliner Mauer. Seit ihrer Jugend von der Trennmauer zwischen West- und Ost-Berlin erotisch angezogen, heiratete die Schwedin 1979 die Berliner Mauer. Der norwegische Künstler Lars Laumann widmete der Frau, die mit dem Mauerfall am 9. November 1989 zur Witwe wurde, den Film *Berlinmuren.*

Wenn Geistliche zu kleinen Teufeln werden

Stinkbomben werfende Priester? 1951 ein Bild für die Götter! Und das wegen eines deutschen Films. »*Die Sünderin* – ein Faustschlag ins Gesicht jeder anständigen deutschen Frau!«, hieß es auf Flugblättern, die zum Boykott des Hildegard-Knef-Streifens aufriefen. Grund des Ärgers: eine Nacktszene und die angebliche Verklärung von Sterbehilfe und Selbstmord. So hat eben jedes Jahrzehnt seine Skandalfilme.

Scharfe Kontrolle

Dass man mit einem Brustwarzen-Piercing nicht bei jedem landen kann, musste eine 37-jährige US-Amerikanerin am eigenen Leib erfahren. Sie wollte von der Kleinstadt Lubbock in den USA nach Dallas fliegen. Doch als man bei der Sicherheitskontrolle ihren Nippelschmuck entdeckte, wurde sie gezwungen, ihn zu entfernen – mit Hilfe einer Zange und unter Tränen. Zwar entschuldigte sich die für Flughafenkontrollen zuständige US-Behörde anschließend bei der Passagierin, aber Sicherheit geht nun mal vor. Unvorstellbar, was die Frau damit hätte anstellen können.

Du lieber Himmel!

Aus christlicher Sicht ist Gruppensex eine »besondere Verkehrung des Ideals der treuen und unauflöslichen Einehe«. Soll heißen: bäh bäh!

Read my lips

Wenn eine Frau erregt ist, erkennt man das an ihrem feuchten Höschen. Und an ihrem Lipgloss. Ein neuer Lipgloss aus England jedenfalls reagiert angeblich auf biochemische Prozesse, die in Gang gesetzt werden, wenn die Trägerin spitz ist. Er verändert dann seine Farbe von zartem Rosa zu leuchtendem Rot. Also nicht wundern, Mädels, wenn's von Schatzi demnächst Lipgloss geschenkt gibt.

Wie aus dem Gesicht geschnitten

Fremdgegangen ist man schnell – schwanger auch. Aber das muss man ja nicht gleich an die große Glocke hängen. Und so wächst die Anzahl der deutschen Kuckuckskinder unaufhaltsam. Vorsichtige Schätzungen gehen davon aus, dass jährlich 25 000 Kinder dem falschen Vater untergejubelt werden. Anderen Quellen zufolge liegt die Dunkelziffer weitaus höher: Denkbar seien 70 000 Kuckuckskinder pro Jahr. Also Obacht, wenn Mami sagt: »Ganz der Papa!«

Keuschheitsgürtel oder Rettungsringe?

Nur der Figur wegen auf Sex verzichten? Amerikanerinnen würden es tun – einen ganzen Sommer lang. Wenn die Alternative fünf zusätzliche Kilos wären, würde sich jede zweite für die Enthaltsamkeit entscheiden. Schön blöd – bei 30 Minuten Sex wird man nämlich 350 Kalorien los.

Das macht müde Männer munter

Wer kennt das nicht: Nach einer langen Nacht wacht man am Morgen mit einem dicken Kopf auf. Das Einzige, was da hilft, ist weiterschlafen. Oder ein Katerfrühstück.

Doch Vorsicht in der Mongolei! Dort gibt's gegen das Schädelbrummen unter Umständen ein Glas Tomatensaft, in dem etwas schwimmt, das beim Draufbeißen wie Knallbrause im Mund ploppt: ein Schafsauge. Zwar gehört die Mongolei nicht gerade zu den Lieblings-Reisezielen der Deutschen. Doch auch in Teilen Griechenlands, der Türkei und Island hat man ein Auge auf die süßen Wolltierchen geworfen – als Delikatesse und angebliches Aphrodisiakum für Schlappschwänze.

Atem außer Kontrolle

45-mal pro Minute atmen wir beim Orgasmus durchschnittlich ein und aus. Nicht immer zur Freude unseres Sexpartners. Also ganz dick hinter die Ohren schreiben: Vorm Vögeln weder Zwiebeln noch Knoblauch essen!

Trick, wie Schatzi alle Schuhe zahlt

Psst! Wollt ihr ein Geheimnis wissen? Auch die härtesten Männer können auf Wolken schweben. Zum Beispiel, wenn die Frau beim Blasen ein Vakuum erzeugt. Wie geht's? Den Schwanz möglichst weit in den Mund nehmen und die Lippen um den Schaft schließen, dann durch den Mund saugend einatmen und den Kopf in den Nacken legen – voilà! Einmal ausprobieren – und Schatzi ist fortan bestechlich.

Es schmeckt auch ohne

Spätestens seit der EHEC-Epidemie ist vielen die Lust auf Sojasprossen vergangen. Gut so, sagen dazu Andrologen der Uniklinik Marburg. Denn mit seinen pflanzlichen Östrogenen soll Soja einen schlechten Einfluss aufs Sperma haben. Das bestätigt auch eine irische Studie. Deren Forschungsleitung rät Männern sogar, auf Soja zu verzichten, wenn die Sperma-Qualität Probleme macht.

Doch wo ist das Problem? Sprossen wegzulassen ist in etwa so tragisch, wie Sarah Connors letzte CD nicht gehört zu haben.

Da ist noch Luft drin

Cathie Jung ist 75 Jahre alt. Und trotzdem macht sie viele Männer heiß. Denn die Amerikanerin schnürt ihre Taille zu besonderen Anlässen auf 38 Zentimeter, im Alltag auf 43 Zentimeter ein. Die Rekordhalterin trägt an sieben Tagen die Woche und 24 Stunden am Tag ein Korsett. Und das ist nicht nur ihr Fetisch, sondern mittlerweile unbedingt notwendig, da sich ihr Brustkorb, ihre Rippen und ihre Wirbelsäule extrem verformt haben. Da bleibt nicht nur Wespentaillen-Fans glatt die Luft weg.

Schief reingesteckt

Der Penis steckt nicht kerzengerade in der Scheide, sondern erinnert in seiner Form dort eher an einen Bumerang. Das sang ja auch schon Blümchen: »Wie ein boom boom boom boom Boomerang kommst du immer wieder bei mir an …« Oder so ähnlich.

Falsche Prioritäten?

Laut *Geo Wissen* verbringt der Durchschnittsdeutsche seine Lebenszeit wie folgt: 24 Jahre schläft er, 7 Jahre arbeitet er, 5 Jahre isst er, 2 Jahre und 10 Monate plaudert er, 2 Jahre und 6 Monate sitzt er im Auto, 2 Jahre kocht er oder schmiert Brote, 1 Jahr und 10 Monate lernt er und bildet sich fort, 1 Jahr und 7 Monate treibt er Sport, 6 Monate putzt er seine Wohnung, 12 Monate geht er ins Kino, Theater oder zu Konzerten, 9 Monate ist er auf dem Weg zur Arbeit, 6 Monate sitzt er auf der Toilette, 4 Monate spielt er am Computer, 3 Monate verbringt er beim Arzt, und nur 16 Stunden erlebt er den sexuellen Höhepunkt. Aber Letzteres lässt sich ja ganz einfach ändern: Schluss mit dem Lesen, Zeit für die Lust!

Schwierige Nummer

Alte Menschen haben keinen Sex mehr, pflegedürftige alte Menschen erst recht nicht. Denkt man. Und so ist es in vielen Altenheimen üblich, gegenseitige Besuche von Frauen und Männern auf ihren Zimmern zu unterbinden. Nicht dass Oma Müller plötzlich Opa Meiers letzte Lanze bricht. Doch die Hauptursache für die Lustfeindlichkeit im Seniorenstift ist eine andere: Kaum eine Pflegekraft ist darin geschult, mit der Sexualität im Alter umzugehen.

Eins, zwei, Freddy kommt vorbei

Gesichtsnarben sind sexy? Laut einer britischen Studie fahren Frauen wirklich darauf ab. Allerdings nur jene, die sich nicht binden wollen. Sie assoziieren die Narben mit Mut und Männlichkeit und erhoffen sich von Mr. Scarface eine heiße Nacht. Am Morgen danach aber, wenn die Lust vergangen ist, sehnen sie sich doch nach einem Sunnyboy. Dann macht Freddy Krüger keinen Stich mehr.

Der Ball ist rund, der Spieler hetero

Als erster Profi-Fußballer bekannte sich der nigerianisch-stämmige Brite Justin Fashanu 1990 offen zu seiner Homosexualität. Mit bösen Folgen: Es schlug ihm eine Welle von Unverständnis entgegen, am Ende erhängte er sich. Seitdem fanden kaum Profis den Mut, sich zu ihrem Schwulsein zu bekennen. In Deutschland schon gar nicht. Dabei gehen Insider davon aus, dass in der Bundesliga zurzeit einer von elf Spielern auf Männer steht.

Das Maß der Dinge

Im antiken Rom war nicht die Länge des Penis Zeichen der Manneskraft, sondern die Größe der Hoden. Wer nachmessen will: Normal ist eine Länge von 5 Zentimetern und eine Dicke von 3 Zentimetern. Doch selbst wenn das übertroffen wird – schön ist was anderes, da sind wir uns doch wohl alle einig. Nur Salvador Dalí war von den Schwabbel-Dingern völlig von den Socken und schwärmte: »Von allen Schönheiten des menschlichen Körpers sind es die Hoden, die mich am meisten faszinieren.«

Alles dasselbe

Laut einer Studie des Berliner Universitätskrankenhauses Charité können die wenigsten Frauen einen vaginalen Orgasmus von einem klitoralen unterscheiden. Und selbst diese Minderheit beschreibt den Unterschied hauptsächlich in der Art der Stimulation, kaum hinsichtlich des Fühlens. Wenn überhaupt, sei der klitorale Orgasmus minimal intensiver. Also warum lang um den heißen Brei herumreden? Klitoral? Vaginal? Scheißegal!

Angst, Bange, Schiss

Nur 47 Prozent der Frauen, die im Internet auf einer Seitensprung-Seite Kontakte knüpfen, gehen am Ende wirklich fremd. Die restlichen 53 Prozent kneifen im letzten Augenblick.

»Gib mir Saures!«

»Meine Eichel ist angeschwollen, es schmerzt, es brennt, ich halte die Bisse kaum mehr aus – und jetzt mache ich dasselbe mit meinem Sack«, schwärmt Jens im Internet-Forum. Was ihn so tierisch abgehen lässt? Ameisen. Die setzt er sich gern auf Penis und Co. – nachdem er alles mit Honig eingeschmiert hat. Ob's mit Ameisensäure wirklich so geil ist? »Ja«, so ist zu lesen. »Fast so geil wie das Wichsen mit Brennnesselblättern!« Noch Fragen?

Die lüsternen Gedanken der Kaffeetrinker

»Kommst du noch mit hoch auf einen Kaffee?« Für jeden Zweiten steckt laut einer Umfrage mehr hinter dieser Einladung, als gemeinsam Kaffee zu trinken. Jeder Vierte versteht die Frage sogar als direkte Aufforderung zum Sex. In Mecklenburg-Vorpommern ist es jeder Zweite. Abwarten und Tee trinken ist da nicht. Noch bevor der heiße Muntermacher im Tässchen ist, landet das Höschen auf dem Boden.

Was die *Muppet Show* und Pornos gemeinsam haben

Gonzo? So hieß das blaue, hässliche Kerlchen der *Muppet Show*, das für seine Missgeschicke bekannt war und seine lange Nase überall reingesteckt hat. Trotzdem sind in Gonzo-Filmen keine Puppen zu sehen, handelt es sich dabei doch um spezielle Pornofilme.

Ihre Besonderheit: Sie haben keine Handlung, und der Kameramann bzw. Regisseur greift ersichtlich in das Geschehen ein, indem er zum Beispiel Anweisungen gibt, mit den Darstellern redet bzw. selbst mitvögelt. Und gerade Letzteres sieht dann oft so tollpatschig aus, wie wenn *Muppet-Show*-Gonzo versuchte, Trompete zu spielen.

Wissenschaftlicher Jungfrauen-Test

Für eine US-Studie wurde das Sexleben von College-Studenten ab dem 19. Lebensjahr unter die Lupe genommen. Das Ergebnis: Die meisten Jungfrauen finden sich in den Studiengängen Mathematik und Biochemie. Trockene Thematik, trockene Höschen. Am meisten Sex haben im Gegensatz dazu alle, die sich mit Kunst befassen.

Muskelprotze können öfter

Wer schon immer wissen wollte, ob der Arbeitskollege, Nachbar oder Postbote eine treue Seele oder ein schlimmer Finger ist, muss ihm einfach nur auf die Arme gucken. Einer Studie der University of Pittsburgh zufolge gilt nämlich folgende Gleichung: Je muskulöser Männer sind, gemessen an der Arm-Muskelmasse, desto mehr wechselnde Sexpartnerinnen haben sie. Wissenschaftlich fundierte Begründung: Männern mit starken Armen kann so gut wie niemand widerstehen, und das nutzen die Hulk Hogans dieser Welt natürlich schamlos aus.

Pornowood

Alle 39 Minuten wird in Amerika ein neuer Porno produziert. Nicht ohne Grund: Die Amerikaner geben für Sexfilme mehr Geld aus als für Museen, Theater und andere Kultureinrichtungen zusammen. Allein in den USA soll der Umsatz der Pornoindustrie daher den von Hollywood bei Weitem übertreffen.

Das Comeback der Gummibäume

Erst wenn der letzte Baum gefällt ist, werdet ihr feststellen … dass man Outdoorsex nicht unterbinden kann! Diese Lektion musste die britische Gemeinde Darwin machen, nachdem sie 6000 Bäume fällen ließ, um Pärchen davon abzuhalten, sich zum Poppen im Wald zu treffen. Denn nicht nur Umweltaktivisten waren verärgert darüber, dass gesunde Bäume sterben mussten. Auch die Freiluftliebhaber gingen auf die Barrikaden und ließen sich ihr Treiben nicht verbieten. Seitdem gibt's in Darwin zwar weniger Bäume, doch dafür hängen dort die Büsche voller Gummis.

Würmer-Sex nach Tschernobyl

Nach dem Reaktorunfall von Tschernobyl hat sich das Leben einiger dort lebender Würmer verändert, die sich normalerweise hauptsächlich asexuell vermehren. Die beiden Wurmarten Nais pardalis und Nais pseudobtusa paaren sich seit der nuklearen Katastrophe umso öfter, je mehr Radioaktivität sie ausgesetzt waren. Experten erklären das Phänomen mit einem besseren Schutz vor Strahlenschäden: Im Gegensatz zur asexuellen Fortpflanzung werde bei der sexuellen das Erbgut gemischt, und durch die natürliche Auslese würden sich jene Gene mit dem besten Strahlenschutz durchsetzen.

Dinge, die die Welt nicht braucht

Für alle, die sich beim Liebesspiel unter der Dusche immer um die Brause streiten, gibt es im Sexshop auch Modelle mit einem Gabelstück, aber zwei Handbrausen. So kann der Wasserstrahl gleichzeitig ihr vorderes und sein hinteres Loch massieren. Doch wenn Sex unter der Dusche so schon eine Akrobatiknummer ist – mit dem Teil wird er zur Lachnummer.

Make love, not porn!

Alle Frauen haben eine rasierte Muschi, sind stets rallig, wollen beim Sex als Schlampe tituliert werden, und natürlich gelüstet es sie immer nach einer ordentlichen Portion Sperma. Mit diesem durch die Pornoindustrie verbreiteten Klischee will die Internetseite www.makelovenotporn.com aufräumen. Sie fordert Besucher auf, sich über Sex-Lügen auszutauschen und sie zu entlarven. Zur Förderung des Weltfriedens! Ob's funktioniert? Eine Stichprobe ergab folgende Einträge »I LOVE TO FUCK«, »I'm horny« und »Fuck me!« – womit die Frage wohl beantwortet ist …

Antibabypille für Kängurus

In Australien leben dreimal so viele Kängurus wie Menschen. Doch weil die süßen Beuteltiere anderen Tieren die Lebensgrundlage rauben, bis in die menschliche Zivilisation vordringen und zudem ein Hindernis im Straßenverkehr sind, werden sie oft abgeschossen. Sehr zum Ärger der Tierschützer. Doch konnte glücklicherweise eine Lösung gefunden werden: eine Antibabypille für Kängurus. Erste Tests sind bereits erfolgreich verlaufen.

Geil genadelt

»O Tannenbaum, o Tannenbaum, du kannst mir sehr gefallen«, heißt es in einem der beliebtesten Weihnachtslieder. Und das völlig zu Recht, denn die Deutschen lieben ihren Christbaum. Vor allem die Frauen. Allerdings haben sie, anders als vermutet, bei seinem Anblick keine Kindheitserinnerungen, sondern Schmutzigeres im Kopf. 64 Prozent von ihnen wünschen sich laut *B. Z.* nämlich einen dreckigen Quickie unterm Weihnachtsbaum. Bei den Männern sind es nur 31 Prozent.

Aus den Augen, aus dem Sinn

Die University of Wisconsin fand in einer Umfrage heraus, dass sich Männer eher die Marke, das Baujahr, die Lackfarbe und die Sonderausstattung ihrer letzten Autos merken als den Namen und das Aussehen ihrer ehemaligen Freundinnen. Ex und hopp!

Penis gezüchtet!

Was man nicht alles züchten kann: Sprossen, Pilze, Blumen – und Penisse. Zwar (noch) keine menschlichen, wohl aber Kaninchen-Schniedel. US-Wissenschaftlern ist der Kunstgriff gelungen. Sie haben Zellen aus den Pimmeln der Tierchen vervielfältigt, sodass sie wieder in beschädigte Penisse eingepflanzt werden konnten. Die Zuchtexemplare erhielten dann zwölf Kaninchen: Alle konnten daraufhin wieder wie die Karnickel rammeln. Vier von ihnen zeugten sogar Nachwuchs.

Der Marsch der Schlampen

»Frauen sollten sich nicht wie Schlampen anziehen, um nicht schikaniert zu werden.« Mit diesen Worten, die er bei einem Vortrag vor Studenten gesagt hatte, sorgte ein kanadischer Polizist 2011 für Empörung. Seitdem finden weltweit sogenannte Slutwalks statt – Schlampen-Paraden. Ziel der meist provokant gestylten Teilnehmerinnen: sich so kleiden zu können, wie sie es wollen – ohne Angst vor sexistischen Bemerkungen und sexuellen Übergriffen haben zu müssen. Zudem müsse das Wort

»Schlampe« künftig mit Stolz und nicht mit Schande in Verbindung gebracht werden. Also los, auf die Straße, Schwestern!

Sexy wohnen

Es gibt Studien, die die Welt nicht braucht, die aber einen gewissen Unterhaltungswert haben. So wie diese, die versuchte herauszufinden, welcher Schwulentyp zu welcher Immobilie passt. Motto: Zeig mir dein Zuhause – und ich sage dir, wer du bist. Skurriles Ergebnis: Eigentümer von Bauernhöfen gelten unter Homosexuellen als die angenehmsten Zeitgenossen. In Sachen Modebewusstsein und Sex-Appeal belegen Loft-Bewohner mit Abstand den ersten Platz. Reihenhaus-Besitzer bilden im Hinblick auf viele Attribute hingegen das Schlusslicht.

Mut zum Tripper

Weil er die Auswirkungen eines Trippers am eigenen Leib erfahren wollte, spritzte sich der englische Chirurg John Hunter im Jahr 1767 den Eiter eines Patienten an zwei Stellen in den eigenen Penis. Wie geplant, erkrankte der Mediziner an der heilbaren Geschlechtskrankheit. Doch dummerweise litt sein Eiter-Spender außerdem an der Syphilis …

Swingerclub für Schisser

Im koreanischen Computergame *3Feel* kann man per USB und Tele-Dildo die Sexspielchen in einem virtuellen Swingerclub nachempfinden. Ob sich der Kauf lohnt? Sagen wir mal so, das Spiel ist ungefähr so spannend, wie die Häppchen vom Swingerclub-Büffet appetitlich sind.

Die können nicht genug voneinander kriegen

Hakensaugwürmer heften sich nach der Paarung für den Rest ihres Lebens aneinander: Der Zapfen des ersten Wurms heftet sich an den Bauchsaugnapf des zweiten. Dann lassen sie nie mehr voneinander ab und besamen sich pausenlos gegenseitig. Fremdgehen? Keine Chance.

Gott, die Wichser und die Muschis

In den USA existiert der Mythos, dass jedes Mal, wenn man sich selbst befriedigt, Gott ein Kätzchen sterben lässt. Ist natürlich völliger Bullshit! Wenn dem so wäre, gäbe es längst keine Katzen mehr.

Anti-Aging-Mittel

Geena Hole, eine Pornodarstellerin, kennt sich aus. Sie gibt, nett wie sie ist, allen Frauen dieser Welt einen Tipp, der nicht ins Geld geht: »Einfach eine Ladung Sperma auf das frisch gereinigte Gesicht verteilen und etwa eine Viertelstunde einwirken lassen.« Das Eiweiß im Sperma straffe die Haut und lasse Dellen merklich verschwinden. Sie mache das grundsätzlich vor wichtigen Terminen.

Ganz, ganz brav

Warum der Blümchensex so heißt, wie er heißt? Die Antwort: keine Ahnung. Allerdings wird der Bestäubungsvorgang von Blüten durch Honigbienen oft als Blümchensex bezeichnet. Eine andere Möglichkeit ist die Ableitung vom Blümchenkaffee, einem dünnen Kaffee, durch den man die Blumen auf dem Boden der Porzellantasse erkennen kann. Eine dritte Herkunftsmöglichkeit ist, dass Blumen meist etwas Niedliches und Unschuldiges verkörpern – eben das, was man beim Blümchensex macht.

Soundtrack der Triebe

Drei von vier Deutschen schalten beim Sex die Musikanlage an. Nur jeder Fünfte liebt die Liebe in der absoluten Stille. Die Frage ist also weniger, *ob* Musik läuft, sondern vielmehr, welche.

Neurowissenschaftler der Universität Montreal konnten zeigen, dass uns unsere Lieblingsmusik am schnellsten in Stimmung bringt – egal, ob Pop, Metal oder Klassik. Denn sobald einer unserer Lieblingssongs aus den Boxen kommt, produziert unser Körper Glückshormone. Wer seine neue Eroberung also so richtig in Fahrt bringen will, sollte vorher schnell einen Blick auf die Playlist ihres MP3-Players werfen. Ein Rammstein-Fan will ganz sicher nicht mit Mozart im Bett landen. Bei Ella Fitzgerald und Barry White kommt hingegen jeder auf seine Kosten – behaupten die Forscher. Aber angeblich auch bei Akon, und das zeigt mal wieder: Auch Wissenschaftler irren sich.

Sex auf Skorpion

Mit Poppers poppt sich's gut. Doch dem Nachwuchs wohlhabender Familien im indischen Bundesstaat Gujarat kickt das nicht genug. Sie lassen sich stattdessen von dem Gift lebender Skorpione auf Trab bringen. Die Wirkung: Wenn die ersten Schmerzen nachlassen, setzt ein tranceähnlicher Zustand ein. Der Preis: umgerechnet drei bis vier Euro pro Stich, doch viele Kids zahlen auch mit ihrem Leben.

Schluss mit den Klischees!

Männer stehen auf Kuscheln, Frauen auf Sex. Das ist keine Zukunftsvision, sondern bereits jetzt Realität. Sagt das Kinsey Institut, das über 1000 heterosexuelle Paare aus den USA, Spanien, Japan, Brasilien und Deutschland befragte. Bei Männern, die bereits seit vielen Jahren mit ihrer Partnerin zusammen sind, trage in erster Linie das Kuscheln und Küssen zum subjektiven Glück bei. Den Frauen sei hingegen die sexuelle Befriedigung wichtiger. Times are changing.

Volltreffer!

Für Tamakeri sollte man hart im Nehmen sein. Denn in diesen japanischen Pornofilmen tritt eine Frau einem Mann mit voller Wucht in die Hoden. Und um das sexuell erregend zu finden, muss man schon sehr masochistisch veranlagt sein. Auuuaaaaa!

Vorsicht vor dem Penis-Schläger

In Schottland ist ein Mann verurteilt worden, weil er einer Polizistin mit seinem Penis ins Gesicht schlug. Der Typ bekannte sich schuldig. Er sei noch nie zuvor so betrunken gewesen. Die Strafe des Gerichts: 660 Euro.

Heteros heute

Was gucken sich heterosexuelle Männer im Internet an, wenn sie der Hafer sticht? Logisch: Titten, pralle Ärsche, feuchte Muschis, aber auch steife Schwänze. US-Neurologen haben Millionen von Websuchen und Statistiken kommerzieller Pornoseiten ausgewertet und dabei festgestellt: Heterosexuelle Männer suchen im Internet fast genauso oft nach Penissen wie nach Vaginas. Zurückzuführen sei das auf unsere Verwandten, die Menschenaffen, die ihr bestes Stück auch als soziales Instrument einsetzen, um Aggression und Dominanz zu signalisieren.

Wenn eine Frau bei ihrem werten Gatten also Schwanzfotos entdeckt, muss sie nicht gleich die *Brigitte*-Redaktion fragen: »Hilfe, ist mein Mann schwul?«

Wild trieben es die Hippie-Frauen ...

... noch wilder aber treiben es ihre Töchter und Enkelinnen. Wie die Studie eines Pharmaunternehmens ergab, waren Frauen im Alter von 24 Jahren heute mit durchschnittlich 5,65 verschiedenen Partnern im Bett. In den Swinging Sixties lag der Wert noch bei 1,72. Wie die Zunahme zu erklären ist? Wer einmal Blut leckt, will mehr.

Susi? Mandy? Paula?

13 Prozent der Deutschen denken beim Sex an jemand anderen als an Schatzi. Und fast genauso vielen ist es schon passiert: Sie haben ihren Sexpartner mit dem falschen Namen angesprochen.

Küssen, zwicken, fummeln

Butter bei die Fische: Wir alle wissen aus eigener Erfahrung, dass Männer einfach schneller zum Orgasmus kommen als Frauen. Wenn er mit seinem Feuerwehrschlauch bereits das Feuer der Leidenschaft löscht, ist sie oft noch nicht mal aufgeheizt. Mädels kommen eben langsam, dann aber gewaltig. Doch was tun, damit beide gleichzeitig den Gipfel der Lust erklimmen? Klare Sache: die Frau rechtzeitig auf Betriebstemperatur bringen, damit ihr Motor später keine Zicken macht und sie wie ein Zäpfchen abgehen kann. Heißt: Vorspiel, Vorspiel, Vorspiel! Männer, fummelt hier ein bisschen, streichelt da ein wenig, ruhig auch mal vorsichtig zwicken und viel küssen – eben das ganze Bla-bla-bla-Zeug, das einem manchmal ganz schön auf den Sack gehen kann. Der Aufwand lohnt sich aber – so kommt sie in Fahrt und macht am Ende Dinge, dass man am liebsten singen würde: »Wunder gibt es immer wieder, heute oder morgen können sie geschehen …«

Noch nicht gesehen? Setzen! 6!

Snowballing, die Mund-zu-Mund-Weitergabe von Sperma wurde durch den Kevin-Smith-Film *Clerks – Die Ladenhüter* (1994) bekannt. Darin wird die gewagte Sex-Praktik von den Protagonisten diskutiert. Klingt echt porno? Nun, obszöne Witze kommen in dem Low-Budget-Streifen tatsächlich vor. Im Vordergrund aber steht die Suche junger Erwachsener nach Orientierung. Und so heimste *Clerks* auch diverse Filmpreise ein, unter anderem beim »Sundance Film Festival« und in Cannes.

Machos machen nur auf dicke Eier

Mit im Schnitt 16 Jahren haben die Jungs aus Brasilien, Peru, Kenia, Sambia, Island und Portugal weltweit am frühesten Sex. Mit durchschnittlich 19 sind die Italiener am spätesten dran. Ja, ja, die Italo-Machos sind auch nicht mehr das, was wir mal von ihnen dachten!

Du bist so ... hicks!

Alkohol und Sex passen wunderbar zusammen. Wenn man kein Schluckspecht ist und seine Grenzen geht. Und genau damit haben viele Frauen und Mädels ihre Probleme! In einer britischen Umfrage gaben 65 Prozent von ihnen an, bereits ungeschützten Sex mit einem Fremden gehabt zu haben – 60 Prozent davon im betrunkenen Zustand. Bei den Männern und Jungs sind es »nur« knapp 50 Prozent. Offensichtlich muss sich das starke Geschlecht seltener Mut antrinken, bevor es ans Eingemachte geht.

Eine andere Erklärung liefern Forscher des Georgia Gwinett College in Atlanta. Sie haben herausgefunden, dass Männer gar keinen Alkohol brauchen, um berauscht zu werden. Der Anblick von heißen Bräuten hat bei ihnen denselben Effekt wie das Trinken von Hochprozentigem. Zitat: »Wenn unsere Testpersonen nackte Haut und weibliche Rundungen ansahen, wurde ihr Belohnungszentrum im Gehirn stimuliert. Und genau diese Region wird auch angesprochen, wenn man Alkohol trinkt oder Drogen konsumiert.«

Wuff!

Sex ist ein Abenteuer zwischen zwei Personen. Es sei denn, man steht auf Gruppensex. Folglich gehören alle möglicherweise störenden Lebewesen vom Liebesspiel ausgeschlossen. Wer eine Katze hat, schließt sie also bitte weg. Ebenso wie den sprechenden Papagei. Dasselbe gilt für Hunde: Auch die müssen, wie in der Metzgerei, draußen bleiben. Sonst schnappen sie am Ende noch nach dem Würstchen!

Eine gute Figur machen

Lebendmöbel: Das klingt hip. Und dennoch werden sie niemals auf einer Möbelmesse zu finden sein. Denn dahinter steckt ein sexuelles Rollenspiel, bei dem der Aktive den Passiven als Gegenstand nutzt. Sehr verbreitet ist unter anderem die Figur des Aschenbechers. Für die Umsetzung fängt der oder die Passive die Asche entweder mit einer oder zwei geöffneten Händen auf oder er bzw. sie lässt sich die Asche in den Mund abklopfen.

Weitere Figuren:

Das Buffet: Der Passive liegt nackt auf einem Tisch und wird mit Essen bedeckt, das der oder die anderen dann essen.

Der Hocker: Der Passive ist zu einer Kugel zusammengeschnürt, während der/die Aktive seine Füße auf ihn legt.

Der Kerzenhalter: Der Passive muss in seinen Händen oder seinem Mund Kerzen halten, bzw. sie werden ihm in seine Körperöffnungen gesteckt.

Die Statue: Der Passive wird als Zierelement zur Schau gestellt.

Die Toilette: Der Aktive wird als Klo benutzt – sowohl für kleine als auch für große Geschäfte.

Krass!

Der große Spucke-Check

Vor dem Knutschen einen Blick auf die Speichelfarbe des potenziellen Kusspartners werfen? Macht natürlich kein Mensch – es sei denn, er hat das hier gelesen: Ist die Spucke grün-gelb, hat sich das Objekt der Begierde eine fiese Entzündung mit Bakterien eingefangen, die Eiter produzieren. Wenn der Schleim des anderen weißlich durchsichtig ist, steckt man seine Zunge in einen viralen Entzündungsherd. Und scheint der Speichel rötlich und blutig, sieht es ganz besonders übel aus: Grund kann eine Tuberkulose oder Lungenkrebs sein.

Doch ruhig Blut, da das hier ein Buch und kein Boulevard-Magazin im Fernsehen ist, sei allen gesagt: Forget it – ist nichts weiter als Panikmache!

Himmlische Geschenkidee

Das traut man den Frauen gar nicht zu, aber auch sie vergnügen sich gerne mal mit einer Gummipuppe aus dem Sexshop. Es gibt Exemplare mit aufblasbarem Penis und welche mit Dildo, der per Saugnapf an der Puppe fixiert wird. Unbedingt für Weihnachten vormerken – dann singt Schatzi auch »Vom Pimmel hoch«!

Schönes Geheimnis

Ein Prinzessin-Albertina-Ring ist ein vertikales Intimpiercing für Frauen, das von der Harnröhren- zur Vaginalöffnung verläuft. Der Pluspunkt: Die zusätzliche Stimulation der Harnröhre lässt manche Frauen abgehen wie ein Zäpfchen.

Anatomisch bedingt, kann das Piercing jedoch nicht bei jeder Frau durchgeführt werden.

Peinliche Sexpanne

Aus der russischen Republik Mordwinien hört man normalerweise wenig bis gar nichts. Und nun das: Wie die *Prawda* berichtete, ereignete sich in Rusajewka ein mehr als skurriler Sexunfall: Zunächst machte sich ein junges Pärchen in der heimischen Küche nur ein paar Eierkuchen. Doch der feine Geruch muss auf die beiden antörnend gewirkt haben, denn schon bald nahm die

Frau den Schwanz ihres Freundes in den Mund und fing einen Blowjob an. In der Zwischenzeit kümmerte sich der Mann weiter um die Eierkuchen und nahm die Pfanne vom Herd. Doch da geschah das Übel: Die heiße Pfanne entglitt seinen Händen und fiel auf den Kopf seiner Partnerin, die vor Schmerzen kräftig die Zähne zusammenbiss. Dumm nur, dass sie zu diesem Zeitpunkt noch den Penis ihres Freundes im Mund hatte.

Doch keine Sorge! Abgebissen war das gute Stück nicht. Der Mann kam noch mal mit einer Bisswunde davon. Trotzdem: Aua!

Frühlingsgefühle im Mai?

Eine Umfrage hat herausgefunden: Die meisten deutschen Singles verlieben sich im August. Auf dem letzten Platz liegt der Januar. Da herrscht noch Katerstimmung vom Jahreswechsel.

Für Achim und meine Eltern,
die mir immer wieder zeigen,
was wirklich zählt im Leben.